神経病理標本の見方・考え方

共著
水谷 俊雄 東京都立神経病院・部長
望月 葉子 東京都立北療育医療センター・医長

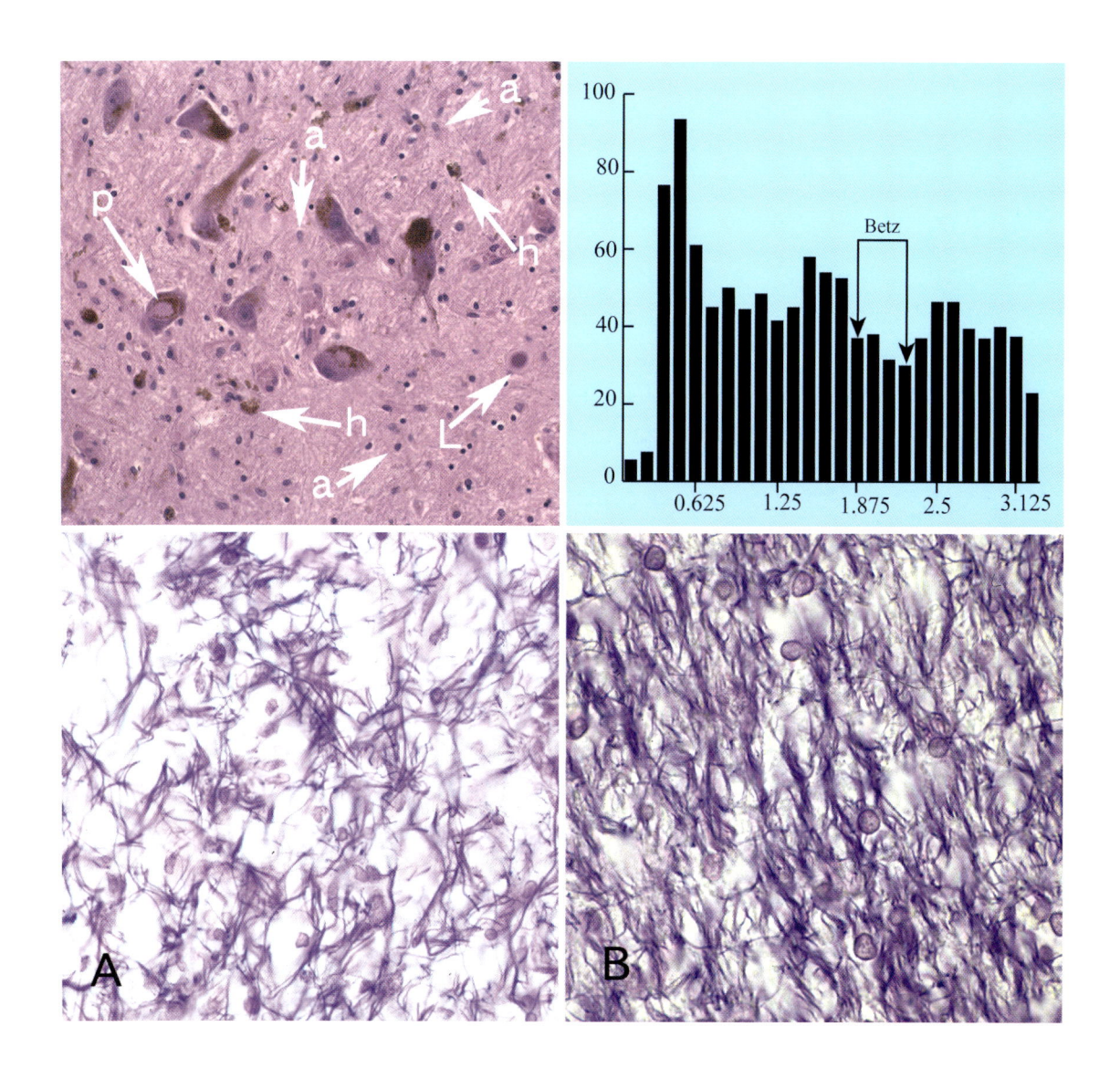

株式会社 新興医学出版社

目　次

はじめに ……………………………………………………………………………………………… 1

入門編

標本をみる前に ……………………………………………………………………………………… 5

第Ⅰ部　組織のなかの細胞 ……………………………………………………………………… 7
1. 神経細胞 ……………………………………………………………………………………… 7
   コーヒーブレイク〈神経細胞を数える〉 ………………………………………………… 14
2. グリア ………………………………………………………………………………………… 15
   コーヒーブレイク〈アストログリアの副産物〉 ………………………………………… 17
3. ニューロピル ………………………………………………………………………………… 19
4. 血管系 ………………………………………………………………………………………… 20
5. ラクネと血管周囲腔 ………………………………………………………………………… 22

第Ⅱ部　組織をみる ……………………………………………………………………………… 25
1. 病巣の特徴をつかむ ………………………………………………………………………… 25
2. 病巣を要素別に分解する …………………………………………………………………… 33
3. 病巣の分布を調べる ………………………………………………………………………… 35

参考文献 ……………………………………………………………………………………………… 37

症例編

症例Ⅰ　筋萎縮性側索硬化症 …………………………………………………………………… 41

Ⅰ．臨床歴 …………………………………………………………………………………………… 41
Ⅱ．マクロ観察 ……………………………………………………………………………………… 42
Ⅲ．顕微鏡をみる …………………………………………………………………………………… 43
 1. 脊髄をみる …………………………………………………………………………………… 43
 2. 脊髄所見をリストアップする ……………………………………………………………… 51
    コーヒーブレイク〈運動ニューロン疾患〉 ……………………………………………… 51
 3. 脳幹をみる …………………………………………………………………………………… 51

  4．大脳 ··· 57
Ⅳ．所見をまとめる ·· 63
参考文献 ·· 63

症例Ⅱ　多系統萎縮症 ·· 65

Ⅰ．臨床歴 ·· 65
Ⅱ．マクロ観察 ·· 66
  1．ブレイン・カッティングの手順 ··· 66
  2．マクロ所見のまとめ ·· 72
  3．切り出しと染色の選択 ·· 73
Ⅲ．顕微鏡をみる ··· 74
  1．オリーブ・橋・小脳萎縮 ··· 74
  2．線条体黒質変性について ··· 79
  3．大脳皮質病変について ·· 81
  4．自律神経病変について ·· 83
  5．その他の病変について ·· 84
Ⅳ．神経病理診断 ··· 85
参考文献 ·· 85

症例Ⅲ　Lewy 小体型認知症 ··· 87

Ⅰ．臨床歴 ·· 87
Ⅱ．マクロ観察 ·· 88
  1．所見をとる ·· 88
  2．マクロ所見を箇条書きにする ·· 91
  3．切り出しと染色の選択 ·· 92
Ⅲ．顕微鏡観察 ·· 93
  1．中脳黒質 ··· 93
  2．側頭葉内側部 ··· 96
  3．アンモン角 ·· 99
  4．大脳新皮質 ·· 101
  5．その他の構造 ··· 103
Ⅳ．所見をまとめる ·· 104
   コーヒーブレイク〈Lewy 小体型認知症と Alzheimer 病〉 ·················· 105
参考文献 ·· 107

症例Ⅳ　脳血管障害 and/or 変性 ·· 109

Ⅰ．臨床歴 ·· 109
　マクロ観察の前に ·· 110
Ⅱ．マクロ観察 ·· 114
Ⅲ．顕微鏡をみる ·· 117
Ⅳ．まとめ ·· 122
参考文献 ·· 123

索　引 ··· 125

はじめに

　都立神経病院の毎月2回開催されるCPCでは，レジデントが臨床症状や経過を踏まえて神経病理所見を説明します．本書は彼らの手軽な参考書として作られた冊子を書き改めたものです．

　本書は入門編，症例編からなっています．入門編第Ⅰ部「組織のなかの細胞」では，どんな疾患でも遭遇する機会の多い変化やよく使われる割には定義が曖昧な術語や病変などを積極的に取り上げました．それはレジデントや若い先生方といっしょに顕微鏡を見て来た長い経験から，例えば有名な封入体や病変よりも，よく出会う所見の見方・考え方をしっかり身につけることの方が臨床症状と病変の関係を学ぶ上でとても大事であると考えるに至ったからです．従って，本書では疾患の主要な病理にはほとんど触れていません．皆さんが既に持っている書物で十分です（なお，本書は拙書「神経病理形態学」の姉妹編のつもりです）．第Ⅱ部は，神経系では一個一個の細胞の変化ではなくて，組織の変化が症状を引き起こしている，という観点から「組織をみる」と題して，組織標本のさまざまな見方について幾つかの例を挙げて解説しています．一方，四つの疾患からなる症例編の最初は筋萎縮性側索硬化症です．これは神経内科医に最も馴染み深い疾患であると同時に，病理学的にも変性疾患の導入には最適な疾患だからです．そして，多系統萎縮症，Lewy小体型認知症，変性かあるいは血管・循環障害か議論が分かれる症例が続きます．これらの症例は本書のために特別に選んだものではなくて，入門編の執筆中にたまたま筆者が解剖当番に当たったものです．従って，意図的に作った病歴や病理所見ではありませんので，必ずしも筋道立って議論が進んでいませんし，脱線したり，明確な結論が出ない症例も含まれています．しかし，却ってその方がCPCの前にどんな議論がされているのか，その一端が現れているのではないかと思いましたので，敢えて修正していません．

　本書は既存の神経病理学書とは趣を異にして，寝転がって気楽に読めるように，対話形式の読み物にしてあります．また筆者が日頃考えていることなどを形式張らずに勝手気ままに話しています．そのなかにはまだ論文にしていないものもありますし，論文という形式には馴染まないテーマもあります．あるいは間違っているものがあるかもしれません．討論の切っ掛けになれば幸いです．

　最後に，神経病理学を勉強することは臨床神経学とは違った切り口から神経学を学ぶことだと思います．一人でも多くの若い人達が神経病理学の面白さに触れ，それが少しでも臨床に活かされれば，筆者としてこれに勝る喜びはありません．

2009年12月1日
水谷俊雄，望月葉子

入門編

入門編

標本をみる前に

先生 君も神経病理学とはどんなものかちょっと見てみよう，というわけですね．是非，見て下さい．実際，神経病理の教室がある大学は数えるほどしかありませんから．

レジデント どこの国でもそうなのですか？

先生 かつて日本とアメリカだけで神経病理学会が経済的にも成り立つと言われていたほど，両国はとくに神経病理学を勉強する人が多いようです．日本に神経病理でお給料を貰えるポジションが幾つかあるのは，多分，私の恩師である白木博次東大脳研教授の影響があったからでしょう．それから，私がロンドン大学にいたのは1980年代の終り頃のことですから随分古い話ですけど，英国では年2回神経病理学会が開かれますが，ヨーロッパ大陸からの参加者を入れても臨床講堂が一杯になる程度でしたから，せいぜい200〜300人位でしょうか．

レジデント なぜ，臨床医が多いのですか？

先生 それは神経病理学が臨床医学から生まれたからですよ．その臨床症状は脳のどこが異常で起こるのだろうか，そういう疑問や探究心が19世紀後半から病巣の発見へと駆り立てていったのだと思います．パリのSalpêtrière病院，ドイツのFrankfurt市立精神病院，英国ロンドン市のQueen SquareにあるNational Hospital of Nervous Systemなどがとくに有名です．その辺のことは「神経学の歴史」[1]や「アルツハイマー」[2]などに書かれています．いや，ちょっと待って下さい，まさか私のように神経病理学を一生やろうなんて考えていませんよね．うん，それなら良いんですけどね．今後，神経病理学のポジションが減ることはあっても増えることはありえませんから．でも，気をつけて下さいね．神経病理学の魔力に取り憑かれてしまった人達も過去にはいましたから．

しかし，それにしても君達はCTやMRIで教育を受けて来た世代なのにどうして本物の脳の構造とリンクしないのでしょうね．本物をみる機会が少なかったのでしょうか．それとも想像力の不足かな．もっと二次元の情報から三次元の世界を描けるように日頃から心がけて下さい．だいたい，形態学は二次元の平面から立体構造を構築する学問でもあるのですから．

小言はこれ位にして，早速始めましょう．まず，神経組織もHematoxylin-Eosin（HE）染色が基本．私たちもそこから始めることにします．病理学において最もポピュラーな染色法ですから．

レジデント どうしてHE染色が基本なのですか？

先生 いろいろ理由がありますが，簡単に染色できるということ，あらゆるものを染め出すということ，染色性が安定していること，人工産物ができにくいこと，安価，などが挙げられるでしょう．しかも，HE染色標本だけでも診断はできますし，その後，どのような染色をするのがこの症例にとってより一層効果的かを考える上でも重要な染色法です．もちろん，ミエリンに対してはKlüver-Barrera（KB）染色（**図25A**，**27**，**31&33**），神経線維の軸索にはBodian染色（**図24**），線維性グリオーシスにはHolzer染色（**図13&25B**）という具合に，それぞれ特定の構造を染め出す染色も使います．もっともHolzer染色に使用されるアニリンには発癌性（膀胱癌）がありますので，今ではこの染色は使われていません．

レジデント 染色ってたくさん種類があるんですね．どうやって使い分けているのですか？

先生 初めて勉強に来るレジデント諸君は染色の多さに驚くようですが，日常的に使っている染色はHE染色，KB染色くらいではないでしょうか．

レジデント えっ，たったそれだけ!?

先生 知っての通り，KB染色，Bodian染色，Elastica van Gieson染色（**図22A**）など，多くの染色は特定の構造を染めます．しかし，HE染色はほとんどの構造を染め出しますので，ミエリンはHE染色ではどのように染まるのか，軸索は……という具合に対応させて頭に入れておけば，HE染色だけで大抵のことはわかるのです．

レジデント HE染色だけでもかなりのことがわかってしまうということですか．

先生 べつに時間を節約するためではないのですよ．とくに異なる方法やレベル間の対応は病理学では大切なことなのです．例えば，観察する時，肉眼から始まって，次にルーペ，光学顕微鏡，電子顕微

鏡という具合に．裸眼とルーペは連続的でも，裸眼と光学顕微鏡の間は不連続です．目でみた像と光顕でみた像がかけ離れ過ぎているのです．光学顕微鏡と電子顕微鏡の間ともなればなおさらですね．それでその間の部分は知識とか経験を使って頭の中で埋めているわけですが，このギャップをうまくつなげるようにならないといけません．

レジデント どんな時にその他の染色を使うのですか？

先生 一番多いのはHE染色で得た所見をより特異的に染め出す染色で確認することだと思いますが，もちろん特殊な染色によって初めてそれとわかることもありますよ．その辺になると私達も染色法の本と首引きになることもしばしばです．

レジデント 免疫染色も重要ではないでしょうか？[3]

先生 もちろん．免疫染色は無数にある細胞のなかで，ある特定の細胞にスポットライトを当てるようなものです．ですから，その細胞を同定するには最適です．しかし，光が当たっていない部分は真っ暗で，何も見えません．まさに光と陰です．光が当たっている細胞の回りにはどんな細胞がいるのだろうか，なぜそこにいるのだろうか，など，いろいろな疑問を解くにはその細胞も含めて組織全体を見なければわかりません．神経系では病気の座が『組織レベル』にあります．ですから，病理診断も組織の変化で行なっていることを忘れないで欲しいのです．例えば，Alzheimer神経原線維変化（NFT）（図28）が一個見つかってもAlzheimer病とは言いません．どの位の数のNFTがどういう場所に分布しているのか，神経細胞はどうなっているか，などと，組織全体をみて判断しているわけです．ですから，免疫染色は使い方によっては有力な方法には違いありませんが，あくまでも補助手段の一つということでしょう．

レジデント たった一個でも異型細胞が見つかれば癌腫と診断する場合とは本質的に違うわけですね．

先生 君はなかなかうまいことを言いますね．その通りです．それにしても，パラフィンに包埋した切片でも免疫染色ができるようになって，その恩恵は計り知れませんね．

　言い忘れましたが，最後に，染色標本を有効に活用するには染色標本作成用の組織を適切に切り出さなければなりません．これは非常に重要なステップですので，症例編でお話しすることにします．

入門編

第Ⅰ部　組織のなかの細胞

1. 神経細胞

先生　HE染色は細胞の核をヘマトキシリンで青紫色に，細胞質をエオシンでピンク色に染めます．ヘマトキシリンに染まる性質を好塩基性（basophilic），エオシンに染まる性質を好酸性（acidophilic）と言います．KB染色標本ではミエリンはLuxol fast blueで青ないし青緑色に染まります．核やNissl小体（粗面小胞体）はcresyl violetで紫色に染まります．そこまで良いですか？　では次に進みましょう．神経細胞は大きく運動細胞と感覚細胞に分類されます．運動神経細胞は脊髄前角とか脳幹の運動神経核の細胞で，Nissl小体が粗く，細胞が角ばっているのが特徴です（図1A）．感覚神経細胞は薄束核とか副楔状束核，あるいは胸髄にあるClarke柱などがそれで，Nissl小体が砂の様に細かくて，しばしば細胞の辺縁に集まっているために（図1B），後でお話しする中心染色質溶解と見間違えることがあります（図8）．今見ている場所は側頭葉の一番内側にある内嗅領皮質（Entorhinal cortex）という場所です（図27）．

レジデント　運動神経細胞は男性的，感覚神経細胞は女性的，という感じですね．でもどうしてHE染色標本ではなくて，KB染色標本で見るのですか？

先生　そう言われれば，確かにそうですね，先ほどの私の話と矛盾しそうですね．いつも皮質の構築をみるにはKB染色を使うものですから無意識に選んでしまったようです．理由をつければ，一つは，ミエリンの構築がはっきりすると，個々の神経細胞の位置関係などがわかりやすくなります．二つ目は，大脳皮質のように，非常に多くの神経細胞が層を作っている場所では，HE染色よりも個々の神経細胞の輪郭がはっきりするKB染色標本の方が適しています，といったところでしょうか．しかし，アストログリアの増殖を見るには，HE染色の方がわかりやすいですね．

レジデント　核小体が見える細胞とみえないものがありますね．

先生　おっ，とても重要なことに気づきましたね．ここで一つ大切なことを覚えて下さい．それはです

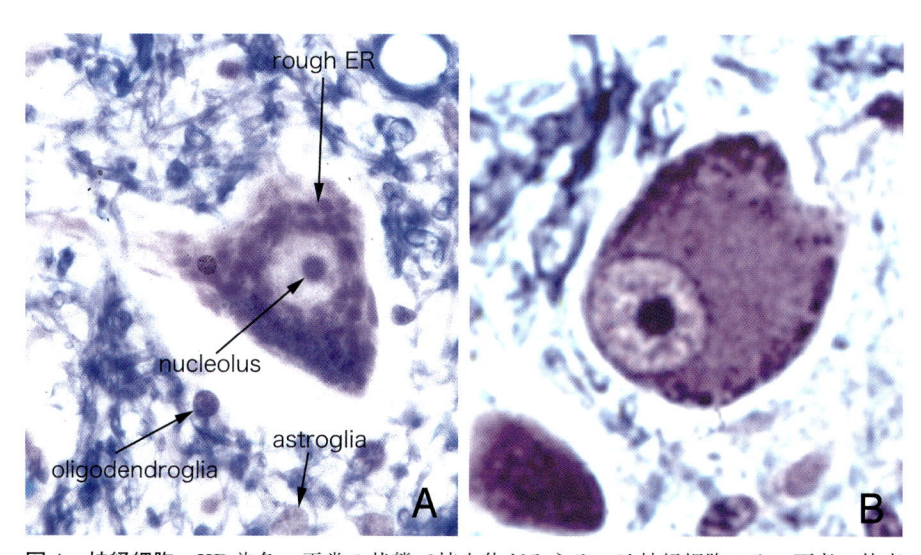

図1　神経細胞　KB染色．正常の状態で核小体がみえるのは神経細胞のみ．両者の倍率が違うので，大きさの比較はできない．**A**：運動神経細胞に特徴的な粗いNissl小体．神経細胞周囲にみえる無染色の部分を神経細胞周囲腔（perineuronal space）とも言うが，人工的にできた空隙．三叉神経運動核．**B**：砂のような細かいNissl小体が細胞体の周辺に見られるのは感覚神経細胞．副楔状束核．

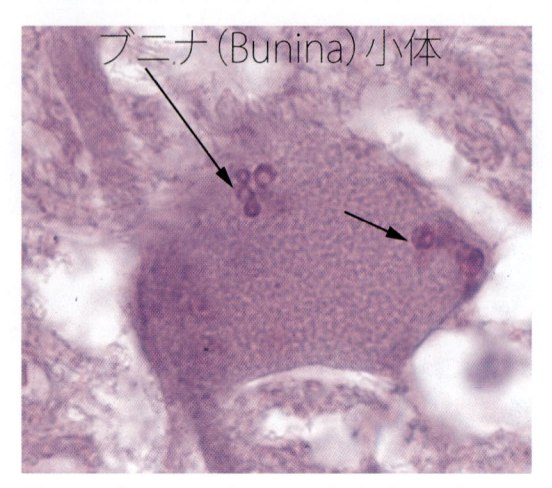

図2 リポフスチン（lipofuscin）とブニナ（Bunina bodies）小体 HE染色．頸髄前角細胞．ブニナ小体はALSに出現する封入体．リポフスチンに隣接していることが多い．

ね，正常の状態で核小体（nucleolus）が見えるのは神経系では神経細胞だけ，ということです（図1A&B）．

レジデント 他の細胞に核小体が見えたら，どうなるのですか？

先生 例えばアストログリアに核小体がみえたら，ですか？ 一つは非常に強い増殖が起きているのかもしれません．梗塞巣の周囲のような，どんどんアストログリアが増殖しているとき．もう一つはアストログリアの腫瘍（astrocytoma）です．もちろん，核小体が見えないからと言って，それだけで神経細胞ではない，とは言えませんよ．

レジデント 先生，細胞質にキラキラした黄色い顆粒が見えます（図2）．

先生 これがリポフスチン（lipofuscin）顆粒です．消耗色素とも言います．とくに溜りやすい神経細胞があって，大脳皮質の神経細胞，視床VPL核，Meynert基底核，脳幹や脊髄の運動神経細胞，下オリーブ核などが代表格です．とくに下オリーブ核の貯留は20歳代から始まります．リポフスチン顆粒の貯留は加齢性変化ですから，必ずしも細胞死を意味するものではありませんが，なかにはリポフスチン顆粒が細胞質をいっぱいにすると同時に，細胞が萎縮していく場合があります．これを色素性萎縮（pigmentary atrophy）と言います．リポフスチンの貯留が神経細胞の変性の表現なのかもしれません．筋萎縮性側索硬化症（Amyotrophic Lateral Sclerosis；ALS）ではしばしば見られます（図2&3A）．反対に溜らない細胞もあって，小脳皮質にあるプルキンエ（Purkinje）細胞がそれです．もっとも電顕でみると，少しは溜まっているそうです．

しかし，最も一般的なパターンは特別な形態学的変化を示さずに消えてしまうものです．私たちはとかく名前のついた変化に注目しがちですが，そうではないのです．何も痕跡を残さず消える神経細胞が圧倒的に多いことを覚えておいて下さい．「立つ鳥，跡を濁さず」，「老兵，消え入るのみ」．私事で恐縮ですが，10年間，老化研究をした成果の一つで

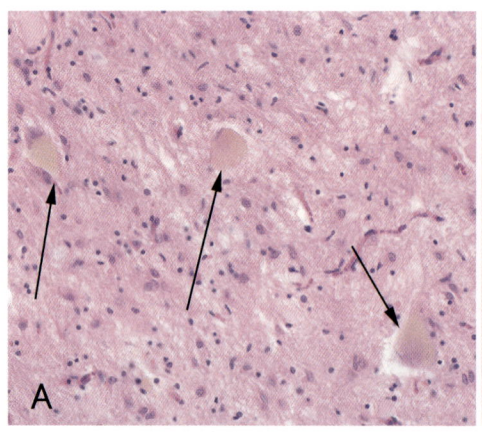

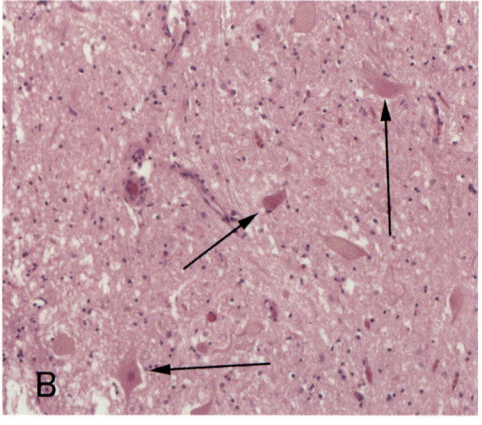

図3 損傷を受けた神経細胞の変化 A：ALSの頸髄前角．神経細胞にはリポフスチンが貯留し（矢印），神経細胞周囲にはアストログリアの増殖が著しい．神経細胞の脱落があったことを物語っている．HE染色．B：断血性変化を起した頸髄前角細胞．胞体が橙色に近い赤．核は濃縮気味で，核小体は見えない（矢印）．これは急性の変化で神経細胞の脱落やグリアの増殖はまだ始まっていない．

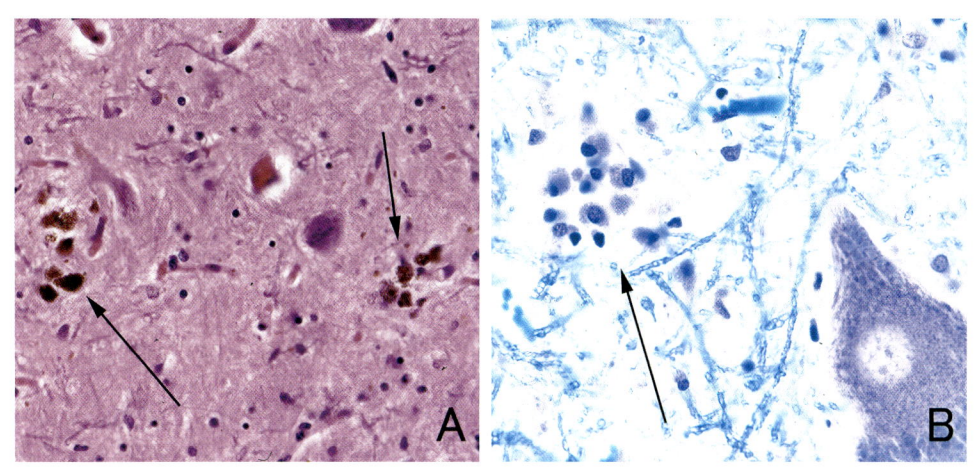

図4 死滅した神経細胞の処理 A：虚血性変化によって神経細胞が脱落した黒質．残った神経細胞が赤みを帯びていることから解る．矢印はメラニン色素顆粒がマクロファージに貪食されているところ．HE 染色．B：ALS の頸髄前角．マクロファージの集簇から，ここに死滅した神経細胞があったと推定できる．KB 染色．

す[4]．

レジデント　先生，リポフスチンの中にあるように見える丸い構造は何ですか？

先生　ん？　あー，なるほど，君は ALS の脊髄前角を見ているのですね．これがブニナ（Bunina）小体という封入体です（図2）．中野先生によれば，彼の言う古典型 ALS と痴呆を伴う ALS には高頻度に見られるのだそうですが，後索型家族性 ALS や若年型 ALS は出現しないのだそうです[5,6]．その他，ALS では hyaline inclusions，skein-like inclusions などが知られていますね．

それでは次に行きましょうか．この標本では何が見えますか？

レジデント　褐色の丸い細胞が集まっています．

先生　これは神経食作用（neuronophagia）と言って，死滅した神経細胞をマクロファージ（macrophages）が貪食（phagocytosis）しているところです（図4）．清掃機転の一つです．マクロファージは組織に存在しますが，炎症の時には血液中の単球が組織へ移行してマクロファージになります．

レジデント　神経細胞以外のものは処理しないのですか？

先生　Phagocytosis そのものはいろいろな物質（図4A），微生物，死滅した細胞（図4B）などを食べます．

レジデント　ゴミを分別しなくても良いわけですね．

先生　君はそれで苦労していそうですね．特徴的な

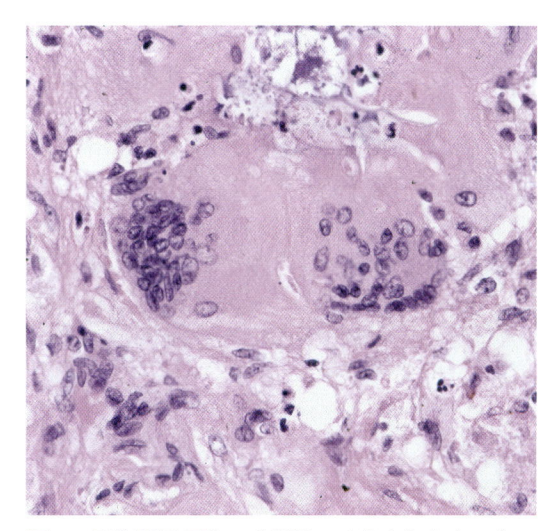

図5 異物型巨細胞　手術巣では縫合した糸に食いつくように取り囲んだ異物巨細胞がよく観察されるが，変性・死滅した神経細胞が異物型巨細胞で処理されている像に遭遇したことは未だない．HE 染色．

マクロファージとしては，外科手術で使われた縫合糸に食いついている細胞，これを異物型巨細胞（foreign body giant cells）と言いますが，多数の核が細胞の中に散らばっていることが多いようです．（図5）．ところが，結核結節でみられるランハンス型巨細胞（Langhans giant cells）では核が馬蹄形に並んでいます．

レジデント　以前はマクロファージを凍結切片で染めていたそうですね（図6B）．

先生　今は CD68 を使ってパラフィン包埋切片で簡

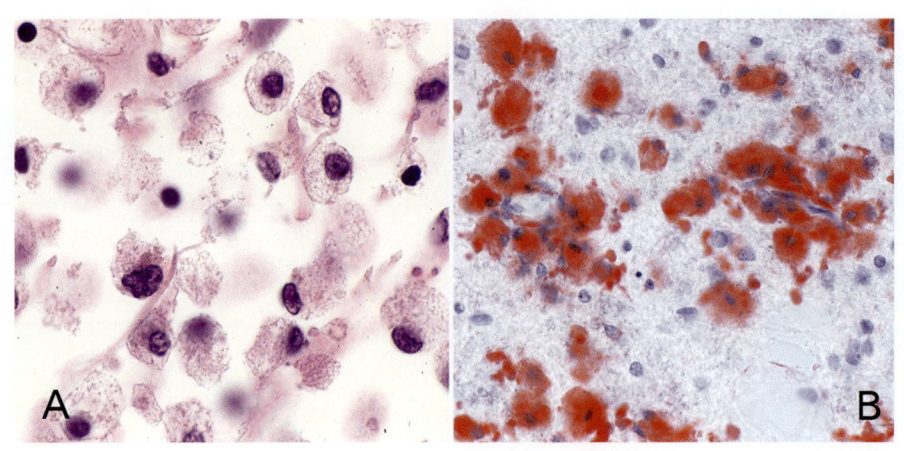

図6 マクロファージ A：パラフィン包埋切片を HE 染色したもの．標本作製の過程で有機溶媒を使用するため，細胞質にある中性脂肪が溶けて無くなっている．B：凍結切片による Sudan Ⅲ 染色．

単に染められますが，昔は，いや，私が大学院生の頃は大きな凍結切片を水面に広げるのが一苦労でした．そのことから思い出しましたが，古い論文や書物ではマクロファージと言わずに，脂肪顆粒細胞（fat granular cells）とか，ドイツ語で Gitterzellen など，いろいろな名称がありました．これは私の勝手な想像ですが，昔は今ほどマクロファージの由来がわかっていなかったからではないかと思うのです．

レジデント　神経食作用というとウイルス感染症のことを思い出しますが．

先生　教科書的にはウイルス感染症などで急速に神経細胞が死滅したときにみられます．しかし，私は橋底部や黒質で急激な断血性変化（Spielmeyer が名付けた虚血性変化）を起こした症例（図3B）で夥しい神経食作用をみたことがあります．ですから，ウイルス感染症だけというわけではなさそうに思います．また，高齢者の青斑核ではまったく感染症など考えられない状況でも神経食作用を観察することがあります．ウイルス疾患とだけ結びつけるのはどうでしょうか．

レジデント　この標本では神経細胞が膨らんでいますが．

先生　場所は青斑核（Locus coeruleus）です．高齢者ではしばしば青斑核の神経メラニンが減少しているにも関わらず，細胞体が膨らんでいることがあります（図7D）．肉眼的には，青斑核の褐色調があせてしまっていますので，神経細胞はかなり減少していると思うのですが，実はメラニン色素が減少しているだけで，神経細胞の数はあまり減っていないのです（症例編Ⅲ「Lewy 小体型認知症」参照）．私は，これが青斑核の神経細胞死のプロセスの一つではないかと考えています．それはさて置き，神経細胞の膨化はいろいろな病態で観察されます．君が知っているものにはどんな疾患がありますか？

レジデント　中心染色質溶解（central chromatolysis）（図8）．

先生　それは病名ではありませんね．Nissl 小体が壊れることを chromatolysis と言いますが，武谷止孝先生の名著「神経病理組織学入門」[7] によると，とくに核周部の Nissl 小体が壊れることを central chromatolysis と呼ぶのだそうです．しかし，この言葉には神経細胞の膨化という変化は含まれていません．原典に当たっていませんので間違っていなければ良いのですが．それから逆行変性（retrograde degeneration）あるいは軸性変化と呼ばれるものは，神経細胞が膨化して核が細胞辺縁に押しやられているもので，熱帯魚のエンゼルフィッシュに似ている変化です．原発刺激（primäre Reitzung）とも言います．

レジデント　神経細胞が膨らむ変化は逆行変性なんですね．でも逆行変性と中心染色質溶解は互いによく似ているように思いますけど．

先生　現在では中心染色質溶解を含めて，軸索の切断に伴う核周部の変化を軸索反応と一括していますね[8]．その他には？

レジデント　大脳皮質基底核変性症（Corticobasal Degeneration；CBD）の ballooned neurons（風船のように膨らんだ神経細胞）（図9）．

先生　この細胞，Creutzfeldt-Jakob 病（CJD）の

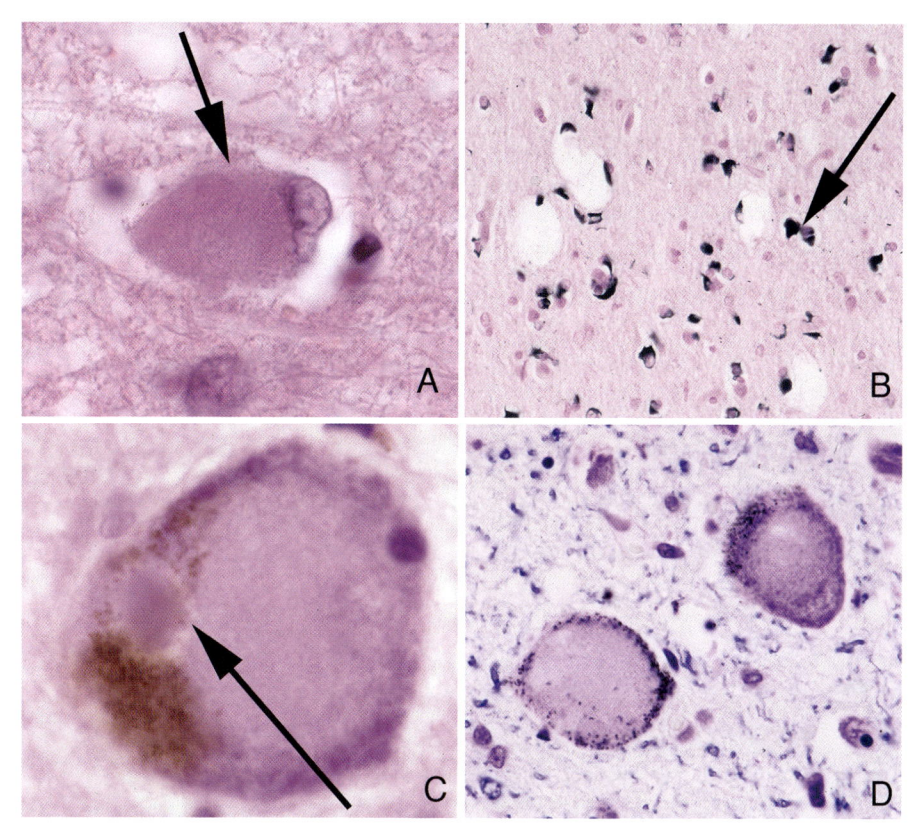

図7 神経細胞の膨化 **A**：皮質型 Lewy 小体．輪郭は不明瞭だが，エオシンの濃さから封入体の形がわかる．海馬傍回，Parkinson 病．HE 染色．**B**：オリゴデンドログリアの封入体（glial cytoplasmic inclusions；GCI）（矢印）．大脳白質，多系統萎縮症．Gallyas 染色．**C**：Pale bodies．膨化した神経細胞では，メラニン色素顆粒が細胞質の辺縁に集積している．同じ細胞質の辺縁に Lewy 小体に似た丸い構造が見える（矢印）．黒質，Parkinson 病．HE 染色．**D**：細胞体が膨化した青斑核神経細胞．神経メラニン色素顆粒が細胞体の辺縁に集まっている．しかし，膨化した細胞質には封入体は見られない．健常例，KB 染色．

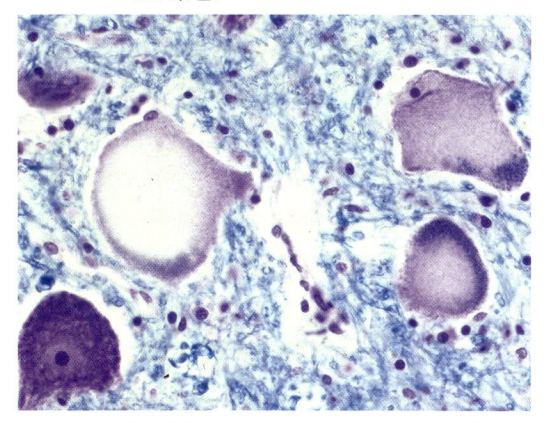

図8 中心染色質溶解（Central chromatolysis） 腰髄前根に癌腫が転移したことが原因．KB 染色．

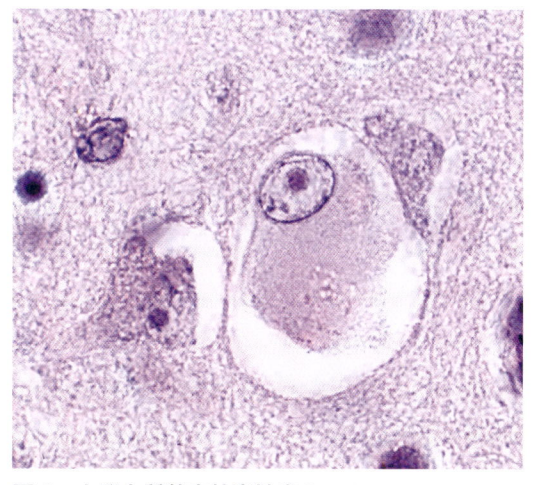

図9 大脳皮質基底核変性症の ballooned neuron CJD の panencephalopathic type に出現する膨化した神経細胞に似ている．HE 染色．

panencephalopathy型[9]で見かける膨化した細胞にとてもよく似ていますね．その他の情報がなければ区別できないかもしれませんね．それに関連して，ある疾患に特徴的と思われる細胞なり変化なりが報告されると，それがその疾患に特有なもののように思われがちですね．もちろん，そういう場合もありますが，その他の疾患で出現することも少なくありません．

レジデント どうして膨化するのですか？

先生 私は，神経細胞の膨化という現象は細胞死に関連したかなり一般的な変化ではないかと思っています．膨化の原因はたくさんあります．例えば，細胞内に水が溜まるとか．それから先天性の酵素欠損による神経障害では，いろいろな物質が細胞内に溜っています．封入体形成が原因と考えられる場合もあります．この標本を見て下さい．どんな封入体が見えますか？

レジデント これはわかります．レヴィ（Lewy）小体ですね（図10）．

先生 そうです．これはParkinson病の黒質です．黒質でLewy小体に出会うチャンスはあまり多くないのですが．構造はご覧の通り，同心円状のパターンです．これを古典型（脳幹型）Lewy小体と言って，大脳皮質でみられる皮質型Lewy小体（図7A）と区別します．

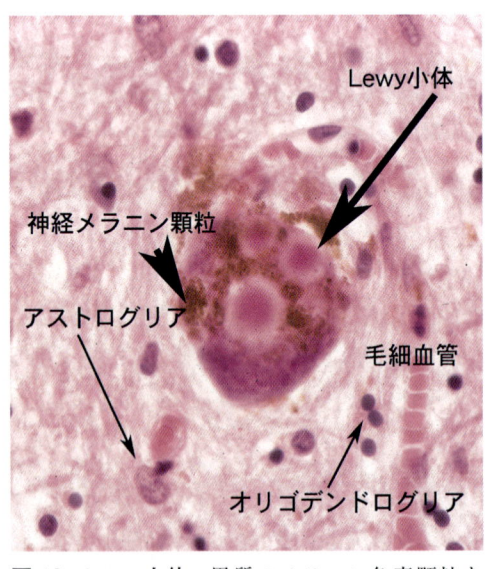

図10 Lewy小体 黒質のメラニン色素顆粒をもった神経細胞に脳幹型（古典型）Lewy小体が4個見える．この図のなかで最も小さく丸い核がオリゴデンドログリア．アストログリアは楕円形で核質が明るい．HE染色．

レジデント 先生，膨らんでいる神経細胞が2, 3個混じっています．メラニン色素が細胞質の辺縁に集まって，ちょっとcentral chromatolysisに似ているような（図7C）．

先生 これがpale bodiesと呼ばれるもので[10]，Lewy小体の形成と密接な関係があると考えられています．なぜそのように考えられているか，症例編Ⅲ「Lewy小体型認知症」を参照して下さい．

レジデント 皮質型Lewy小体はどれですか？

先生 海馬傍回や帯状回などを探すと見つけやすいかもしれません．

レジデント あっ，ありました，ありました．脳幹型Lewy小体とは違って，境界ははっきりしていませんね．第一，同心円構造がありません（図7A）．

先生 では，この標本を見て下さい．染色は何ですか？

レジデント 褐色に染まっていますね．

先生 Bodian染色ですから，嗜銀性のある構造を染め出します．さあ，何が見えますか？

レジデント 褐色の円形または楕円形の構造が神経細胞の胞体に入っています．何ですか，これ？

先生 Pickの嗜銀球，あるいはPick球．つまりPick病です（図17B&C）．

レジデント これがPick球ですか．先生，膨らんだ神経細胞の末路はどうなるのですか？

先生 一度膨化した神経細胞はそのままの形態を維持することはないと思います．胞体に空胞ができて，最終的には消失してしまいます．また，周りをミクログリア，さらにマクロファージなどに取り囲まれている像を見ることもあります．

レジデント 軸索はどのような変化をするのですか？

先生 Neuroaxonal dystrophyやleukodystrophy類などでは腫大したり，それが数珠状に連なったり．部分的に膨らんだ軸索を軸索腫大（axonal swellings）とかスフェロイド（spheroids）と言います．

レジデント 軸索腫大とスフェロイドは違うのですか？

先生 大きさでスフェロイドとグロビュール（globule）を区別することがありますが，構造はみな同じです．また，場所によって名前が違うものがあります．例えば，Purkinje細胞の軸索が腫大したものはトルペード（torpedo）と言います．珍しいものでは，下オリーブ核肥大では，鹿の角のように樹状突起や軸索が変化しますね．でも，最もポピュラ

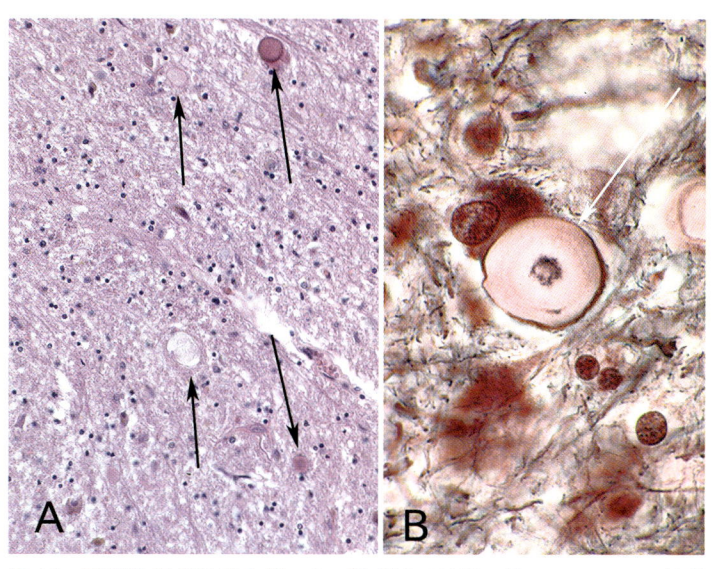

図 11　感覚神経の軸索末端　**A**：薄束核では第一次ニューロンの軸索末端が膨らんでいるものが見られる（矢印）．腫大した軸索は最終的に消失するが，その過程で内部が変化する．HE 染色．**B**：第二次ニューロンの軸索末端と考えられる軸索にアミロイド小体が見える（矢印）．視床後外側腹側核（VPL）．Bodian 染色．

ーな変化は特別な変化を示さずに消失する変化だと思います．

レジデント　先日，腰髄前角にたくさん軸索腫大がみられましたが，異常ではないのでしょうか？

先生　加齢現象の一つとして軸索腫大が出現したり，それが増加することがあります．とくに腰髄は多いと思います．それから，ALSの病状が急速に進行している症例では目立つことがありますね．ついでと言っては何ですが，第一次感覚ニューロンはどこに終わりますか？

レジデント　えっ，あっ，薄束核（nucleus gracilis）と楔状束核（nucleus cuneatus）ではなかったでしょうか．

先生　そうですね．ここは軸索腫大が加齢とともに増加することで有名ですね（**図 11A**）．では第二次ニューロンはどこに終わるのですか？

レジデント　そう聞かれると思ったのですが……．

先生　視床のVPL核，VPM核ですね．問題はこれからなのですが，高齢者の薄束核には軸索腫大ができるのですが，楔状束核にはできないのですよ．もちろん絶対にというわけではありませんが．それにもう一つ．第二次感覚ニューロンが終わるVPL核には軸索腫大はできません．その代わりかどうかわかりませんが，軸索内部にアミロイド小体ができます（**図 11B**）[11]．それで intra-axonal corpora amylacea と言うこともあります．構造の変化が神経伝達物質と関係があるのかと思ったのですが，私が持っている本には書いてありませんでした．意外にもこういうよく知られた場所の伝達物質はわからないのですね．何れにしても，内側毛帯系の神経路の末端の変化がこうも違うというのはどういう意味があるのでしょうね．軸索の話はこれくらいにして，次に進みましょう．

レジデント　先生，先ほど封入体が出てきましたが，変性疾患は封入体を持っていることが特徴なのですか？

先生　そうではありません．すべての変性疾患が封入体を持っているわけではありません．ただ，封入体は目につきやすい，封入体を手掛かりに原因究明をしやすいなど，アプローチする手段がありますので，どうしても封入体をもった変性疾患が注目されるのではないでしょうか．

レジデント　変性っていう言葉はよく使われますが，どのように定義されているのですか？

先生　まず，「変性」という言葉は，病理学総論と神経病理学では意味が違うということです．神経病理学の変性は「神経細胞に原因があって，そのために神経細胞が死滅すること」です．実際的には，変性以外のもの，血管・循環障害，腫瘍，脱髄，奇形・発達障害，炎症がすべて当てはまらないことが

証明される必要がありますね．しかし，その一方で，変性が何かゴミ箱のような気もするのですよ．わからないものを取りあえず集めておく場所．実際，そういう意味もなきにしもあらず，です．しかも，大発見するかもしれない，高い potentiality を持っている場所でもあると思います．例えば，CJD は変性に分類されていましたが，1920年代，誰が感染症だなんて考えたでしょうね．因に，病理学総論の「変性」は生理的に存在する物質または病的な物質が異常に間質に貯留することを指します．

コーヒーブレイク

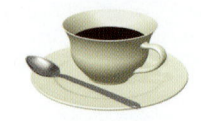

《神経細胞を数える》

レジデント 神経細胞を数えるのはだれにでもできそうですよね？

先生 皆さんはすぐ「神経細胞を数えてはどうか」と言いますが[12]，例えば大脳皮質の神経細胞数をどうやって数えますか？ 大脳皮質全部数えるのに何年かかりますかねぇ．例えばですよ，前後約 16 cm（成人の前頭極から後頭極までの平均の長さです）を厚さ 10μ の前額断標本を作ると 16,000 枚できます．しかし，前額断標本に現れた大脳皮質全部を計測することはとてもできませんので，このなかの何枚かについて大脳皮質のほんの僅かな部分，例えば幅 25μ，高さ 125μ の短冊形の区域に含まれる神経細胞の数を数えて（この短冊形の区域を 4 枚並べるとやっと 2 mm 幅の短冊になる），大脳皮質全体を推計しているわけですよ．

レジデント でも，量的な変化しか表現できない場合だってあるわけですし．それに数値で示された方がわかり易いじゃないですか．コンピューターもあるし．

先生 君が言うのにはもっともなところがあります．確かに ageing に関係した変化などは数量の変化でしか表現できないこともありますしね．しかし，先ほど話しましたように，大脳皮質の神経細胞をすべて数えることはできませんから，推計学を利用して数値を求めるわけですが，そうやって苦労して得られた結果と目測で（1+），（2+），（3+）と grading した結果とほとんど違わないことをご存知ですか？ 私たちの目は非常に正確だということです．

レジデント コンピューター画像解析はどうですか？

先生 コンピューターは長さ，周長，面積などには強いのですが，形状についてはヒトの目にとても及びません．面積で神経細胞とアストログリアを区別するのですが，大脳皮質の神経細胞数にはアストログリアが混入してしまいますよ．ですから Brody が顕微鏡で一個一個神経細胞を見ながら数えた方法が一番原始的ですが，一番真実に近いのではないでしょうか[13]．それにもう一つ．数えると言っても，どういう変化は算入するか，どういう変化は算入しないことにするか，など，計測に当たって取り決めを作っておかなければなりません．その取り決めは顕微鏡観察から生まれるわけですから，神経病理学の知識と経験が求められる時なのです．ただ単に数えれば良い，というものではないのです．先日，CPC のために大学院生のころ読んだ Nevin らの SSE（あとで出てきます）の論文を読み返したのですが，神経細胞の状態を驚くほど詳細に記載してありました．どうしてそこまで見えるのだろうと不思議です．よく顕微鏡を見ていたのですね，昔の人達は．1950 年代ですから，顕微鏡だって今の方がずっと良いはずですし．「よく見る」ということは「よく考える」ということでもあると思うのです．きっと，当時の人達は顕微鏡を見ながら，あれこれと想像を逞しくしていたのではないでしょうか．そういうところは今の私達に欠けているのかもしれませんよ．

レジデント そーかぁ，数えるって簡単そうで，実はとんでもなく大変なことなんですね．"労多くして功少なし"，と言われる所以ですね．

先生 ついでにお話ししますが，目で見て神経細胞が少ないようにみえる時は，数えてみても結果はそう違わないものです．ですから，形態計測はヒトの目では判断がつかない場合に利用するべきかもしれません．誤解のないように言いますが，私は，形態計測はおやめなさい，と言っているわけではありません．もっとよく形態計測の長所短所を知ってから利用して欲しいのです．

それから，数えることに関連して，皆さんの正常

コントロールの見方，使い方を見ているとちょっと心配です．脳の重さにせよ，黒質の色素神経細胞の数にせよ，同一年齢のコントロールでも，数量にある程度の幅があることを知ることがとても大切です．意外に皆さんはそのことを忘れているようです．神経系の大抵の細胞は正規分布を示しますから（例外があります）[4]，その幅を知ることがコントロール例を勉強することなのではないかとさえ思うことがあります．

2. グリア

先生 この視野のなかで，一番小さい細胞を探して下さい．

レジデント これでしょうか．小さな円形で真っ黒に見えます．

先生 そう，これがオリゴデンドログリア（oligodendroglia，オリゴデンドロサイト，oligodendrocyte）（図10＆12A）．大体，赤血球と同じ位の大きさだから，ちょっとした物差しとして使えますね．論文などでは単位長さのバーを入れたり，倍率が書いてありますが，病理学関係の書物ではそれらがないこともありますね．これは，赤血球とかオリゴデンドログリアの直径が大体7〜10μですから，そのことから目的の構造の大きさがわかるわけです．組織や細胞に慣れてくるとそういうこともできるのですね．話が逸れてしまいましたが，オリゴデンドログリアはミエリンの生成と維持に関係しているわけです．それから，細長い核が見えますね．これがミクログリア（microglia）です（図12A）．毛細血管の内皮細胞に似ていることがありますから注意して下さい．次に，オリゴデンドログリアよりは大きくて，核の内部が明るい細胞があるでしょ．

レジデント これですか？ 核が明るいというか，クロマチンが少ないというか，核のなかが顆粒状にみえますが．

先生 正円，小判形，細長い楕円形など，形はいろいろ．場所によってある程度，特徴がありますが，それはともかくとして，この細胞がアストログリア（astroglia，アストロサイト，astrocyte）です（図12A＆C）．

レジデント アストログリアにはどんな役割があるのですか？

先生 いろいろありますが，アストログリアの機能は *in vitro* で見つかったものが多くて，*in vivo* ではどうか，という課題が残されているようです．

レジデント アストログリアは神経細胞と血管の間に位置して，ニューロンの栄養に関与していると考えたのは，あのGolgi（1844〜1926）ですよね．

先生 君，詳しいね．

レジデント 歴史が好きなんです．

先生 そのアストログリアの役割ですが，まず，物理的にニューロンを支えています．Gallyas法という染色法の登場によってグリアの様々な骨格異常が注目されましたね．また，脳のなかのゴミを食べたり，ニューロンが機能するのに必要な化学物質を作り出したり，能動的に物質を取り込んだり放出したり，濃度を適正な範囲に保ってニューロンの回りの液の化学組成を調節したりしているそうです[14]．そして，病理学的には病巣の修復が主な仕事です．

レジデント 先生，オリゴデンドログリアもアストログリアも細胞質がみえませんが．

先生 そう．光学顕微鏡では，正常の状態はみえないですね．細胞体の厚さが光顕の分解能以下だからです．二つの細胞とも状況が変化すると，胞体が見えるようになります．例えば，脳浮腫ではオリゴデンドログリアの急性腫脹（acute swelling）という変化があって（図12B），胞体がみえるようになります．それからオリゴデンドログリアの細胞質に封入体ができることがあります（Glial Cytoplasmic Inclusions；GCI）（図7B）．これは多系統萎縮症（Multiple System Atrophy；MSA）で出現するものです．その他，進行性多巣性白質脳症（Progressive Multifocal Leukoencephalopathy；PML）（図33B）ではウイルス粒子がオリゴデンドログリアの核内にできることがあります．こういう状態ですと，正常とは異なりますが，胞体が見えます．

レジデント アストログリアはどういう時に胞体が見えるのですか？

先生 例えば，脳梗塞巣の周囲では胞体が大きくなって，太い突起を伸ばしています．これを hypertrophic astrocytes あるいは gemistocytic astrocyte（または単に gemistocytes）と言います．日本語では『肥胖グリア』という言葉もよく使われましたが，そう言えば，今ではあまり目にしませんね．時代が変わったのかな（図12C）．この細胞は梗塞に

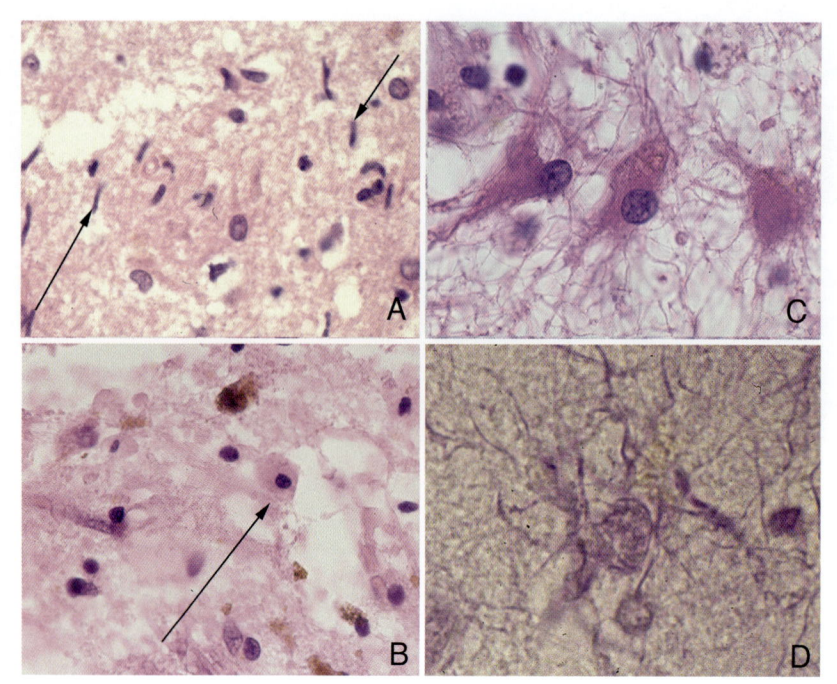

図 12　グリアの変化　**A**：オリゴデンドログリアとミクログリアの活性化．小さな丸く黒い核がオリゴデンドログリア．梗塞などが起こると，細長い核をもったミクログリア（矢印）が増殖し，オリゴデンドログリアは急性腫脹（図 12 B）し，その後消失する．毛細血管内皮細胞と見間違えないように！　アストログリアはこのなかで最も大きく小判型．HE 染色．**B**：オリゴデンドログリアの急性腫脹．急速に脳浮腫が生じた時などに見られる．HE 染色．**C**：肥胖グリア．胞体が大きくなるとともに太い突起を伸ばしてくる．このような肥胖グリアは抗 GFAP 抗体で濃く染まることが多い．HE 染色．**D**：アストログリアは時間経過とともに細長い線維を作ることがある．肥胖グリアから作られることもあるが，始めから肥胖グリアを経由せずに細いグリア線維を作ることもある．変性疾患ではよく遭遇する像．Holzer 染色．

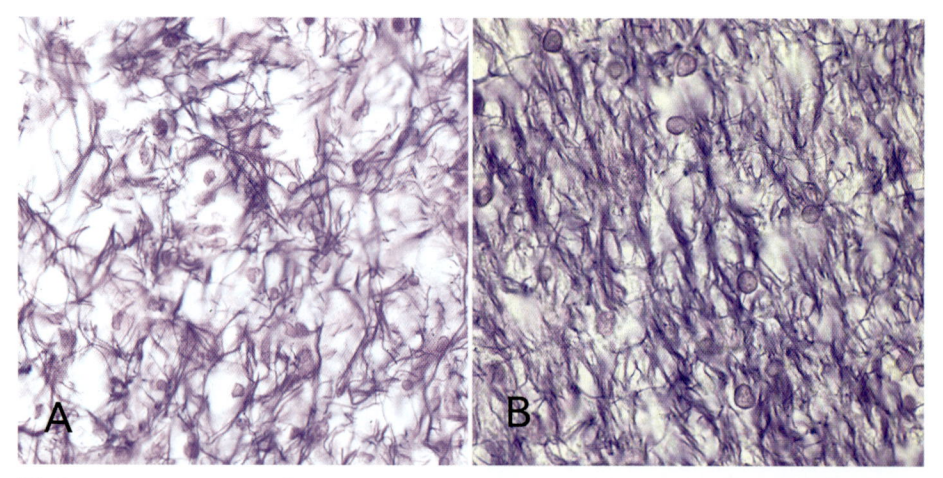

図 13　isomorphic gliosis と anisomorphic gliosis　**A**：anisomorphic gliosis．増殖したグリア線維の方向がデタラメ．大脳皮質のように神経線維の少ない所や神経線維に一定の方向性がない場所で観察される．**B**：isomorphic gliosis．大脳白質や視床のような神経線維の豊富な場所では既存の神経線維の方向にグリア線維が伸びる．いずれも Holzer 染色．

よって欠損した組織をグリア線維で補填しているのです．グリア線維がどんどんできてくると，アストログリアの核や胞体が小さくなって，目立たなくなります．このグリア線維の形成を線維性グリオーシス（fibrillary gliosis）あるいは単にグリオーシスと言います（図 13）．一般臓器の線維化（fibrosis）に相当します．梗塞巣のように既存の構造が破壊されている所に生じるグリオーシスはグリア線維の方向がデタラメですが，例えば脊髄後索とか側索の二次変性や原発性の索変性が起きている場所では，既存の神経線維の方向にグリア線維が伸びていきます．それで，前者を anisomorphic gliosis（図 13A），後者を isomorphic gliosis（図 13B）と言います．

レジデント　グリオーシスの様子によってどういう病巣であったかある程度わかるわけですね．

先生　そうです．それからもう一つ知っておいて欲しい変化があります．それは脳梗塞のような急激な組織破壊ではなくて，緩慢に進行する場合です．もちろんアストログリアは増殖しますが，肥胖型グリアはみられませんし，数の増加もそれほど顕著ではありません．個々のアストログリアの核膜は若干厚めで，核質はやや明るくみえます．胞体をよく見ると，比較的太い突起を伸ばしていることがありますが（図 12D），はっきり見えないこともよくあります．こういう形態のアストログリアは変性疾患で観察する機会が多いと思います．

レジデント　そうすると，慢性進行性の変性疾患で肥胖グリアのような胞体が豊富なグリアが多く見えるというのはおかしいというか，あり得ないわけですね？

先生　もしそういうグリアが広範にあるとしたら，診断が間違っているのかもしれません．CJD かもしれませんよ．かつて CJD はアストログリアの腫瘍ではないかと考えられた時期があったのですから．

レジデント　へー，信じられませんね．

先生　ほんの一部分だけ顕微鏡でみれば，そう思うかもしれません．一方，非常に限られた場所だけに肥胖グリアが増殖しているのでしたら，その変性疾患とは別の疾患が加わったのかもしれません．例えば梗塞が起きたとか．

レジデント　肥胖グリアの出現はそれだけ組織の破壊が急速でひどい，ということなんですね．

先生　そうですね．さて，アストログリアに関してもう一つお話したいことがあります．それはグリオーシスという言葉の使い方というか意味についてです．

レジデント　アストログリアが増殖しているのではないのですか？

先生　そうなのですが，問題は主に中毒・代謝性疾患の場合です．例えば肝性脳症ではアストログリアは増えますが，グリア線維を作っていなかったり，作っても不十分であったりします．Alzheimer II 型グリアがそうですね．現在では肝性脳症が剖検に廻ることはまずありませんが，アストログリアが増殖しても線維性グリオーシスにならない場合があるということを知っておいて下さい．Binswanger 病も Creutzfeldt-Jakob 病もそういう傾向があります．それで，私は単にアストログリアが増殖している状態を astrocytosis，グリア線維を作っている状態を fibrillary gliosis として区別しています．ですからグリア線維が十分に作れない状態とかアストログリアのアメーバ様変化などは glial insufficiency という言葉でまとめてみてはと思ったりもします．

レジデント　先生，アストログリアが戦線から脱落するとどうなるのですか？

先生　通常，病巣で活躍する細胞はアストログリアですが，この細胞も戦いに敗れてしまいますと，血管壁にある結合織細胞が前線に現れるようになります．ですから，結合織が病巣を覆っているとなると，非常に強いダメージを受けたと推定されるわけです．瘢痕回（ulegyria）あるいは瘢痕脳がその典型的な例ですね．

コーヒーブレイク

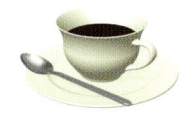

《アストログリアの副産物》

先生　「そろそろコーヒータイムにしませんか」……かな？　私も喉が渇きました．それではですね，この質問に答えてもらってからにしましょう．この脊髄の辺縁に丸い構造がたくさんありますが，何ですか？　君達の先輩諸氏も答えられた人はあま

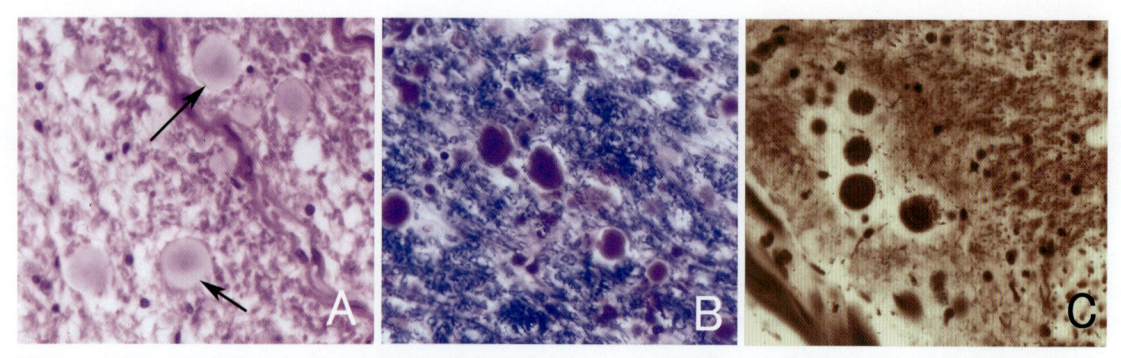

図14 アミロイド小体　A：同心円構造に注意．HE染色．B：KB染色．C：Bodian染色．軸索腫大あるいはスフェロイドと呼ばれる構造に似ているので注意！

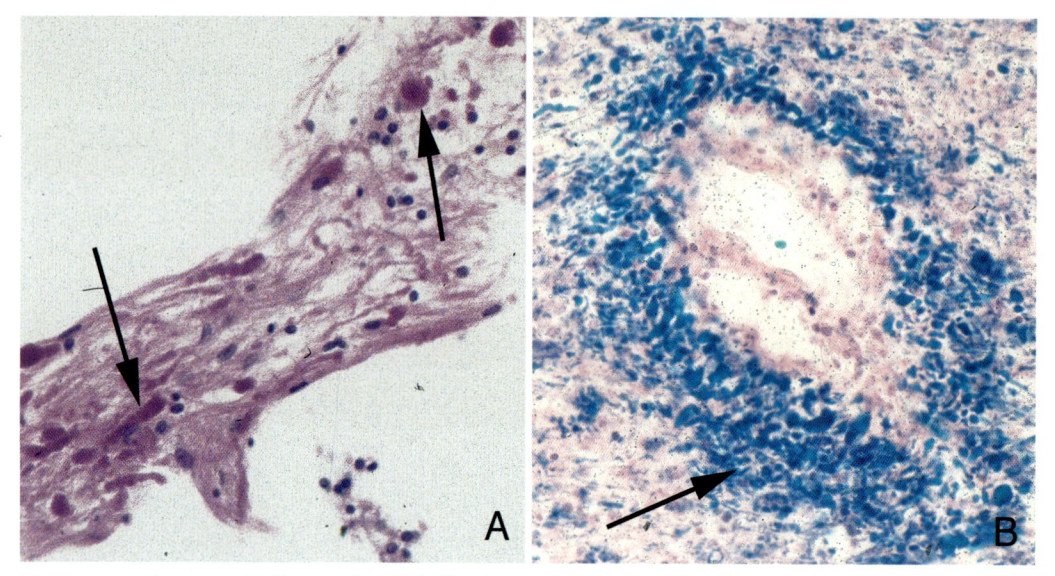

図15 ローゼンタール線維　A：古い梗塞巣の空洞壁にみられたローゼンタール線維（矢印）．HE染色．B：アレキサンダー病では多量のローゼンタール線維がみえる．LHB-HE染色．

りいなかったですね，そう言えば．
レジデント　わかりません（**図14**）．
先生　そうですか．やっぱり．結構，いろいろな神経病理学の知識をお持ちの大先生でも知らないこともありますし，意外な盲点なのですね．これがアミロイド小体（Corpora amylacea, amyloid bodies）です．アストログリアの胞体に囲まれています．同心円状の構造で，アミロイドとは言いますが，老人斑のアミロイドとは違いますので注意して下さい．アミロイド小体はPAS染色に陽性ですが，Congo redや抗β-amyloid protein抗体では陰性です．しかも，アミロイド小体には嗜銀性がありますので，一見，軸索腫大やスフェロイドと見間違えることがありますね（**図11A，23＆24**）．アミロイド小体が病的な意味を持つことはありませんが，髄液に接する場所，ですから脳表面，脳室壁，脊髄の外縁などにできます．高齢者ですと脳室周囲とか白質血管の周囲などの他に，視床VPL核の軸索内や黒質色素神経細胞の近位（細胞体に近い）軸索内，脊髄前角などでも観察できます．

　これが最後．顕微鏡を見て下さい．ローゼンタール線維（Rosenthal fibers）です（**図15**）．これはKB染色では鮮やかな青色，HE染色ではエオシンより鮮やかな赤に染まる棍棒状の物質です．これもアストログリアの産物で，GFAP, ubiquitin, α-B crystallin等に反応します．高齢者の梗塞巣などではしばしば見かけます（**図15A**）．疾病ではアレキサンダー（Alexander）病（**図15B**）や毛様細胞性星細胞腫（pilocytic astrocytoma）で多量のローゼンタール線維が観察されますよ．さぁ，お茶にしま

しょう．お待ちどうさまでした．

3. ニューロピル

先生 では，次ぎに行きます．HE染色標本では細胞のない更地の場所がありますね．ここをニューロピル（neuropil）と言います．神経細胞の樹状突起，それと接触する無数のシナプス，皮質に出入りする神経線維などがニューロピルを作っています．ですから，膨大な情報がここを流れているわけです．

レジデント ニューロピルで最もポピュラーな変化は海綿状態（spongy state, spongy change, spongy degenerationなど）ですよね．

先生 そう，台所の流しなどにあるスポンジの断面のように見えるからそう言うのでしょうね．これは私の思い過ごしかもしれませんが，臨床の先生方は症状との関連から海綿状態に意味を持たせる傾向があるようです．もっともな話なのですが，海綿状態ほど原因が多様で，観察する人によって形態が異なるのも珍しいのではないでしょうか．それだけに，その意味付けは慎重にお願いしたいものです．さて，最もよく遭遇する皮質の海綿状態は主に大脳皮質の表層部（第Ⅱ層を中心として第Ⅰ層〜第Ⅲ層上部）のニューロピルにできる細かい中空な孔の集合です．とくに第Ⅱ層では神経細胞周囲に隙間（perineuronal space）ができ易く（**図16**），これが海綿状態の一部を成していることがよくあります．

レジデント 神経細胞周囲の隙間って何ですか？

先生 神経細胞はアストログリアに取り囲まれていますが，神経細胞とアストログリアの間に隙間ができるのです．

レジデント なぜ，できるのですか？

先生 CJDの知見を基にしますと，海綿状態を作っているものは大きくアストログリア由来と神経細胞由来に分けられます．Gonatasらが初めて生検材料の電顕所見を報告して（1964）[15]，海綿状態は細胞外のものではなくて，神経細胞やアストログリアに由来すると述べました．初めはアストログリア説が有力だったように思いますが，Lampertらが実験的CJDの動物脳を観察して，神経細胞のperikarya, axon, dendriteなどに見られたことを報告して以来（1969, 1971）[16]，神経細胞由来説が主流になりました．しかし，私たちがCJD以外の疾患でみる普通の海綿状態は神経細胞の周囲にあるアストログリアの突起が浮腫によって腫大して神経細胞の周囲に隙間を作ったものが多いと考えられます．ですから，最も遭遇するチャンスの高い病態は脳浮腫ですね．

レジデント 海綿状態は疾患や原因によって形態に特徴があるのですか？

先生 浮腫による海綿状態は後でお話しするCJDの海綿状態と異なり，皮質全層に現れることは稀です．

レジデント 変性疾患はどうですか？

先生 Alzheimer病やPick病，Fronto-Temporal Dementia（FTD），CBDをはじめ，認知症を伴う大脳皮質の変性疾患では，神経細胞の脱落も加わって海綿状態がよく見られます．また，それに関連して，Pick病における皮質第Ⅱ層の神経細胞脱落は非常に強く，一枚の染色標本に外顆粒層の細胞がまったく無いことも稀ではありません（**図17B**）．その他，忘れてはならない原因に，固定不良など人工的にできることです．さて，CJDのなかで，かつて亜急性海綿状脳症（Subacute Spongiform Encephalopathy；SSE）と呼ばれた疾患では[17]，特異な海綿状態が現れます．"ぶどうの房状"（grape-like cavitation）と表現される比較的大きな正円の海綿状態は他の疾患で観察することはまずありませ

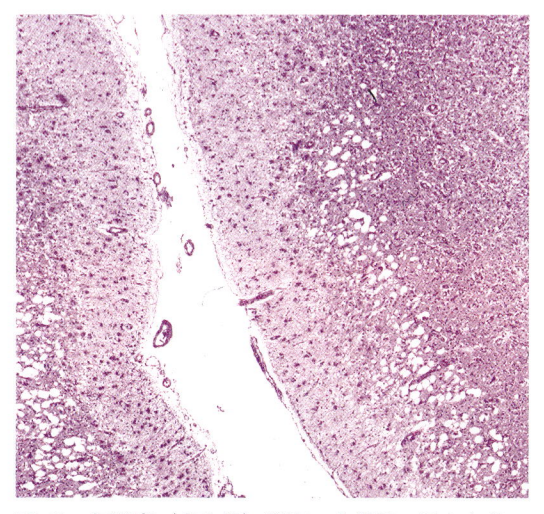

図16 無酸素（虚血性）脳症 皮質第Ⅱ層から第Ⅲ層にかけて層状に海綿状態が見える．SSE（**図8B**）のように皮質全層に海綿状態が広がることはまれ．最も高度な変化は**図26**を参照．Bodian染色．

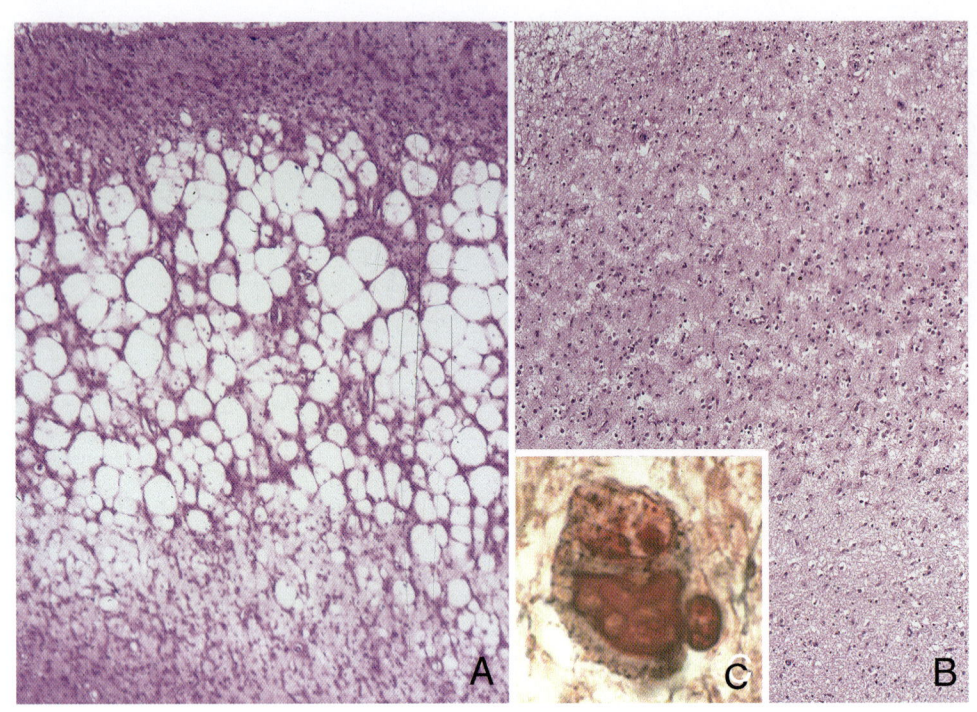

図17 海綿状態 A：側頭葉皮質第Ⅱ層から皮髄境界部付近まで比較的大きな孔からなる海綿状態が分布している．CJD（亜急性海綿状脳症；SSE），HE 染色．B：細かい海綿状態．あるいは粗鬆化と表現するかもしれないニューロピルの変化が第Ⅱ～Ⅲ層に見られる．Pick 病．C：Pick 球または嗜銀球．Pick 病．Bodian 染色．

ん（図17A）．しかも，一般に海綿状態は皮質の層構築を最終的には壊してしまいますが，SSE ではほとんど皮質構築が維持されています．

レジデント このぶどうの房のような海綿状態は CJD 以外では出現しないのですか？

先生 似たものがあります．Lewy 小体を伴う Parkinson 病の内嗅領皮質に出現する海綿状態です[18]（図18）．CJD のそれほど見事ではありませんが，ほとんどの孔が小さな正円で，一時，CJD との異同が話題になったことがありますが，この病気では抗プリオン抗体は陰性です．

レジデント 先生，海綿状態と粗鬆化って同義語ですか？

先生 うーん．次から次と難問を繰り出してきますね．それではこれを機会に 4, 5 冊神経病理学書を調べてみましょう．……どうでした？ どの本にも「粗鬆化」という言葉は載っていませんでしたね．

レジデント 岩波書店の広辞苑と新潮社の漢和中辞典，それに医学書院の医学大辞典を引いてみましたが，出ていません．

先生 私も粗鬆化について本を読んだり，ある先生に教わったという記憶がないのですね．何となくこんな状態を指しているのかなという程度なのです．「粗」は粗いという意味ですよね．「鬆」は髪が乱れている様，だそうです．ですから全体として組織が乱れている状態を意味しているのでしょう．しかし，使う人によって大分違うようです．私のイメージでは，ニューロピルがガーゼのような肌触りではなくて，ざらざらしていて，ささくれ立ったような感じを持ちます．細かな亀裂が無数に走っていたり，細かい海綿状態がみえることもあります．しかし，このような形態が本来の海綿状態に循環障害が加わってそうなったことも考えられます．実際，もっと高度の変化を粗鬆化と言っている場合もありますので，顕微鏡でみるか，論文に添付された写真をみて自ら判断した方が良いでしょう．いずれにしても，粗鬆化の定義が曖昧なために，いろいろな状態を含んでいると思います．海綿状態も事情はまったく同じです．

4. 血管系

先生 もちろん Willis の動脈輪はよく知っていますね．実際にはいろいろなバリエーションがあって，

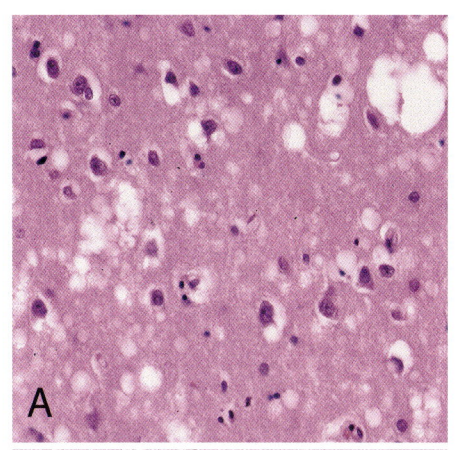

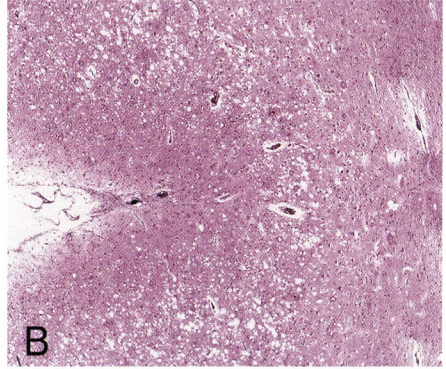

図18 皮質型 Lewy 小体を伴う Parkinson 病　A：比較的正円の孔が多く，CJD に似ている．しかし，抗プリオン蛋白抗体には染まらない．また，CJD と異なり，肥胖グリアの増殖などがない．HE 染色．海馬傍回．B：海綿状態は第Ⅲ層以下に広がっている．HE 染色．

それが脳梗塞の部位や大きさなどに影響を与えますから，動脈の吻合の状態はできるだけ正確に記載しておくと，後で役に立つことがあります．また，主な動脈の狭窄部位と程度（25％〜100％，4 段階程度）も記載しておきましょう．とにかく，血管系はマクロの段階で全貌を摑まないと，標本を切り出してからではできません．小さな組織から大きな梗塞巣を想像するのは無理ですよ．また，梗塞の分布などは写真ではなくて「スケッチ」をしておくと良いでしょう．写真はなぜこれを撮ったのか，後になってわからなくなることがありますが，スケッチは問題意識をもって書きますので，後でわからなくなることはありません．

　もう一つ重要なことがあります．脳卒中はいつ発症したのか，判明する場合が多いですね．従って，発病からどのくらい時間が経過するとマクロファージが現れるのか，とか，アストログリアの増殖はいつ頃から始まるのか，など，発症からの時間と組織の変化の関係が摑み易くなります．そこで，こういうデータを蓄積しておくと，発病一日目から順に組織の変化がわかるようになります．もっとも血管構築やバイパスなどが症例毎に違うので，なかなかうまくはいかないと思いますが，これの利用の仕方にはいろいろあると思います．梗塞の清掃・器質化は人体神経病理学の最も基本的なスケールになるものですから，作っておくとよいでしょう．つまり，極端なことを言えば，病的例を観察する場合，健常例ももちろんそうですが，血管障害も病的例のコントロールとして大変重要なのです．

レジデント　先生はときどき，血管障害例は三つに

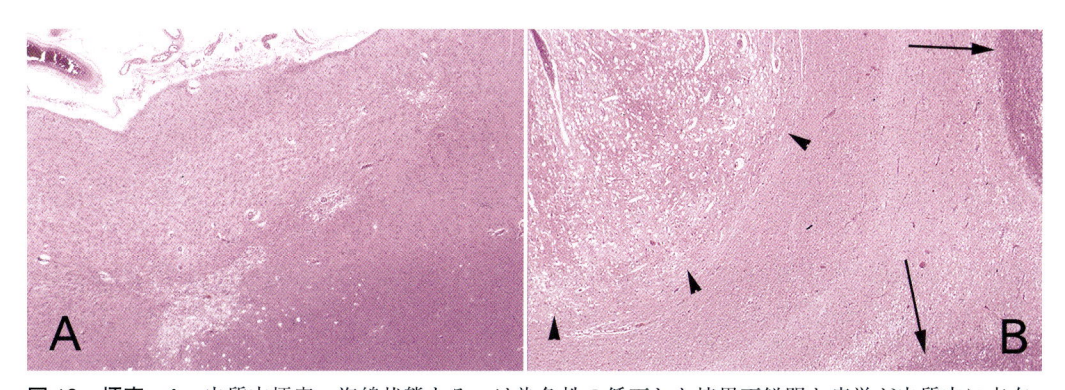

図19　梗塞　A：皮質内梗塞．海綿状態あるいは染色性の低下した境界不鮮明な病巣が皮質内に点在．HE 染色．B：肉眼的に一つの脳回全体を侵す程度の大きさの梗塞．皮質，白質ともにエオシンの染色性が低下している．清掃機転は皮質より白質の方が早く進むことが多い．矢頭は皮髄境界，矢印は梗塞巣と健常部の境，矢印は梗塞巣と健常な白質の境目．後頭葉．HE 染色．

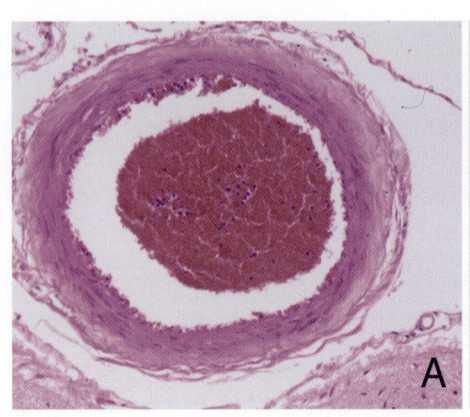

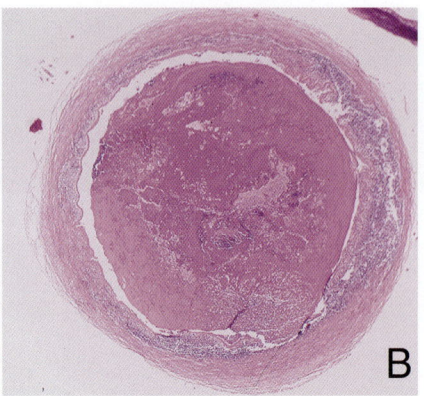

図20 血栓　A：新しい血栓．まだ結合組織細胞の侵入がなく，血栓は血管壁に封じ込められていない．HE染色．B：感染性血栓．血管壁と血栓の内部で，ヘマトキシリンで青く染まっている部分は細菌の菌塊．HE染色．

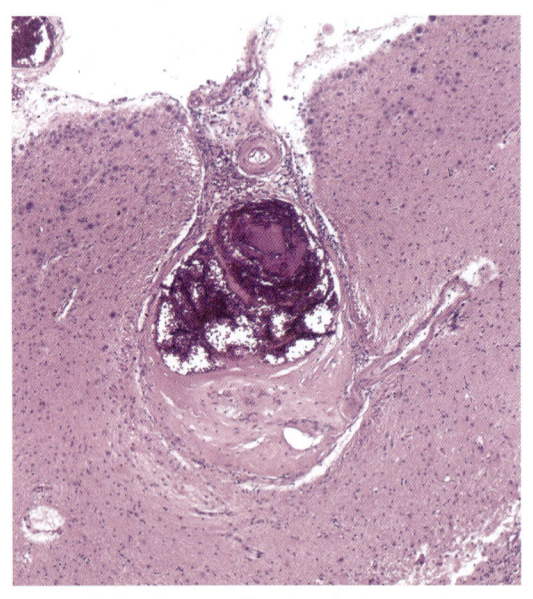

図21 小動脈瘤　クモ膜から脳表面に入るところで血管が膨らんで瘤を作っている．内部は出血と硝子様変性に加えてアミロイド・アンギオパチーがある．このような血管は高血圧症の高齢者ほど数が増えていく．HE染色．

稀ならずあります．主に主幹動脈の分水嶺に多発する傾向があります．臨床的には急速な意識障害に陥ります．②主に中大脳動脈を中心にした梗塞で，最もポピュラーなタイプ（図19B＆22A）．運動麻痺や巣症状などが認められます．障害される部位は皮質と白質ですが，白質が広範に壊死に陥ります．皮質も同様ですが，白質よりも壊死，軟化のスピードが遅いようです．③大脳中心部に比較的集中する多発性梗塞です．線条体，視床，大脳白質などがとくに高度に障害されます．組織学的には血管壊死（angionecrosis），微細動脈瘤（microaneurysm）（図21），脂肪硝子様変性（lipohyalinosis）（図22C）など高血圧と関係が深い血管変化が比較的多く観察されます．

5. ラクネと血管周囲腔

レジデント　lacunar infarct という言葉を聞くことがありますが，ラクネとは違うのですか？

先生　これはもともと放射線科で使われている言葉だと思います．少なくとも病理学の術語ではありません．

レジデント　血管周囲腔[19]の拡大と梗塞はどのようにして区別するのですか？

先生　難しい問題ですねぇ．まず，周囲腔の周りの組織にマクロファージの動員やアストログリアの増殖がない"静かな状態"かどうか，でしょう．"騒がしい状態"（図23），つまり粗鬆化や海綿状態，アストログリアの増殖，軸索腫大などが見られなくって，腔の内部にもグリア線維の束（肉眼的には白い糸のように見えます）がなければ，言い方を変え

分類できるとおっしゃっていますが．

先生　私は血管・循環障害例に遭遇した時，大まかに三つのタイプに分けて，この症例はどのタイプに入るのか考えてみることがあります．①主に大脳皮質に小さな梗塞が多発しているもので，皮質を中心にした小梗塞の多発は皮質枝の動脈硬化の他にDICによる shower embolism の形態をとることがあります（図19A＆20）．とくに老人に多く，重篤な感染症や悪性腫瘍などが背景になっていることが

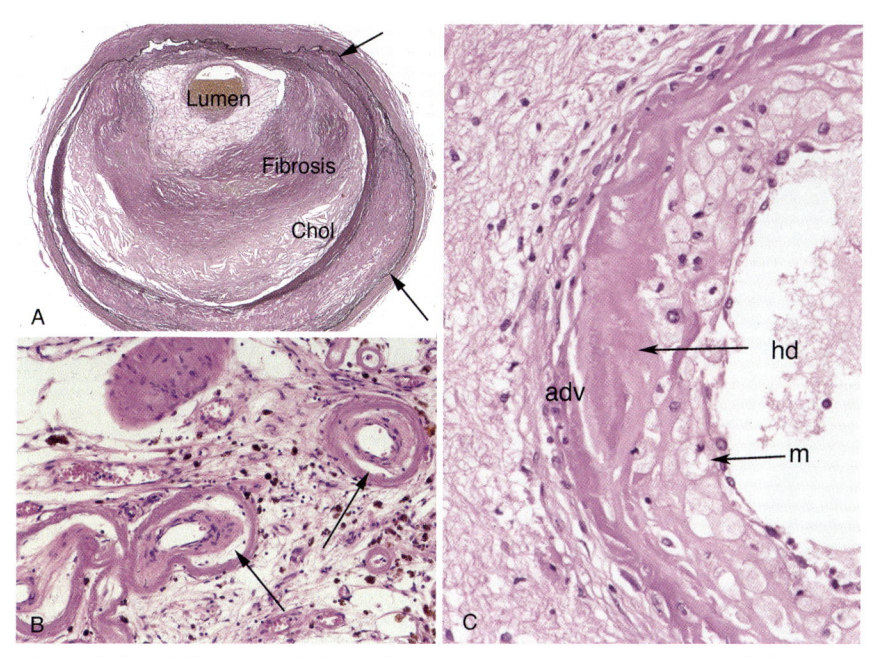

図22 血管の変化　A：粥状動脈硬化．矢印は分離，断裂した弾力板．内膜の肥厚，コレステリンの結晶が見える．内腔が非常に狭く，再疎通した動脈かもしれない．内頸動脈．Elastica van Gieson 染色．B：アミロイド・アンギオパチー．中膜がアミロイドの沈着により変性しているため，血管壁が二重に見える．アミロイド・アンギオパチーを伴う脳出血例．C：Lipohyalinosis．hd：硝子様変性，m：マクロファージ，adv：外膜．HE 染色．

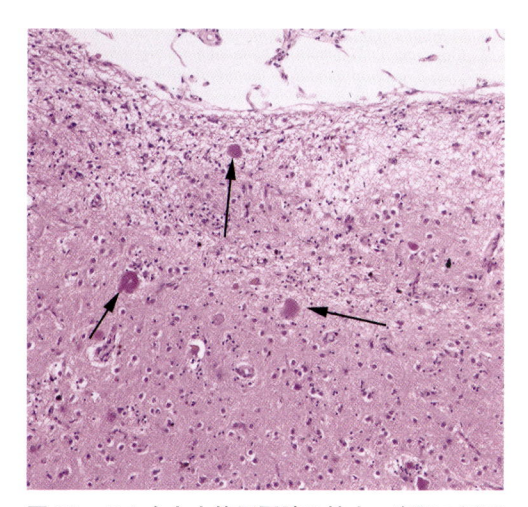

図23　ラクネと血管周囲腔の拡大　空洞の周囲には切断されて膨らんだ軸索の断端が見られる（矢印）．また，空洞内部には糸状のグリアが何本か見える．これらの所見から，これは血管周囲腔が拡大したものではなくて，梗塞の可能性が高い．被殻．HE 染色．

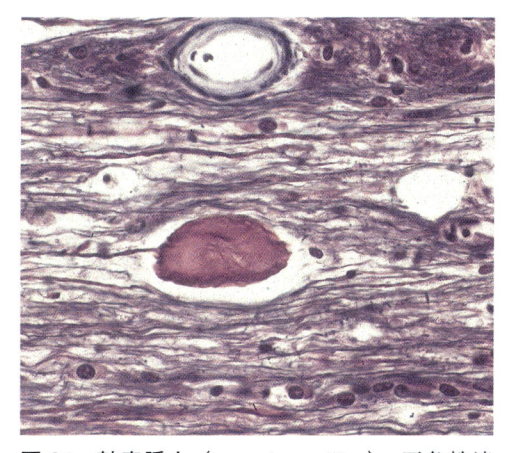

図24　軸索腫大（axonal swelling）　亜急性連合索変性症の後索にみられた軸索の限局性腫大．この標本は神経線維に平行になるように縦切りにしてある．Bodian 染色．

れば，細胞・組織反応が認められなければ，周囲腔の拡大の可能性が高いと思います．不思議なこと は，被殻では時に組織全体がラクネという空洞になっていることがあります．しかし，そんな大きな空洞があっても，周囲組織の変形はほとんど見られません．あたかも空洞のなかに液体か何かが入っていて，それで変形しないかのようです．大した問題で

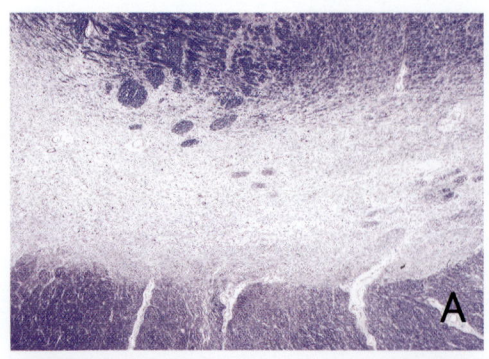

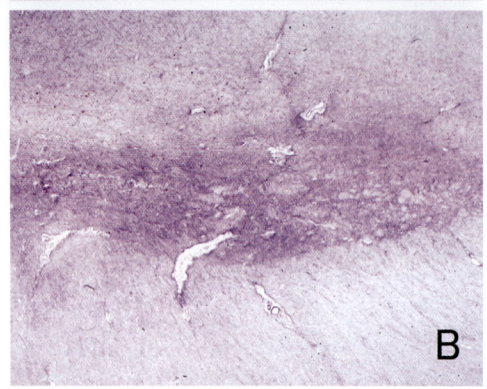

図25 アストログリアの変化 A：黒質では色素神経細胞が中等度に脱落し，有髄神経線維がほとんど消失．KB 染色．B：図A と連続切片による黒質の線維性グリオーシス．Holzer 染色．本文参照．

はないように思えるかもしれませんが，例えば脳実質にある空洞に本来何が入っていたのか調べるのは厄介なことなのです．だって，そうでしょ．脳をご遺体から出してからは，割をいれたり，固定液に浸けますので，もともと何が入っていたのかわからなくなってしまうのですよ．

レジデント ある老年科の先生にお聞きしたことなのですが，高血圧とラクネは比例するのだそうです．巨大な空洞に遭遇することがありますが，そういう症例は血圧が高いのでしょうか．

先生 私もそんなことを聞いたことがありますが，文献で調べたことはありません．よく教科書に載っているように[20]，動脈の拍動が血管周囲腔を大きくするのだとすれば，血圧と無関係ではないかもしれませんね．

レジデント 簡単そうでなかなか解決しない問題って結構あるのですね．ついでと言っては何ですが，脳にはリンパ節やリンパ管などのリンパ系がないって本当ですか？

先生 ありません．神経細胞の周囲にできる隙間（perineuronal space）や血管周囲腔（perivascular space）などが脳のリンパ管システムと考えられていた時期もありましたが，今は否定されています[19]．

おわりに

先生 これで内容的には半分終わったことになるのですが，話が雑然としていましたので，ここでまとめをしておこうと思います．前半の話で大切なことは，『どうやって病変を見つけるか』，ということです．永遠のテーマといっては大袈裟ですね．それはさておき，主な出来事を順に言いますと，神経細胞が変性し死滅すると，マクロファージによって除去され，次にアストログリアが増殖してきます（図25）．ですから，特殊な場合（老化の一部がそうかもしれません）を除いて，アストログリアの増殖を伴わない神経細胞の脱落は「ありえない」と考えてよいと思います．それから，神経細胞が消失するまでの間に出現するいろいろな変化が知られています．これも神経細胞消失のメカニズムを考える上で大変参考になります．

入門編

第Ⅱ部　組織をみる

1. 病巣の特徴をつかむ

a）層構造を示す場所―細胞構築に着目

レジデント　皮質は層状に神経細胞が並んでいると言いますが，少なくとも神経細胞の大きさは違いますよね．

先生　大体，同じ形の神経細胞が板状に並んでいますね．大きさは君が言うように違いがあります．でも，デタラメに並んでいるわけではなくて，大体，小さい細胞ほど表面近くに，大きい細胞ほど下の方に並ぶ傾向はありますね．発生学的に言いますとね，同時に発生した細胞は同じ層に並ぶ傾向があります．しかも，新しくできた細胞はそれ以前にできた細胞の層を通り越してより大脳皮質表面に近い方に並びます．

レジデント　先生，層状も巣状も音で読めば「そうじょう」ですよね．

先生　層状の英語は laminar．もちろん一層のこともありますが，幾つかの板状の病巣が何層か重なっていて，色々な方向がありますが，皮質表面に平行に並ぶ場合が多いように思います．巣状は focal．非常に限局した範囲の病巣で，斑状と言っても良いかもしれません．

　ところで，神経細胞が層状に並んでいる場所にはどんな所がありますか？

レジデント　大脳皮質（cerebral cortex）．

先生　その通り！　それだけですか？　そう遠慮しないで．大脳皮質の他に，小脳皮質（cerebellar cortex），外側膝状体（lateral geniculate body；LGM），上丘（superior colliculus）など，結構ありますぞ．ところで，大脳皮質は何層からできていますか？

レジデント　五層です．

先生　神経細胞がない第Ⅰ層（分子層）も数えますので，六層です．もっとも分子層にも神経細胞が僅かながらありますけど．発生学的に新しい大脳新皮質と呼ばれる場所は六層，アンモン角のような古皮質は三層ですね．各層には名前が付いています．例えば新皮質の第Ⅱ層は外顆粒層，第Ⅲ層は外錐体層，といった具合に．

レジデント　名前を覚えるのですか？

先生　まぁ，覚える必要もないでしょ．番号だって良いわけですから．ただ，皮質でも場所によってははっきりした形態学的な特徴がありますから，それを知る必要はありますね．例えば，第Ⅱ層，あるいは外顆粒層は小型の顆粒細胞からなっていて，浮腫ではしばしば海綿状態が見られる場所であるとか，同じ顆粒細胞層でも中心前回の第Ⅳ層は無いか発達していない，また，中心前回の皮質下白質から深部皮質にかけて有髄線維（とくに放射状線維）がたくさんあるため，皮髄境界が不明瞭である．また，後頭葉線条野皮質（視覚）の第Ⅳ層は最も発達していて，皮質には Gennari 線という有髄線維が皮質に平行に走っている，といった具合にすこしずつ頭に入ってきますよ．

レジデント　大脳皮質をみる場合のコツのようなものがありますか？

先生　ですから，先ほどお話ししたような大脳皮質の特徴を知っておくことではありませんか．それから，なんでもそうですが，大脳皮質のような広大な領域を観察するには，やはり弱拡大でよく見て，層を区別することだと思います．初めから強拡大では何もわかりません．また，小児例では，層を区別するにはある程度標本の厚さが必要な場合があります．ですから，以前は，発達障害の脳はセロイジンという包埋剤にいれて，厚く切っていましたね．

レジデント　なぜ，発達障害の脳なのですか？

先生　えっ？　あー，発達障害は皮質の層構築が乱れていることがあるからですよ．それから，層をなしている場所はどこでもそうですが，神経細胞には方向性（極性）があります．先端樹状突起は必ず脳表面を向いています．横を向いたり，逆さまになったりはしません．お行儀が良いのです．もし，行儀の悪い神経細胞が多い場合には神経細胞の移動異常（migration disorders）などが疑われます．

　次に皮質を見る場合ですが，①層構造が壊れている場合，②層構造が保持されている場合，に分けてみましょう．前者の場合には血管・循環障害による梗塞や出血が最も考えられます（**図 19A**）．病巣の分布は動脈の支配域と一致しますが，病巣が皮質内

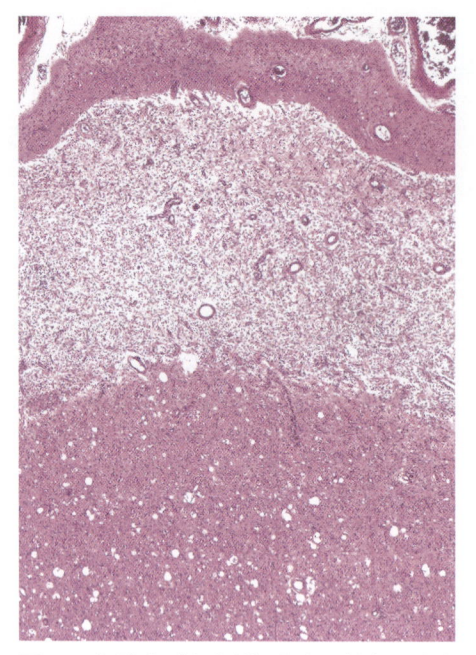

図26 無酸素（虚血性）脳症 軽度の障害は図16を参照．障害が強くなるに従って，病巣は第V～VI層のみならず虚血に抵抗性の高い第IV層にも広がる．本例は最高度の病変．マクロでは壊死病巣が陥凹しているため，皮質に平行な溝があるように見える．なお，第I層は残るが，線維性グリオーシスで置換されていることが多い．HE染色．

に限局するような小さな病巣ですと，血管支配と一致しないこともあります．では，病巣が皮質の層構造にある程度一致するものとしてどんな疾患がありますか？

レジデント 病変が層状になるのは変性疾患以外では，無酸素（虚血性）脳症（anoxic/ischemic encephalopathy）くらいではないでしょうか（図16 & 26）．

先生 そうですね．病変分布は皮質の層構造におおよそ一致します．第III，V，VI層が強くやられるのに対して，第IV層は比較的病変から逃れる傾向があります．もちろん，高度な場合には全層が壊れてしまいます（図26）．病変の大きさは様々で，一つの脳回程度から大脳全体に及ぶものまであります．また，病変は脳溝谷部や壁に強く，脳回頂は軽くなる傾向が見られます．この傾向は皮質の変性疾患でも認めることがあります．それから，私も無酸素脳症と言ってしまいましたが，"虚血性"の方が良いように思います．では，変性疾患となるといろいろありますね．

レジデント 先ほど出たPick病（図17B）とか，三山型ALS[21]とか．

先生 それからFTD，CJDのpanencephalopathy型[9,22]，Alzheimer病（図27，28 & 29）[23,24]，など，大脳皮質を侵すほとんどの認知症が含まれているの

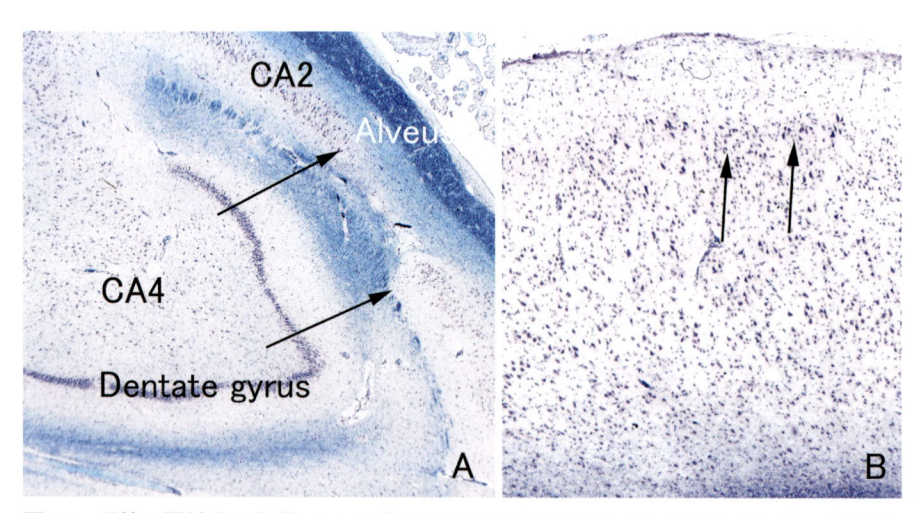

図27 記憶に関係する皮質 A：広義の海馬は狭義の海馬あるいはアンモン角，歯状回，海馬支脚，内嗅領皮質を含むが，内嗅領皮質の解剖学的部位の使い方は人によって違うので注意が必要．二つの矢印にはさまれた領域はCA1にできた梗塞．KB染色．B：発生学的にアンモン角より新しい内嗅領皮質．皮質表層にはpre-α neuronsという大きな細胞集団（矢印）が並んでいる．恐らく脳のなかでは最も早くNFTが出現する場所の一つ．なお，内嗅領皮質の出力線維は貫通路（perforant pathway）としてアンモン角に入る．KB染色．Alveus：白板，Dentate gyrus：歯状回．

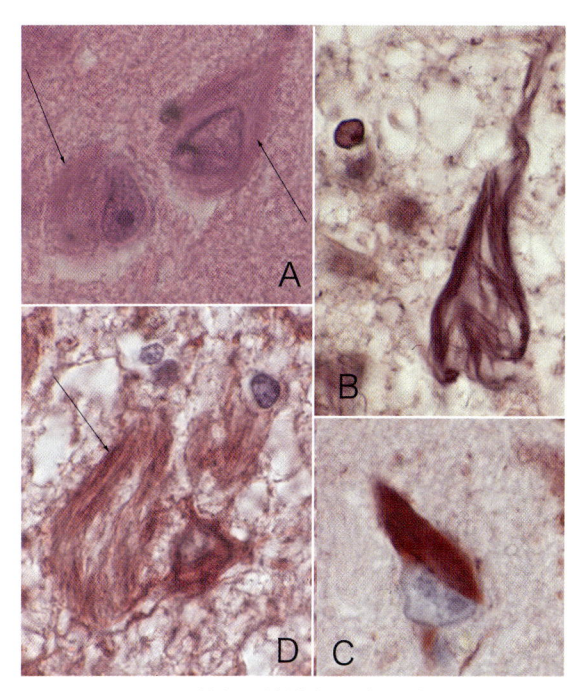

図28　Alzheimer神経原線維変化（NFT）の諸相　**A**：NFTはHE染色ではやや好塩基性に染まる（矢印），pre-α neurons．**B**：神経細胞が死滅し，NFTだけ取り残されたもの．ghost tangleとも言う．Methenamine-Bodian染色．**C**：抗tau抗体で染めたNFT．**D**：Ghost tangleに向かってアストログリアの突起が伸びている（矢印）．抗GFAP抗体による免疫染色．

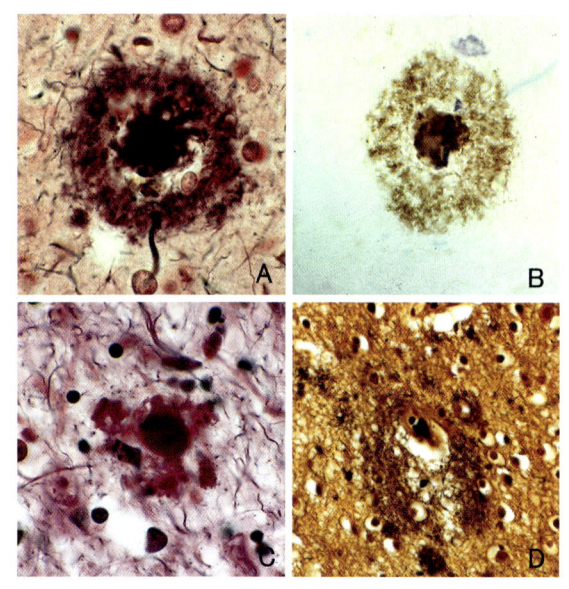

図29　老人斑　**A**：アミロイド芯を変性神経突起が取り囲んだ定形斑．Methenamine-Bodian染色．**B**：抗アミロイド蛋白抗体による染色．**C**：アミロイド芯以外にほとんど変性突起がみられない燃え尽き斑（burnt-out plaque）．Methenamine-Bodian染色．**D**：びまん性老人斑．Methenamine-Bodian染色．

ではないでしょうか．

先生　Creutzfeldt[25]が報告した20歳代の女性では斑状あるいは虫食い状に神経細胞が脱落していたと記載されていましたので，Jakobが報告した症例[26]とは随分違うなという印象を持った覚えがありますが，大脳皮質を侵す変性疾患の多くは皮質の層に一致しますね．ここで，層にほぼ一致した神経細胞の脱落を考える場合に，1）第Ⅳ層（外顆粒細胞層）から脳表面までの顆粒上層（supragranular layer）と，2）第Ⅳ層から皮質と白質の境（皮髄境界部）までの顆粒下層（infragranular layer）に分けてみましょう．顆粒上層は皮質に入力する線維が終わるところ，顆粒下層は視床や線条体あるいは皮質脊髄路などに行く線維の起始細胞があるところ，と大雑把に言えます．さらに，やや強引に各層の特徴を列記してみますと，顆粒上層では，神経細胞の脱落，ニューロピルの粗鬆化あるいは海綿状態，アストログリアの増殖，顆粒下層では，神経細胞密度の増加，アストログリアの増殖，主に皮質の出入力線維からなる放射状線維（radiating fibers）の減少ですね．封入体がある場合には，この顆粒下層の神経細胞に見つけるチャンスが高いですね．神経細胞の膨化もこの層で発見されることが多いと思います．この顆粒上層と顆粒下層は発生学的にも違いがありましてね．顆粒上層はヒトで最も発達しているのだそうです．顆粒下層はどの哺乳類でも発達しているようです．

　それからもう一つ，これは層構造のある神経核だけではありませんが，正常では，神経細胞同士はほぼ一定の間隔を保っています．ですから，妙に不自然な広い空き地があったり，反対に神経細胞同士が押し合いへし合いしている場所などが見つかれば，何らかの原因で神経細胞が脱落したり，脱落したあとに残った神経細胞が接近したのではないか，といったことが考えられます．ですから，粗鬆化やアストログリアの増殖などニューロピルの変化に注意を払うと良いでしょう．

レジデント　神経細胞密度の増加とはどういう状態ですか．

先生　考えられることは，ニューロピルの萎縮でしょう．私は神経細胞同士が通常よりも接近した状態と考えています．高齢者ほど密度の高い皮質が多いように思います．それと例えば認知症との関係などはわかりませんが，そうですね，ちょっと話が老化の問題に入り込んでしまいますが．

レジデント　先生，この辺でコーヒーを飲みながら

お話を聞くというのはどうでしょう．

先生 お茶をしながら？ そうですね．先ほどもお話ししたと思いますが，皮質の錐体細胞には脳表面に向かう先端樹状突起（apical dendrite）と脳表面に平行に伸びる水平樹状突起（horizontal dendrites）があります．そこで，Scheibel夫妻はゴルジ法を使って加齢と樹状突起の変化の関係を調べたのです．ご主人は解剖学者，奥様は精神科医という理想的なご夫婦で，次々と論文を世に送り出しておられましたね．その結果，先端突起より水平突起の方がより短縮するという結果を発表しました．丁度その頃，私は加齢における大脳皮質の厚さと表面積の変化について研究していたものですから，Scheibelらの論文には大変興味を持ちました[27, 28]．つまり，私の研究の結論は，大脳皮質の厚さは加齢の影響をあまり受けず，皮質の萎縮は主に皮質表面積の減少によるものだ，というものでしたから[29]．もし，Scheibelらの研究結果が本当だとすれば，それは皮質の厚さをあまり減少させないことになるのではないでしょうか．

レジデント 面白い研究ですね．皮質の厚さは一生減少しないということは，何を意味しているのですか．

先生 六層構造を維持するためではないでしょうか．神経生理学が教えるところによれば，大脳皮質は円筒形の茶筒（機能円柱，functional columnと呼ばれています[30, 31]）が隙間なく並んでいるのだそうです．そして，この一本一本の茶筒が大脳皮質の機能的最小単位になっています．そうしますと，大脳皮質にとって隣の茶筒との関係よりも同じ茶筒のなかの上下の連絡が重要だということなのでしょう．確かに皮質が薄くなっては六層構造を維持できなくなりますし，先ほどお話しした無酸素／虚血性脳症は縦の連絡を横方向に断ち切るのですから．

レジデント 先生，次はアンモン角（Anmon's horn）ですね[32]（症例編III Lewy小体型認知症参照）（図27）．

先生 先ほども話しましたが，アンモン角は古皮質に属し，三層構造です．アンモン角はてんかんとの関係からか，1930年代から研究が始まっています．それで，以前はSpatz，Spielmeyer，内村らの分類もしばしば見られましたが，現在は渦巻き状の帯を四つに区分して，Cornu Anmonisの頭文字をとってCA1，CA2，…と書いた書物や論文が圧倒的に多いようですね．もっともこの分類も1930年代のものなのですが[33]．CA1は高血圧性の形態学的変化，つまり内部に限局するような小さな梗塞が発見されたり，angionecrosis，microaneurysmなどが見つかるところです．その他の場所も梗塞が起こりますが，CA1ほどではないようです．

レジデント CA2，CA3は抵抗帯（resistant zone，Spielmeyer）と呼ばれていますね．でも，どちらが抵抗帯なのですか？

先生 血管・循環障害に対して強いと言われている場所ですね．武谷先生のご著書に載っている図を参考にしますと[7]，Sommer扇形部の終板側となっていますから，CA2の終わりからCA3の始めくらいを指していて，主にCA3ではないかと思います．実際，CA1とCA2は層の厚さや神経細胞の密度の違いなどがはっきりしているので，すぐにわかるのですが，CA2とCA3の境目はわかりにくいですね．その他，私の研究によると，CA2では90歳代までは年齢とともにNFT（図28）は増加しませんし，年齢と出現量の間にはまったく相関がありませんが，90歳以降になると急激にNFTが増加するという不思議な場所であることを発見しました[4, 34]．

レジデント よくAlzheimer病は老化の終末像と言われますね．

先生 これまでのAlzheimer病研究は老化の延長線上で行なわれてきました．老化すると皆Alzheimer病になると．ところがAlzheimer病と老化の違いに目を向けた研究は皆無でした．私は，両者は違うという仮説から出発したわけなのですが，まったく幸運にも，大脳皮質とくに内嗅領皮質の層状神経細胞脱落は老化では決して起こらないという確信を得たわけです．つまり，これがAlzheimer病と老化を分けるポイントなのです．

レジデント それはどういうことを意味するのですか．

先生 Alzheimer病では，海馬支脚と内嗅領皮質の境目の部分（これをprosubiculumと呼ぶことがあります）が萎縮して，神経細胞が層状に脱落することを発見しました．なぜ，内嗅領皮質を重視したかと言いますと，ここはアンモン角に向かう出力線維の発信地なのです．約1,800例の健常老人脳を片っ端からみたのです．その結果，健常例には層状の神経細胞脱落は1例もなかったのです[23]．つまり，層状変性という現象は老化とはまったく違う変化ということです[4]．

レジデント 海馬はAlzheimer病の中心的な病巣ですよね．

先生 もしかすると，いくつかある病変主座の一つ

なのかもしれませんよ．Alzheimer 病は臨床的に幾つかタイプに分けることができそうですから[35]．通常は前頭葉，側頭葉ですが，後頭葉がとくに萎縮が強い症例，側頭葉の病変が非常に軽い症例などがあります．ですから，海馬の病気というのは，いくつかある Alzheimer 病のタイプの一つではないかと思うのです．もっとも，これが一番多いタイプでもありますが．また動物では，内嗅領皮質，貫通路，海馬には皮質からの入力情報に部位対応があり，海馬吻部には個体の内部状態を反映する情報が伝達され，後部は外受容性感覚情報が収斂するのだそうです．ですから，障害される部位によって症状が異なることも考えられるわけです．

b）層構造のない場所―髄鞘構築に着目

レジデント 先生，神経細胞の配列などに特徴がない場合にはどうすれば良いのですか？

先生 神経細胞に特徴的な配列がない場合は幸いなことにミエリンの束の配列に特徴があるのです（**図 30**）．一例として被殻（putamen）を見てみましょう（**図 31**）．ここには pencil fibers と呼ばれるちょっと可愛らしい名前の有髄線維の束が核のなかを淡蒼球（globus pallidus）に向かって収斂していま

す．神経細胞には大型と小型がありますが，圧倒的に小型が多くて，1：140 と言われています．有髄線維の量は隣の淡蒼球よりずっと少量です．病変としては pencil fibers が萎縮して細くなる，あるいは消失です．神経細胞の脱落は小型が非常に多いのでなかなか見つけにくい場所です．しかし，ニューロピルの粗鬆化，アストログリアの増殖などによって病変を見つけることはそれほど難しくはないでしょう．さて，被殻を侵す疾患にはどんなものがありますか？

レジデント 線条体黒質変性症（Striatonigral Degeneration；SND）[36]（**図 31**），Huntington 病．

先生 その他，Pick 病（の一部）（**図 17B**），Wilson 病，有棘赤血球舞踏病（Chorea acanthocytosis）などがあります．しかし，日頃遭遇するチャンスが高い疾患は SND でしょう．どういう病変か説明してくれませんか．

レジデント 神経細胞の脱落，ニューロピルの粗鬆化から小さな海綿状態とか空洞形成まで，さまざまな程度の病巣が被殻の後外側部にみられます（**図 32B**）．反対に淡蒼球に向かって病変は軽くなって行きます．時には病変が無いこともあります．しかも，左右対称性のこともありますが，一側性のこと

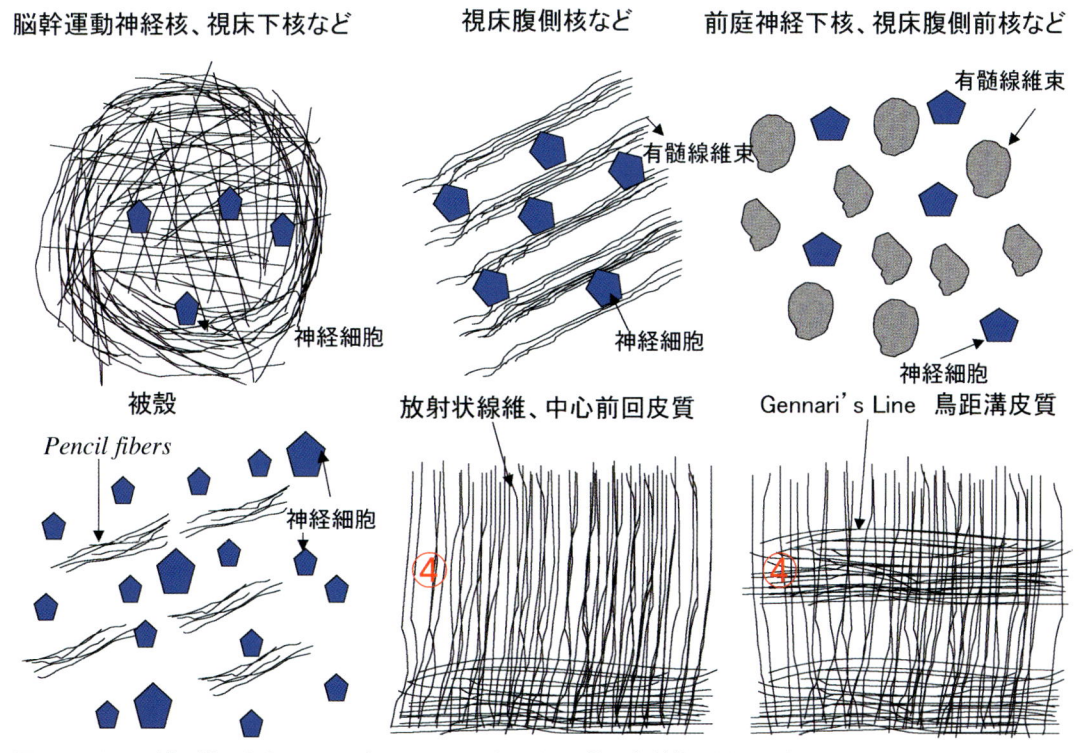

図 30　イメージで描いたミエリンパターンのいろいろ．④は皮質第Ⅳ層のこと．

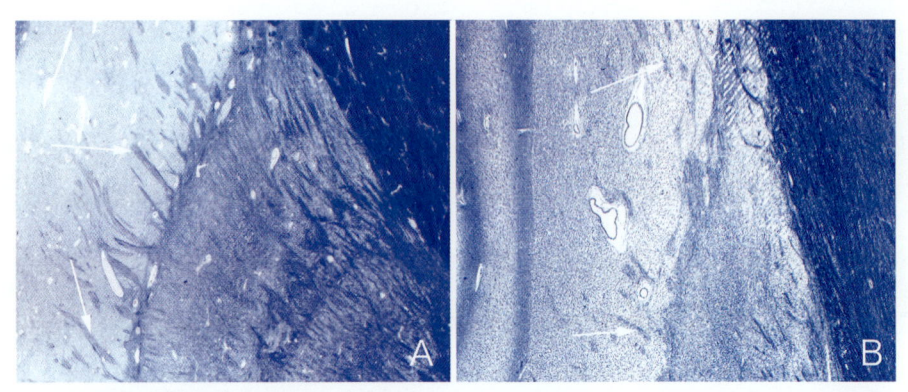

図 31 線条体黒質変性の被殻 A：健常コントロール例，KB 染色．B：線条体黒質変性の被殻．被殻が痩せて pencil fiber と呼ばれる有髄神経線維（白い矢印）が非常に少なくなっている．被殻内の血管が拡張気味だが，これは組織の萎縮によるもの．なお，淡蒼球は被殻病変の二次変性を受けて淡明化している．KB 染色．

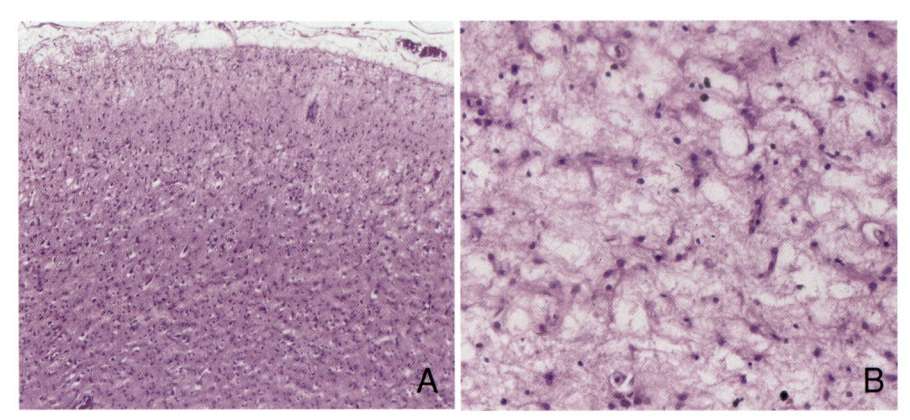

図 32 多系統萎縮症と大脳皮質 A：皮質第 II 層から細かい海綿状態が見られ，それとともにニューロピル全体が滑らかではなくてザラザラした感じがする（あるいは粗鬆化）．中心前回，HE 染色．B：被殻の後外側部の病巣．海綿状態が見られると同時に，被殻の基本構造が失われている．HE 染色．

もあります．

先生 さすが専門医試験の直後だけによく覚えていますね．でも，もう一つ大切なことが落ちていますよ．

レジデント はっ，えーと，

先生 尾側ほど病変が強いですね．ですから，病変が軽い場合などでは，2，3 カ所レベルを変えて切り出しておくと良いでしょう．

レジデント 先生，MSA は随分バリエーションがあるんですね．それでも系統変性症（system degeneration）なのでしょうか？

先生 Glial cytoplasmic inclusions（GCI）が発見されるまでは（図 7B），SND とオリーブ・橋・小脳萎縮症（OPCA）はそれぞれ単独で出現する場合と，いっしょに現れる場合があったものですから，両者の関係について大論争がありました．そのことに関連して，私が大学院生だった頃，SND の剖検をしたことがあります．SND 単独というのはやはり珍しいですからね．小脳，脳幹には異常はなかったのです．ところが最近になって，Gallyas 染色をしてみたら，なんと GCI が小脳や脳幹にたくさん見えるではないですか．この例はパーキンソン症状が圧倒的な臨床像でしたが，病理学的には小脳系も侵されていたわけです．今では GCI がすべてを解決してしまいそうですが，しかし，わからないことも多い疾患ですね．君が指摘したように，系統変性的な部分と例えば中毒・代謝性疾患のような外因性の一面があるのではないでしょうか．

レジデント SND では被殻の限られた部位に病変が現れますね．

先生 SNDでは被殻にだけ病変が現れると覚えないで下さい．病変の強い症例では，内包を横切る被殻と尾状核を連絡する線維群や尾状核そのものまで病変が広がっていることがありますから．さて，話を戻しますと，ここに病変が現れる疾患としては，他に無酸素／虚血性脳症が知られています．SNDの病変分布によく似た病巣が出現します．

レジデント 血管支配のせいですか？

先生 可能性はなくはありません．中大脳動脈から被殻に入る穿通枝が閉塞すれば，ですね．しかし，海綿状態を基本形とした組織像は梗塞ではあまり見ません．梗塞の周辺部は別として．つまり，穿通枝の閉塞による病変とは違うようですね．一方，これを線維連絡の観点からみますと，黒質緻密帯から線条体に向かう黒質線条体路には，ある程度，部位対応配列があります．黒質尾側は主に被殻へ，吻側は尾状核頭部へ向かうわけです．また，黒質尾側の外側部は被殻背側部へ，内側部は被殻の腹側部へ投射するようです．

レジデント 最近，MSA例で中心溝領域が萎縮する症例が報告されていますね（図32A）．前頭葉全体の萎縮例もあります．同じ疾患のバリエーションなのでしょうか？

先生 最も高度な萎縮が前頭葉であっても側頭葉であっても，MSAの本質的な病変であるGCIが双方に出現しているとなれば，互いに異なる疾患というよりは同じ疾患のなかのバリエーションあるいは亜型と考えるのが普通ではないでしょうか．では次に視床へ行きましょう．

レジデント 視床というと亜核がたくさんあって，うんざりしてしまいます．

先生 まあ，そう言わないで．視床はこれまで，中継点としての役割しか注目されてきませんでしたが，最近，視床と大脳皮質の関係について，有力な仮説が現れているようです[37]．視床の役割が大きく飛躍するかもしれませんね．さて，その視床ですが，髄鞘の形と神経細胞の配列から比較的亜核がわかり易い場所ではないかと思います．視床のなかで最も髄鞘が少ないのが聴覚系の内側膝状体（medial geniculate body；MGB）です．その他の亜核はどこも有髄線維が豊富ですね．次に，内側核（MまたはDM）には有髄線維の『束』がほとんどなくて，有髄線維が敷き詰められています．一方，その他の亜核では有髄線維の束とその間に散在する神経細胞というパターンです（図30）．後外側腹側核（VPL）や外側腹側核（VL）など，視床の外側部を形作る亜核では，有髄線維の束がほとんど同じ傾きで背外側から腹内側に向かっています．ところが，前核（A）や腹側前核（VA）では有髄線維の束がみな断面です．

レジデント 割を入れる方向の違いなのですね．

先生 最近はいろいろな割の入れ方をしたアトラスが現れていますが，最も使われているのは冠状断（前額断）ですね．どうしてなのかな，と考えてみると，冠状断の歴史が古いということの他に，上下方向に配置されている神経核が多いからではないかと思っています．

レジデント 視床だけの疾患ってあるのですか？

先生 確かにそうですね．視床変性症という言葉はありますが，病変が視床内に留まっている疾患は少ないですね．多分，視床は大脳皮質と強い相互連絡をもっていますので，視床原発の疾患より大脳皮質や白質の変化が視床に集約されることの方が多いのかもしれません．例えば，CJDのpanencephalopathy型，leukodystrophiesなどでは内側核に変性と線維性グリオーシスが見られますね．

レジデント 致死性家族性不眠症（Fatal familial insomnia；FFI）ってどういう病気なのですか？[38]

先生 視床はCJDでしばしば障害されます．その組織像は海綿状変性と神経細胞の脱落で，大抵は内側核が最も病変の強い場所になります．ところがFFIでは，海綿状変性は大脳皮質，視床にみられますが，その程度は非常に軽いものです．それに対して，視床の神経細胞脱落は高度で，同じプリオン病ではありますが，その病理像は非常に異なるもののようです．

c）髄鞘の淡明化と脱髄—紛らわしいTerminologies

レジデント 髄鞘の淡明化（myelin pallor，pallor of myelin）って何ですか？

先生 えっ！　何ですって？　君達はよく使うではないですか．ミエリンの色が淡いときや白っぽくみえる時，皆，髄鞘の淡明化と言いませんか．染色性の低下という表現もよく使いますね．ミエリンがよく染まっていない状態のことでしょ．

レジデント 脱髄（demyclination）とは違うのですか？

先生 そこが問題ですね．軸索がミエリンより相対的に良く残っている状態が『脱髄』です．ですから，髄鞘の淡明化も同じような言葉とも言えますね．しかし，淡明化はただ単に染まりが悪い状態を指しているように思います．従って，明瞭な脱髄斑

(demyelinated plaque）には使わないのではないでしょうか．しかし，そうは言っても，脳浮腫は髄鞘の淡明化の最大の原因ですし，さらに，死後の不十分なフォルマリン固定などでも起こりますから，原因は実に多彩です．

レジデント 先生，どうやって淡明化と脱髄を区別したら良いのですか？

先生 難しいですね．小円形細胞が静脈の周囲に浸潤していれば，一次性脱髄の可能性が高いですが（図 33A）．髄鞘の淡明化を来している白質を見ますと，完全にミエリンが消失して真っ白という場所もありますが，細かいミエリンが多く見られる割には太いミエリンが僅かしかない．また，ミエリンとミエリンの間が広がって海綿状態のような所見が見られます．しかも，マクロファージの動員はほとんどありません．CD68 を使う免疫染色をしますと，HE 染色よりは多少多く見られますが，淡明化巣の程度や広さに比べて明らかに少なめです．

それに関連して，現在では死語になってしまったようですが，マクロファージの動員には二種類あって，一つは血管周囲に多数のマクロファージが集まっている像で，これを『動的清掃（mobile Abbau）』と言います．これが脳の清掃機転の典型像です．もう一つはマクロファージが組織のなかに僅かに分散している像です．血管周囲にはあまり集まりません．これを『静的清掃（fixer Abbau）』と呼びます．余談ですが，この言葉はドイツの神経病理学者 Spielmeyer が作ったものです．いわば神経病理学の開祖みたいな人ですね．脳梗塞など組織破壊が強い病巣では動的清掃が活発，変性疾患は静的清掃に似た形態を示すようです．

レジデント 今はマクロファージをみつけるのに CD68 を使いますが，以前は大変だったそうですね．

先生 CD68 が世に出回る前は，凍結切片で oil red O とか Sudan Ⅲ などを染めてマクロファージの存在を確認していたのですが（図 6），薄く切った凍結切片を水にうかすのがひと苦労でした．変性疾患で赤く染まるマクロファージが見つかるのは ALS くらいだったのではないでしょうか．それくらい変性疾患はゆっくりと進行するものと考えられていたわけです．二番目はアストログリアの機能不全（glial insufficiency）ですね（図 34B）．実際，アストログリアの増殖はむしろ軽度で，その辺も多発性硬化症（Multiple Sclerosis；MS）の脱髄斑とは違います．変化が比較的新しい場合にはミエリン球が散在していることもありますが，大抵の淡明化巣では見られません．軸索は相対的に残っているとは言いますが，古い病巣ではミエリンの脱落ほどではないにしろ，確かに減少しています．

レジデント このような，不完全な脱髄とも言えない状態は脱髄ではなくて，むしろ神経線維そのものの崩壊という見方もあるのではないでしょうか．つまり，非常にゆっくりしたワーラー変性が起きていると思われる状態ではないでしょうか（図 35）．

先生 良いですね．私もそうだと思います．ちょっと横道にそれますが，今ではほとんど経験しない重篤な肝性脳症（hepatic encephalopathy）では正常では見られない Alzheimer Ⅱ型 glia などが出現してきますが，線維性グリオーシスにはあまりなりま

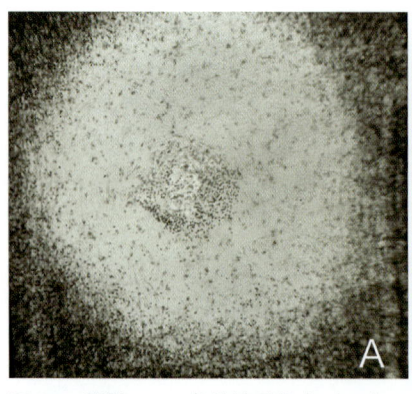

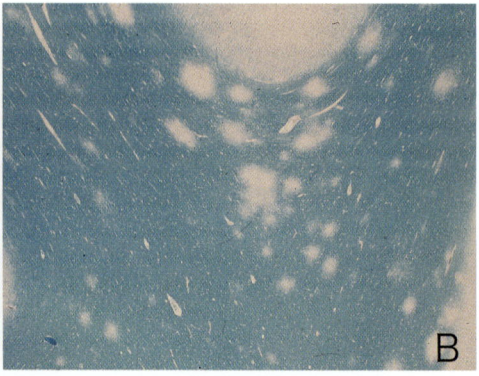

図33 脱髄 A：多発性硬化症（MS）の脱髄斑．中央に小円形細胞の浸潤を伴った静脈（これを中心静脈と呼ぶ）が見える．Woerke 染色．B：進行性多巣性白質脳症（PML）．円形または楕円形の小さな脱髄斑が主に皮質下白質に多発．MS の脱髄斑は脳室周囲に位置することが多いが，PML では皮質下白質に集まる傾向がある．KB 染色．

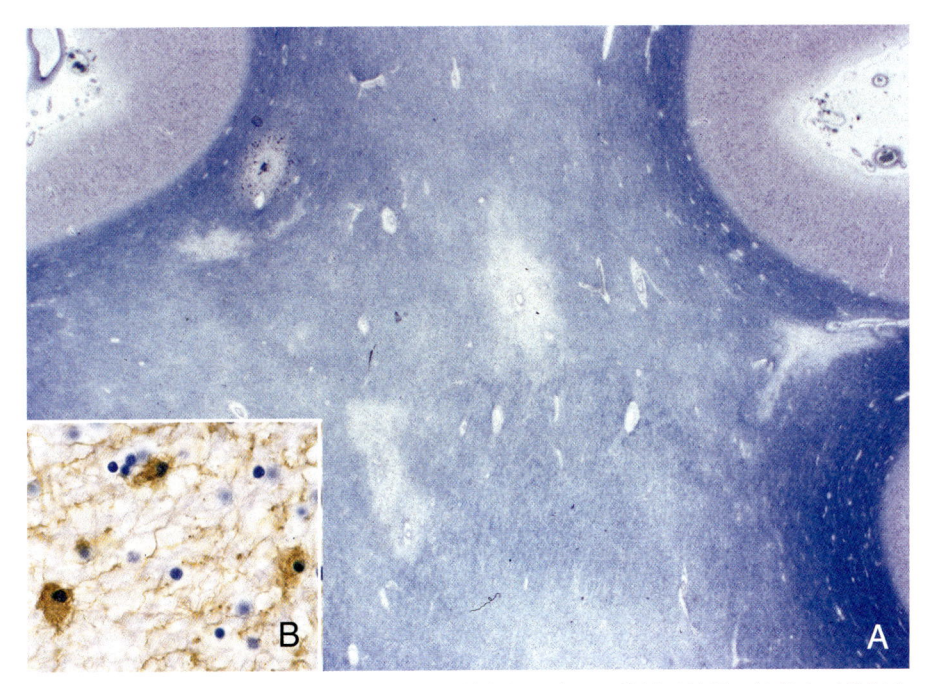

図34 髄鞘が淡明化した白質 A：通常の梗塞とは違い，境界不鮮明で輪郭も不規則または地図状の淡明化巣が前頭葉白質に散在．さらに広い領域が淡明化しており，両者の関係が今一つはっきり掴めない．なお，Bodian 染色では髄鞘が淡明化している部位は軸索が減少していた．Binswanger 病という解釈もありうる．KB 染色．B：ミエリンの脱落のみならず軸索が減少している割にはアストログリアの増殖が軽い．十分に突起が伸びていないグリアが見られる．GFAP 染色．

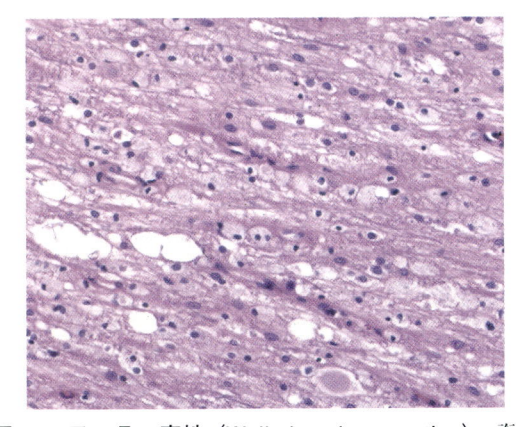

図35 ワーラー変性（Wallerian degeneration） 脊髄側索を神経線維の方向に切って作った標本．神経線維に沿ってマクロファージが一列に並んでいる．空胞はミエリンが膨化してできたものか，マクロファージの跡かは，わからない．また，一部，軸索が限局性に腫大しているところもある．この標本は前後の関係からワーラー変性であることがわかっているが，そのような情報がなければ判断が難しいこともある．しかし，ワーラー変性は線維の方向に沿ってマクロファージなどが比較的整然と並ぶことが多く，アストログリアの増殖も神経線維に沿って上下に伸びていく傾向がある．HE 染色．

せん．ついでですが，Alzheimer I 型 glia は Wilson 病に特有な細胞のような見方をされていますが，私は化学療法の髄注例で Alzheimer I 型 glia としか言いようのない細胞に遭遇したことがあります．話をもとに戻して，かつて，グリアの動きが悪く，表現は適切ではないかもしれませんが，水浸しの組織像を浮腫性壊死（Ödemnekrose, edema necrosis）と呼んでいました．あるいは神経病理特有と思えるような「不全壊死（incomplete necrosis）」などと表現する場合もあります．私の経験では，高齢者に多いようです（図34A）．いずれにしても，浮腫性壊死という状態は一つではなくて，いろいろな状態を包括した言葉かもしれません．

2. 病巣を要素別に分解する

先生 Pathogenesis という言葉があります．病理発生機序などと難しく訳されますが，要するに，どのようにして病巣ができるのか，どのようにして組織が壊れたか，ということを明らかにすることです．

レジデント　病気の原因ではないのですか？
先生　ええ，病因（etiologies）とは違います．例えば，脱髄を取り上げてみましょう．脱髄とはミエリンだけが壊れて，軸索が残っていることですね．もちろん，実際には軸索がまったく無傷ということはありえないわけですが，あくまでもミエリンが標的になっているわけです．そこで，脱髄の原因はというと，原因不明のものからウイルス感染（図33B），代謝障害，放射線障害など，実にたくさんありますね．
レジデント　原因はいろいろでも，病巣の出来方には脱髄という共通したメカニズムがあるわけですね．
先生　その通り．しかし，多発性硬化症を例に挙げると，その組織像はそんなに単純ではありません．
レジデント　そうなんですか？
先生　まず脱髄というプロセスがありますね．ところが病巣を見ると，リンパ球を主体とした小円形細胞の浸潤が静脈の周囲に出現しています（図33A）．つまり，炎症というプロセスも関係しているわけです．さらに，炎症には循環障害を伴いますから，多発性硬化症の病巣形成は　脱髄＋炎症＋循環障害という要素に分解できることになります．今は脱髄という前提で話をしているわけですが，何の情報も無いとなると，その複雑な組織像から本質的な変化を見つけ出さなければならないわけです．少し時間が経った脱髄巣では，肥胖グリアがたくさん出現しているので，生検材料のように狭い範囲でしかみられない場合では，astrocytomaのように見えてしまうこともあります．それからマクロファージも現れるので，場所によっては梗塞巣のようにも見えます．
レジデント　そうすると，何が決め手になるのですか？
先生　もちろん，軸索が相対的に残っている像が重要なのですが，それと炎症細胞浸潤ですね．では，以前にも聞いたかもしれませんが，脱髄の他にどのようなものがありますか？
レジデント　①血管・循環障害，②腫瘍，③炎症，④奇形・発達障害，⑤変性，です．
先生　そう，脱髄は病理学総論にはありませんね．神経系に特有のものです．もう一つあるのですが，それはどれですか？
レジデント　どれですか？
先生　変性．
レジデント　でも，変性という言葉は一般病理学にもありますが．

先生　確かに．しかし，意味が違います．病理学総論で使われる変性とは，生理的な物質が間質に過剰に蓄積するとか，異常な物質が貯留する変化のことです．脂肪変性とか硝子様変性という具合に変性の前に内容を表す言葉が付いているでしょ．神経系で使われる『変性』は神経細胞に原因があって，そのために神経細胞が死滅することです．
レジデント　とすると，神経疾患のLipidosesなどの蓄積症も変性ですね．
先生　何を分類するかによって何種類も分類ができます．病巣形成のメカニズムに主眼を置いた分類が先ほど挙げたものですが，原因に置くと，代謝性疾患，感染症など，むしろ私たちに馴染みやすい分類になります．これを歴史的に考えると，以前は神経細胞に何らかの原因があると推定されていても具体的なことはわからなかった．ところが，研究の進歩によって，神経細胞の内部にある酵素が欠損していることがわかってきたわけです．そうなると，pathogenesisの分類より原因別の分類の方がより実用的だったのだと思います．
レジデント　そうしますと，いつかは病巣を要素別に分解するなんて仕事はなくなっちゃうわけですね．
先生　いや，そうはいかないと思いますよ．先ほどの脱髄を考えると，本質的には脱髄が麻痺の原因ではありますが，炎症や循環障害が麻痺を増悪させているかもしれませんし，これらの変化がさらに別の症状を引き起こしているかもしれません．現象として捉えられる症状はこういう組織学的変化の総体ですから．病巣を要素別に分解することは，primaryの変化，つまりその病気の本態を見つけると同時に，二次的変化をも見つけることになります．ですから，そこが整理されていないと適切な治療ができないことになってしまいます．
レジデント　その患者さんのprimary focusだけが症状を発現しているとは限らないわけですね．
先生　また，神経系ではこんなこともあります．どこかにprimary focusがある場合，そこから別の場所に出力線維が出ているとすると，とんでもないところにもう一つ二次変性という形で病巣ができることになって，これも何らかの症状を発現しているかもしれないわけです．ですから，病巣をみたら，ここはどの神経核と連絡があるのかな，という発想をいつも持っていて欲しいのです．
レジデント　先生，循環障害と変性を形態学的に区別しにくい状態があるのだそうですね．

先生 おっ！ 急に難しい話になりましたね．非常に軽い虚血性病変と変性はとても似ているということですね．それは SND の被殻病巣と虚血性脳症にみられる被殻病巣が非常によく似ていることをお話ししました．皮質の変性疾患でも脳溝壁や脳溝谷の方が脳回頂より神経細胞の脱落が強いことが稀ならずあります．ですから，皮質にある疾患に特徴的な封入体などがあれば，虚血性変化が加わったかどうかはわからなくても，原疾患の変化があることは確実になりますね．しかし，封入体などがない場合には難しいですね．臨床的に無（低）酸素状態の有無，一過性の心停止や血圧低下など，があったかどうか，また，病理学的にこのようなエピソードがあったと言えるかどうか，などを検討することになります．しかし，このような事実があったかどうかを掘り起こすのは大変ですね．患者さんが心肺機能をモニタリングされていればわかるでしょうが，もう一つの考え方は，変性疾患などで皮質の萎縮が進行した領域は血流が低下していますので，虚血性病変ができやすくなるかもしれません．萎縮したから血流が低下したのか，あるいはその逆か．ニワトリと卵の関係みたいですね．ですから，変性には軽い循環障害との鑑別という問題がいつもつきまとっているわけです．

3. 病巣の分布を調べる

先生 これまでに，病巣の性質について十分検討を加えてきましたから，最後に病巣の分布を調べることにしましょう．病巣の解剖学的同定に関してはすでにお話ししましたので，病巣の分布を調べることと overlap している箇所があるかもしれません．まあ，我慢して付き合って下さい．

レジデント 先生はこの大量の染色標本をどうやってご覧になるのですか？

先生 まあ，いくら好きで選んだ学問でも嫌になってしまうことはありますね．標本の見方はいろいろあると思います．例えば，正しく頭のてっぺんからつま先までの類いで，大脳皮質から脊髄，末梢神経まで順繰りに見て行く先生もおられます．そうかと思えば，臨床的に問題になった部位から始める方もいます．後者の場合は臨床症状を核のようにして，それに色々な副次所見を付け加えて行くのでしょうが，臨床にあまり関係していない変化は見落とされるかもしれませんね．一方，前者の場合は，頭の中で常に所見を整理しておかないと，何を見たのか，強いては何が問題なのかわからなくなりそうです．

レジデント そうすると観察する方法としては，前者は推奨できない，ということですか？

先生 しかし，だからと言って前者の方法は良くないとは限りません．なぜなら，後者では，臨床像に現れていない，いわば隠れた重要な病変が見落とされる可能性があるからです．大事なことは病変の性質，病変の分布が明らかになることですから，今お話した二つの方法の折衷案のようですが，ある程度系統的に見て行くのが良いのではないでしょうか．これから述べる三つの項目はそのような観点からみた見方の例です．

1）脱髄巣と静脈

レジデント 脱髄巣は基本的には静脈との関係が深いですね（図 33）．

先生 どの疾患でも多少とも血管と関係があると思いますが，なかでも脱髄はその通りですね．脱髄性疾患には，①最後まで静脈との関係が維持されるタイプと，②次第に静脈の灌流域から離れて，最終的には灌流域とは無関係になっていくタイプがあります．静脈周囲性脱髄脳炎（perivenous demyelinating encephalitis）は名前からしてそうですが（臨床的には ADEM），最後まで静脈周囲が舞台です．それに対して，多発性硬化症は後者のタイプです．

レジデント そうしますと，ある程度，血管と病変分布の関係からどういうタイプの疾患であるか，推定ができそうですね．

先生 それから，脱髄斑が脳室周囲にできやすいのは多発性硬化症です．もちろん，そこだけではなくて，皮髄境界部など，色々なところに発症しますが，脳室壁に接する分布は比較的 constant にみられます．それに対して，脳室とは反対側の皮髄境界部付近から深部白質に広がるタイプの疾病があります．進行性多巣性白質脳症がそれです（図 33B）．

2）封入体と分布

レジデント 封入体についてお聞きしたいのですが，先生はよく封入体（図 7A，B，C＆17C）は側頭葉内側部や帯状回などを見てご覧とおっしゃいますね．

先生 よく覚えていましたね．そうです．封入体は側頭葉内側部や帯状回皮質の深層の細胞に多いということなのです．封入体の形態は疾患によって異なりますが，出現部位は共通しているようですね．

レジデント　どういう意味があるのでしょうか．

先生　それぞれの細胞の代謝過程は場所によって，言い換えればその役割によって，みな異なるわけですが，それらの神経細胞のなかで，ある一群の神経細胞に共通した代謝経路が組み込まれているのではないか，そして別の一群には別の共通した経路が，と考えています．それが封入体形成と関係がありはしないか，という話なのです．

レジデント　しかし，封入体の形はまちまちですね．

先生　まあ，見方にもよりますが，私はかなり似たもの同士じゃないかな，なんて思うことがあります．同じ封入体でも形が微妙に違うのは，その成分が違う可能性の他に，封入体がある場所の影響を受けているためではないかと思います．

レジデント　病変分布の基準としては，ある解剖学的構造と一致するかどうか，あるいは特定の神経路とか，さらに，特定の神経細胞とか，それも同じ化学伝達物質とか免疫細胞化学的に同じ反応をする細胞とか，いろいろな場合が考えられますね．

先生　そうです．従って，どの分布がこの症例の病変分布を上手に表現しているか，ということがポイントなのです．もちろん，既製品である必要はありません．むしろ，君達独自に考えだした方が良いかもしれませんよ．病巣の分布の特徴が摑めれば，その症例をほとんど理解したことになるのです．それで思い出しましたが，封入体を持ちながら核はよく保たれているということですね．不思議に思いませんか？　最近，封入体『性善説』が現れて来ていますが[39,40]，私は以前から封入体はそれほど悪人じゃないと思っていました．

3）神経回路図を書く

レジデント　先生はよく神経回路図をスライドでお示しになりますが（図36）．

先生　これは私のオリジナルではないのです．私の恩師，白木博次先生が晩年になってからいろいろな疾患の神経回路図をお書きになって，講義に使っておられました．その影響が第一ですね．

レジデント　多系統萎縮症の配線図では，三つの柱があるようです．しかも，二つのシステムを視床が束ねているような形になっています．でも視床には形態学的な意味での病変がないように思いますが．

先生　確かにそうですね．しかし，形態学的に病変が認められる場所が生理学的にも重要だとは必ずしも言えないのではないでしょうか．例えば，Aニ

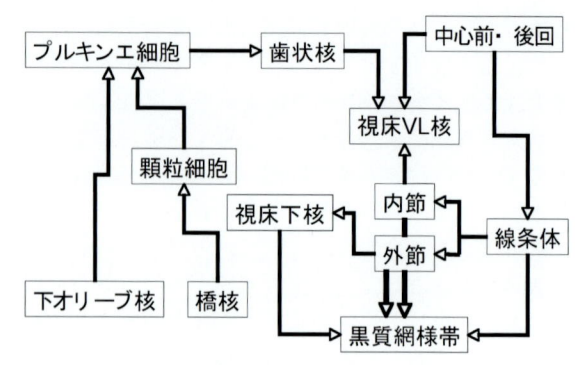

図36　多系統萎縮症の神経回路図　小脳系，錐体外路系，運動系の三者を視床VL核が束ねるような形にも見える．

ューロンは抑制型で，Bニューロンにシナプスしています．そこでAニューロンが形態学的にも壊れているとしますと，機能的にはBニューロンは抑制がとれて，かえって活発になりませんか？　この場合，臨床像を左右しているのは病巣のあるAニューロンではなくて，Bニューロンでしょう．こういうことは神経回路図を書いてみるとよくわかります．

レジデント　MSAの場合，被殻が変性して，そのために中心溝領域に二次変性が届くとは考えられませんか．

先生　病変のひどさから言えば，被殻が原発巣で，その二次変性が中心溝付近に達した，という見方が一番素直かもしれません．しかし，被殻病変が極端に軽い症例における中心溝領域はどのような変化を示すか，という問題はまだ解決されていないように思います．この病変の解釈にはもう少し症例の蓄積と分析が必要な気がします．しかも，多くの場所が皮質と被殻は双方向性の連絡になっていますから，解析には都合が悪いですね．

レジデント　先生，MSAという病気はいまやOPCA，SNDに留まらず，大脳皮質までも巻き込む病気になりつつあると思います．例えば，非常に罹病期間が長いALSにおいて，変性が運動ニューロンに留まらず，小脳や基底核などに広がる場合がありますね．この二つは同じ現象なのでしょうか？

先生　これは大変な難問です．罹病期間が極端に長くなると，変性も拡大して行くかどうか，という問題ですね．例えば，脊髄小脳変性症（SCD）は中枢神経系ではALSとか歯状核赤核淡蒼球ルイ体萎縮症（DRPLA）の一部を持っていることがありますね．あるいは同じ家系でも一人一人病変が微妙

に違う場合もあります．そういう症例をみていると，しばしば合併するシステムの病変とほとんど合併することのない，そう言う意味でまったく縁のないシステムの病変があるように思います．いまのところ，そういう合併というか共存の意味について十分に明らかにされていませんが，それと同じようなことが君の質問と関係があるかどうか，これからの課題ですね．また，MSA で言えば，SND と OPCA が同時にスタートしたのか，あるいは同時に出発しても，スピードが違うのか，いろいろな場合が考えられます．

レジデント　先生，MRI など画像をうまく使っていけば，ある程度解決の糸口が掴めるかもしれませんね．

先生　そうなると良いですね．しかし，残念ですがこの問題はまたの機会にしましょう．とっぷりと日が暮れてしまいました．今日はこれまでにしましょう．久しぶりによく勉強しました．ご苦労さまでした．コーヒー，美味しかったですよ．

おわりに

先生　組織をよく観察することが臨床につながっていきます．しかも，病巣が脳のなかでどのように分布しているのか，ということが診断だけでなく臨床症状や経過と病理所見の関係（臨床病理学的相関）を考える上でとても大事なことです．ここでは私の経験から病巣分布の解析例をお話しましたが，皆さんの自由な発想で脳を見て下さい．きっと新しい発見があると思います．

参考文献

1) 豊倉康夫（監訳），萬年　徹，井上聖啓（訳）：「神経学の歴史　ヒポクラテスから近代まで」．医学書院，東京，1977．
2) 新井公人（監訳），喜多内・オルブリッヒゆみ，羽田・クノーブラオホ眞澄（訳）：「アルツハイマー」．保健同人社，東京，2004．
3) 中里洋一：免疫組織化学．朝永正徳，樋田理喜編「神経病理学－基礎と臨床」朝倉書店，東京，1992，p22．
4) 水谷俊雄：老化の形態学．水谷俊雄（著）神経病理形態学．新興医学出版社，東京，2003，p62．
5) 岡本幸市，平野朝雄：米国の筋萎縮性側索硬化症における Bunina 小体の特異性について．神経内科 1980；13：148．
6) 中野今治，平野朝雄，Kurland LT，他：家族性筋萎縮性側索硬化症．米国C家系2兄弟例の神経病理．神経内科　1984；20：458．
7) 武谷止孝（著）：神経病理組織学入門．医学書院，東京，1970，pp77．
8) 小柳新策（著）：電子顕微鏡による神経病理学のすすめ　医学書院，東京，1992，p119
9) Mizutani T, Okumura A, Oda M, Shiraki H: Panencephalopathic type of Creutzfeldt-Jakob disease: Primary involvement of the cerebral white matter. J Neurol Neurosurg Psychiatry 1981; 44: 103.
10) 若林孝一：シヌクレイノパチーにおける神経細胞とグリア細胞の病理．脳神経　2005；57：667．
11) Mizutani T, Satoh J, Morimatsu Y: Axonal polyglucosan body in the ventral posterolateral nucleus of the human thalamus in relation to ageing. Acta Neuropathol 1987; 74: 9.
12) 藤澤浩四郎：大脳皮質の神経細胞を数える－老年痴呆の病理をめぐる一つの批評的綜説．神経進歩 1985；29：674．
13) Brody H: Organization of the cerebral cortex. III. A study of ageing in the human cerebral cortex. J Comp Neurol 1955; 102: 511.
14) 泰羅雅登，中村克樹（監訳）：カールソン神経科学テキスト　第2版．丸善，東京，2008，p38．
15) Gonatas NK, Terry RD, Weiss M: Electronmicroscopic study of two cases of Jakob-Creutzfeldt disease. J Neuropathol Exp Neurol 1965; 24: 575.
16) Lampert PW, Gajdusek DC, Gibbs CJJr: Experimental spongiform encephalopathy (Creutzfeldt-Jakob disease) in chimpanzees. Electron microscopic studies. J Neuropathol Exp Neurol 1971; 30: 20.
17) Nevin S, McMenemy, WH, Behrman S, Jones DP: Subacute spongiform encephalopathy-A subacute form encephalopathy attributable to vascular dysfunction (Spongiform cerebral atrophy). Brain 1960; 83: 519.
18) Hansen LA, Masliah E, Terry RD, Mirra SS: A neuropathological subset of Alzheimer's disease with concomitant Lewy body disease and spongiform change. Acta Neuropathol 1989; 78: 194.
19) 水谷俊雄：血管周囲腔の病理形態学．脳神経 2000；52：661．
20) Kalimo H, Kaste M, Haltia M: Vascular diseases. In: Greenfield's Neuropathology, 7th ed, Graham DI, & Lantos PL eds, Vol. 1., Arnold, London, 2002, p281-355.
21) Mitsuyama Y, Takamiya S: Presenile dementia with motor neuron disease in Japan. Arch Neurol 1979; 36: 592.
22) Mizutani T: Neuropathology of Creutzfeldt-Jakob

disease. With special reference to the panencephalopathic type. Acta Pathol Jpn 1981; 31: 903.
23) Mizutani T: Pathological diagnosis of Alzheimer type dementia for old-old and oldest-old patients. Pathology International 1996; 46: 842.
24) 水谷俊雄, 天野直二, 向井雅美, 他：Alzheimer型痴呆の病理診断学的研究—新たな病理診断基準の設定—. 神経進歩　1997；41：141.
25) Creutzfeldt HG: Über eine eigenartige herdförrmige Erkrankung des Zentralnervensystems. Z Gesamte Neurol Psychiatr 1920; 57: 1.
26) Jakob A: Über eigenartige Erkrankungen des Zentraknervensystems mit bemerkenswertem anatomische Befunde. Z ges Neurol Psychiat 1921; 64: 147.
27) Scheibel ME, Lindsay RD, Tomiyasu U, Scheibel AB: Progressive dendritic changes in aging human cortex. Exp Neurol 1976; 53: 420.
28) Scheibel ME, Tomiyasu U, Scheibel AB: The aging human Betz cell. Exp Neurol 1977; 56: 598.
29) 水谷俊雄, 藤澤浩四郎：脳肉眼所見検索に際して有用且つ簡便な形態 計測法について. 神経病理学　1980；1：133.
30) Brodal P: Cortical microstructure: columns and modules. In: Brodal P: The Central Nervous System. Structure and Function. 3rd ed, Oxford University Press, Oxford, 2004, p444.
31) Hubel DH, Wiesel TN: Shape and arrangement of columns in cat's striate cortex. J Physiol (Lond.) 1963; 165: 559.
32) Duvernoy HM: The Human Hippocampus. 3rd ed, Springer, Berlin 2005.
33) Lorente de No: Studies on the structure of the cerebral cortex. II: Continuation of the study of the Ammonic system. J Psychol Neurol 1934; 46: 113-177.
34) Mizutani T, Shimada H: Quantitative study of neurofibrillary tangles in subdivisions of the hippocampus: CA2 as a special area in normal aging and senile dementia of the Alzheimer type. Acta Pathol Jpn 1991; 41: 597.
35) Mizutani T, Sakata M, Enomoto M, et al.: Pathological heterogeneity of Alzheimer-type dementia. In: Iqbal K, Winblad B, Nishimura T, Takeda M, Wisniewski HM, eds. Alzheimer's Disease: Biology, Diagnosis and Therapeutics, John Wiley & Son, Chichester, 1997, p249.
36) Adams R, van Bogaert L, Ecken H: Strio-nigral degeneraton. J Neuropathol Exp Neurol 1964; 23: 584.
37) Guillery RW, Sherman SM: The thalamus as a monitor of motor outputs. Trans R Soc Lond B. 2002; 357; 1809-1821.
38) Medori R, Montagna P, Treitschler HJ, et al.: Fatal familial insomnia: a second kindred with mutation of prion protein gene at codon 178. Neurology 1992; 42: 669.
39) Terry RD: Do neuronal inclusions kill the cells? J Neural Transm 2000; 59: Suppl 91-93.
40) Goldberg MS, Lansburry PT Jr: Is there a cause-and-effect relationship between α-synuclein fibrillzation and Parkinson's disease? Not Cell Biol 2000; 2: E115-119.

症例編

症例編

症例Ⅰ　筋萎縮性側索硬化症

先生　随意運動系を侵す筋萎縮性側索硬化症（Amyotrophic lateral sclerosis; ALS）は，病理学的にも錐体路の索変性と，脳幹・脊髄の運動神経細胞の脱落があることで診断され，系統変性症の原点のような見方ができます．しかし，大脳皮質運動野から骨格筋に至るまでの病変に大きなバリエーションがあり，随意運動系に連鎖反応的に変性が進んでいるとは考えにくい一面も併せ持っています．さらに，病変が随意運動系以外の系統にも及ぶことが少なからずあります．ですから，ここに呈示する症例がALSの典型とは考えないで下さい．ALSは当院剖検例で最も多く，100例以上ありますから，この機会に他の症例も観察して下さい．

Ⅰ．臨床歴

症例　死亡時74歳女性．
既往歴　転倒による右鎖骨と肋骨骨折，高血圧．
家族歴　家族に類症なし．
現病歴　72歳時，徐々に左手指が細くなり，物を落とすようになった．変形性頸椎症と診断され，3ヶ月牽引したが改善せず．脱力は徐々に進行し，左上肢挙上困難となった．さらに，両下肢のしびれもあり，それは変形性腰椎症のためと診断された．

4ヶ月後に頸椎症・腰椎症両方に対して手術．術後に下肢のしびれは消失，左上肢も挙上可能となった．しかし，再び悪化し，重い物を持ち上げられなくなり，発症約1年後に神経内科で，ALSと診断された．

その後，両側上肢の脱力は進行し，左手で物が持てなくなった．さらに，呂律が回りにくく，話す時に空気が漏れるように感じ，また，労作時に息切れを自覚した．当院を紹介受診し，入院．

［第1回目入院時所見（発症1年2ヶ月）］意識清明，眼球運動正常．咬筋と眼輪筋筋力は正常，口輪筋は軽度筋力低下，軟口蓋挙上不良，舌に線維束性攣縮と軽度萎縮があり，嚥下障害なし．筋力は（右／左），胸鎖乳突筋5/5，三角筋4+/2-，上腕二頭筋4/2，上腕三頭筋5/3，前腕屈筋群4+/1，右下肢筋力は正常だが，左大腿屈筋群と前脛骨筋は4+．左下肢で軽度痙性がある他筋トーヌスは正常．腱反射は，下顎反射亢進，上肢は両側正常，膝蓋腱反射は両側軽度亢進，アキレス腱反射は右正常で左軽度亢進，両側palmomental, Hoffmann陽性，Babinski徴候とChaddock陰性．不随意運動なし．歩行は正常だが，左での片足立ちは2秒のみ，蹲踞姿勢からの立ち上がりは良好．歩行・四肢運動失調なし．感覚障害なし．膀胱直腸障害なし．針筋電図検査では上下肢に脱神経電位を伴ったmotor unit lossあり．

進行性の上位・下位運動ニューロン徴候，球麻痺，筋電図検査所見から孤発性ALSと診断し，本人へ告知．人工呼吸器に関する話し合いもしたが，本人が装着を希望されず，riluzoleの内服を開始して退院．

発症1年9ヶ月後には右手および左足の筋力も低下し，筋力低下のため歩行時にふらつくようになった．

2年後には嚥下障害が出現，食事摂取量が減少，体重も6kg減少し，胃瘻造設とコミュニケーション方法の検討目的で第2回目入院．

［第2回目入院時所見（発症2年2ヶ月）］咬筋および眼輪筋と口輪筋筋力は軽度低下．高度球麻痺型構音障害のために言葉をほとんど聞き取れず，嚥下障害は高度．筋力は胸鎖乳突筋4/4，三角筋3/0，上腕二頭筋3/0，上腕三頭筋2/0，前腕屈筋群4-/0，腸腰筋4/3+，大腿屈筋群4/3+，前脛骨筋4/3，下腿三頭筋5/4-．筋トーヌスは左下肢に軽度痙性がある以外は正常．両側足クローヌス持続，Babinski徴候とChaddock陰性．不随意運動なし．運動失調なし．左片麻痺性の歩行で蹲踞できず．腹圧がかけられないことによる排尿障害あり．

胃瘻を造設し，経管栄養となった．コミュニケーションは右手による書字，右手に箸を持って文字盤

を指して行っていた．%VC 35.4% だが，血液ガスは pH 7.437, paCO₂ 41.3 mmHg, paO₂ 86.1 mmHg と比較的良好であった．咽頭・喉頭部への分泌物貯留や痰の排出障害あり，急な呼吸不全への進行が予測された．しかし，引き続き，補助呼吸は導入したくないとの本人の意志があり，家族も納得され，退院．

不安などからか 3～4 時間程度の睡眠が持続．徐々に呼吸苦を感じるようになり，再入院．

［第 3 回目入院時所見（2 年 4 ヶ月）］意識清明，「楽になりたい，死にたい」等，希死的な発言が多い．上方視のみ軽度の眼球運動制限，咬筋および眼輪筋と口輪筋筋力は軽度から中等度低下，軟口蓋挙上不良，発語は「あー」のみ．胸鎖乳突筋筋力は両側 3，舌は萎縮して線維束性攣縮があり，四肢筋萎縮は左側に強く，筋力は左上肢で 0，右上下肢で 3～4，左下肢では 2～3．下顎反射は亢進，両側 palmomental, Hoffmann 陽性のほか病的反射なし．

入院当日の血液ガス分析では pH 7.416, paCO₂ 68.6 mmHg, paO₂ 61.9 mmHg で，補助呼吸の適応であった．しかし，引き続き補助呼吸はしないという本人の強い意志であり，夜間に酸素飽和度が持続的に低下，酸素を開始したが，CO₂ ナルコーシスになり死亡．

先生　臨床経過をまとめるとどうなりますか？

レジデント　72 歳時に左上肢末梢の筋萎縮と筋力低下で発症しました．左上肢の下位運動ニューロン（LMN）徴候，右上肢の LMN 徴候，球症状，左下肢上位運動ニューロン（UMN）徴候と LMN 徴候と進行し，呼吸障害が高度になった時点でも四肢の筋力低下，筋萎縮に左右差があり，左に強かった症例です．一貫して補助呼吸は拒否され，呼吸筋麻痺のため死亡されました．全経過 2 年 5 ヶ月で，認知症の合併はなかった孤発性 ALS です．

II．マクロ観察

先生　では，脳のマクロ所見をとりましょう．所見の取り方やブレインカッティングの手順については，多系統萎縮症（MSA）例を見て下さい．まず，脳重と外観，血管所見からみましょう．

レジデント　脳重量は 1,129 g．Willis 動脈輪の吻合は右 IC-PC 型です．動脈硬化はごく軽度で，閉塞，狭窄部はありません．右の中心前回が左と比較して萎縮しているようです．

先生　そうですね，外観の写真撮影は終わっていますから，中心前回にマークしておきましょう．そうすれば，割を入れてからでも中心前回がどこだかわかりやすいでしょう．大脳と小脳の割面に著変ありません，脳幹はどうでしょう．

レジデント　中脳黒質の色素脱失があります．とくに外側部で落ちていますが，保たれているレベルもあります．青斑核の色調は保たれています．両側延髄錐体，橋縦束の錐体路が白く見えます．

先生　それから，延髄第四脳室の床の内側にある隆起が乏しいでしょう，そこに何があるかわかりますか？

レジデント　え…舌下神経核ってアトラスにあります．

先生　そう，舌が萎縮していましたものね．まめにアトラスをみてその都度確認すると良いですね．さて，脊髄です．腹側はどちらでしょう．わからないところはアトラスを見ながら答えて下さって構いません．

レジデント　前脊髄動脈って名前ですから，こちら側です．前根はずいぶん細くみえます（**図 1**）．背髄も全体に細いのでしょうか，頸髄膨大部の膨らみがはっきりしません．

先生　そう，背腹方向に扁平化していますね．頸髄に触れると各レベルで局所的に窪んでいるでしょう．

レジデント　脊髄のレベルはどうしてわかるのですか？

先生　脊髄背面を上にして頸膨大部（cervical enlargement）あたりから後根の太さをみて，急に細くなるところが第 2 胸髄．また，脊髄円錐の高さで髄膜を貫いて外に出ていく後根が第 2 腰髄に相当します．そして，もうひとつ，第 2 仙髄は脊髄腹側を上にして，腰髄下部から前根の太さをみていき，急に細くなる根です．女子医大の岩田誠先生が発見されました．雑誌「神経内科」の初期に発表されているのを先日みつけました[1,2]．

レジデント　そうすると凹んでいるのは C4 から 6 です．脊髄も切ってみて良いですか？

先生　どこかのレベルで切ってみて下さいな．錐体路ってどこでしょう．

レジデント　側索と前索ですよね…側索の中に白い

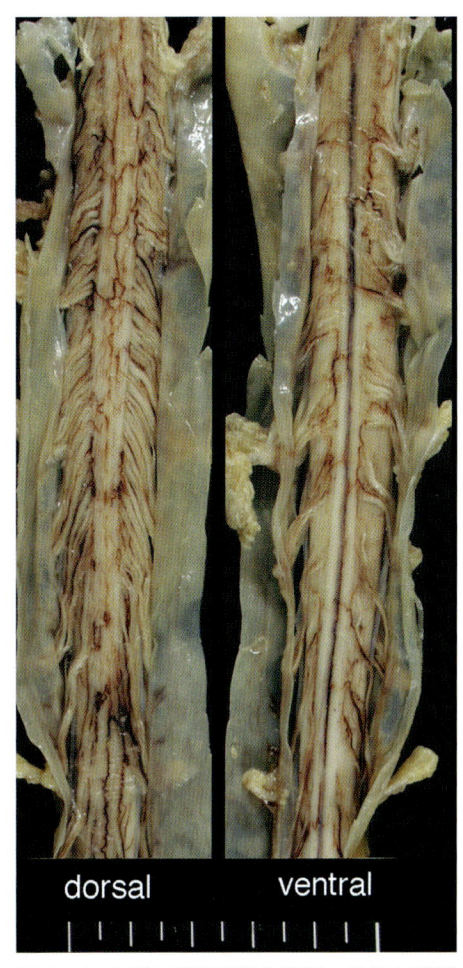

図1 ALS例の頸髄背側と腹側 前根が萎縮

部分がありますが，これですね．

先生 そうですね，ではマクロ所見をまとめて下さい．それから本例の問題点があれば話して下さい．

レジデント 錐体路の変性と舌下神経核の萎縮，脊髄前根の萎縮はALSの所見に合致します．右側に強い中心前回の萎縮もあります．それに頸椎症の所見も合併しています．筋力低下の左右差と中心前回の萎縮の左右差とは関連があるのでしょうか．また，頸椎症もきついですが，症状に影響があったのでしょうか．あと，随意運動系以外に拡がることがあるって，どういうところですか？

先生 そうですね，黒質や視床下核や淡蒼球といったところに所見が指摘されることがあります．でも，本例の黒質はレベルによって脱落の程度が違うようです．循環障害でしょうか．その他には異常ないようですね．ところで，大脳や小脳，脳幹の血管支配はわかりますよね．脊髄のはわかりますか？

レジデント 脳梗塞はよくみるのですが，脊髄梗塞の経験がないので….

先生 ではちょっと教科書的ですけど，脊髄は椎骨動脈（vertebral arteries）の下行枝である後脊髄動脈（posterior spinal artery）と前脊髄動脈（anterior spinal artery），体節の血管に由来する根動脈（radicular arteries）の供給を受けています．左右の後脊髄動脈は後根動脈より血液を受け，脊髄の後ろ1/3部に供給します．左右の前脊髄動脈は合流して1本となって正中を下行します．根動脈には前根動脈と後根動脈がありますが，腰髄のAdamkiewicz動脈は他の前根動脈よりもかなり大きいということは聞いた事ありますよね．胸髄では根動脈と根動脈の間が長いので，根動脈が閉塞すると重篤な循環障害を起します．だから，上位胸髄（T1〜T4）と第1腰髄は脊髄の中で最も障害を被りやすい部位と覚えておくと良いです．脊髄の血管障害で多いのは前脊髄動脈の梗塞で，脊髄の腹側2/3領域が壊死に陥ります．その他，血管炎もありますし，多くはありませんが血管内悪性リンパ腫（intravasvular malignant lymphomatosis）も重要で，中年以降に脳循環障害の様な症状で発症するほかに，腰仙髄や馬尾病変で発症する例も多いので，鑑別疾患に挙げられるようにしておくとよいです[3]．

III．顕微鏡をみる

1．脊髄をみる

1）ルーペ観察

先生 脊髄の解剖をおさらいしましょう．脊髄は髄膜に包まれて，脊柱管内にあります．どこからどこまであるかわかりますか．

レジデント えっと延髄と繋がっているのが大後頭孔（foramen magnum）のところで，下端は第1腰椎までです．中に浮いているとずれてしまいますよね…

先生 だから，それぞれの根のところで，軟膜からなる歯状靱帯が硬膜と付着して脊髄を固定しています．硬膜も一緒に切り出した標本で時々これが見えます．脊髄の長さはどれくらいでしょう．

レジデント　身長の約1/4に相当します.
先生　そう，頸膨大（第5頸髄から第1胸髄）と腰膨大（第1腰髄～第2仙髄）があって，それぞれ上肢，下肢に分布する神経根と関連しています．腰膨大の尾方は何でしたっけ．
レジデント　えっと…円錐形の終末である脊髄円錐（conus medullaris）になって，脊髄円錐から尾方へ伸びる軟膜の圧縮されたものが終糸（filum terminale），終糸は第2仙椎の高さで硬膜管を貫き，硬膜によって鞘状に包まれながら尾骨靱帯として尾骨の後面まで続きます．
先生　次に脊髄のKB染色標本を並べて下さい．まずコントロールの標本かアトラスでレベルによる違いをみましょう．
レジデント　頸髄，胸髄，腰髄の形は違うのですね．
先生　比較的大きく，白質が多量で横径が前後径より大きいのが頸髄．径が小さくて灰白質も小さく，前角，後角は小さくて多少先細りになっているのが胸髄．腰髄の横断面はほとんど円形で，前角はよく発達して側索に広がる鈍い突起を持っています．小さいのが仙髄で，灰白質が大きいですね．
レジデント　後索は2つ…？
先生　頸髄の後索（posterior funiculus）は後中間中隔または後中間溝（posterior intermediate septum）によって，内側の薄束（fasciculus gracilis）と外側の楔状束（fasciculus cuneatus）に分けられています．胸髄の特徴はわかりますか？
レジデント　側角（lateral horn）があることです．
先生　そう，前角基部の近くにあって，中間外側柱（intermediolateral column）とも呼ばれますね．
レジデント　白質の線維はほとんど縦方向ですね．
先生　そう，だから水平断した標本だとどうなります？
レジデント　灰白質や白質の形はよくわかります．白質は縦の線維の束だから…点の集合のようですか．
先生　そう，だから縦に切ると白質では水平断ではよくわからなかった線維の変化や，アストログリアの反応が思ったより高度で一寸ビックリ，なんてこともあります．さて，本例の脊髄はマクロでも細かったですが，どうでしょう（図2）．
レジデント　断面にした全てのレベルで小さいです．
先生　各レベルの形を正常例と比べるとどうでしょう．
レジデント　頸髄は背腹方向に扁平化，胸髄はより細く，腰髄は丸くないです
先生　その他は，色の変化はどう？
レジデント　後索の大きさと色調は残っています

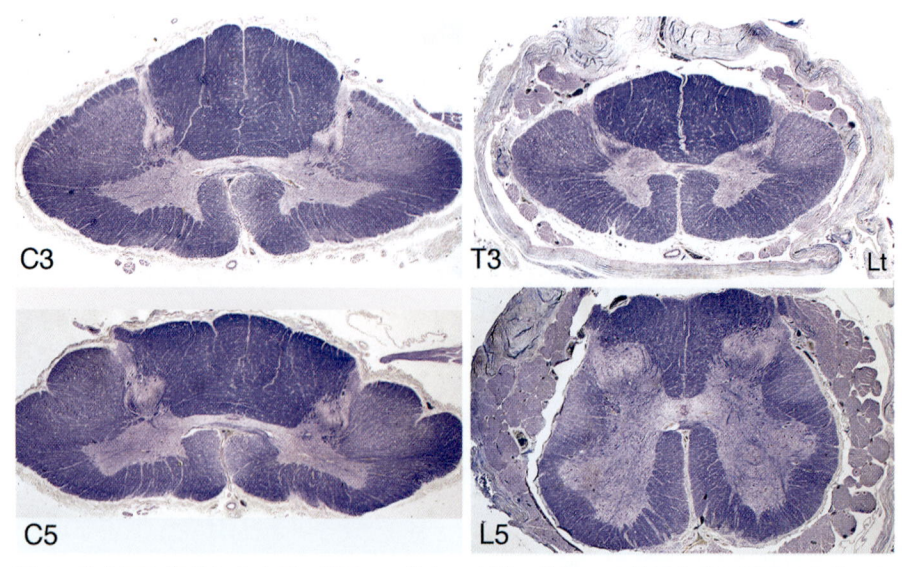

図2　臨床歴を記載した症例の脊髄KB染色　頸髄，胸髄では外側皮質脊髄路の変性は左に強く，前角の萎縮は頸髄では左でやや高度だが，胸髄は左右同程度，腰髄では側索部の張りがなく，外側皮質脊髄路は両側同程度に変性，前皮質脊髄路はC3では左が強いが，変形しているC5では両側同程度，いずれのレベルでも前角は軽度萎縮して有髄線維が脱落している．

が，その他の部分は白っぽいです．それに小さいし．入門編にありましたが，淡明化と言ってよいのでしょうか．
先生 そうですね．外側皮質脊髄路と前皮質脊髄路はとくに白いでしょう．
　前角だって小さくて白いでしょう．ところで，左右差を気にしていましたけど，どうですか．
レジデント 外側皮質脊髄路の変化は頸髄，胸髄で左の方が高度にみえます．でも，皮質脊髄路と前角の大きさや白っぽさはあまり相関していないようにみえるのですが．
先生 そのようですね．
レジデント それから，皮質脊髄路の変化は上部から下部にかけて変化が強くなるとか，逆に弱くなるといった，何ていうのか一貫性があるものと思っていましたが，レベルによって結構違いがあるのですね．
先生 あなたが言っているのは遠位優位（distal dominant）の変性とか近位優位（proximal dominant）ということでしょ．でも，これだってそうなっているかもしれないですよ．
レジデント えっ，よくわかりませんが．
先生 錐体路の神経線維は漠然とすべて同じ長さだと思っていませんか？ でも，一本の錐体路線維を考えてご覧なさい．例えば，頸髄前角に行く線維は腰髄前角に向かう線維より短いはずでしょ．
レジデント ええ，確かに．頸髄に終わる線維が腰髄に行く線維と同じ長さでは，余っちゃいますよね．頸髄でとぐろを巻いたりして．
先生 だから，そういう見方をすれば様相が変わってくるでしょ．
レジデント 錐体路線維の途中が変性するということは考えられませんか？
先生 うーん，どうでしょうね．Axonal dystrophy みたいな疾患ならあるかもしれないけど．しかし，多くの ALS では，頸胸髄の一部の皮質脊髄路の変性が強いことは知られています．
レジデント 他の部分と異なって，第5頸髄は腹側部が扁平な上に，ブーメラン状に変形しているのは頸椎症で圧排されていたためでしょうか．
先生 脊髄断面が左右に長くなっていますね．内部の破壊はないようですが．前根が萎縮しているようですから，それが ALS によるのか，圧迫によるのか，判断が難しいところですね．しかし，この頸髄の変形は機能的には何らかの影響があったかもしれません．

2）頸髄をみる
ⅰ）前角
先生 まず，KB 染色標本の弱拡大でみましょう．
レジデント 細胞が大きく角ばっていて，核小体と Nissl 小体があるのが神経細胞ということはわかるのですが，脊髄前角では何か特徴があるのですか？
先生 だいたい，こんなへんてこな形をした灰白質なんてここだけね．それが一番の特徴じゃないでしょうか．脊髄前角の細胞は典型的な運動神経細胞の形態で，細胞質に粗い Nissl 小体があり，加齢と共にリポフスチン（lipofuscin）が貯留します．また，前角細胞は前角の中で数個のグループを形成しています（図3）．
レジデント そうすると，前角は扁平化して，神経細胞が脱落しています．外側ではまだグループを成す傾向がありますが，内側には神経細胞がほとんどなくて，有髄線維も減少しています（図3）．
先生 本来，脊髄前角には豊富な有髄線維があり，大型と小型の神経細胞が分布しています．ここに残っている細胞は丸くて小さくなっていますね．
レジデント 錐体路の線維が前角に入ってくるんですよね．
先生 前角の内側群は主に体幹骨格に付着する筋肉を支配し，外側群は遠位の筋肉を支配します．皮質脊髄路の線維の一部は前角細胞とシナプス結合しますが，多くの線維は中間帯と呼ばれる Rexed の第Ⅶ層の介在ニューロンに終止します．側枝を多く出し，多数の髄節に投射します．
レジデント 前角の病変だって初めてみると難しいのに，中間帯の評価はもっと難しそうですね．ところで，神経細胞の周囲にもう少し小型の明るい核の細胞が沢山見えるのですが（図3）．
先生 入門編に載っていたと思うけど？ アストログリアです．小さい正円でクロマチンに富んだ核がオリゴデンドログリア．ここではアストログリアが増えています．一般的には神経細胞が脱落すると，アストログリアが反応して増殖します．だから，神経細胞が病的に減少しているかどうかをみる時には，単に神経細胞の数をみるのではなくてアストログリアも一緒にみる必要があります．
レジデント ALS で出現するといわれる Bunina 小体はみられないのでしょうか．
先生 そうですね．Bunina 小体はリポフスチンと接していることが多いですね．腰髄でより多く見られるといわれています．この標本上にはないようなので，他のレベルでまた見ましょう．ところで，左

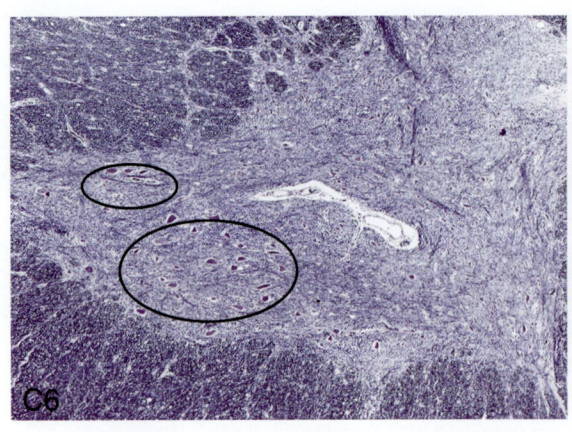

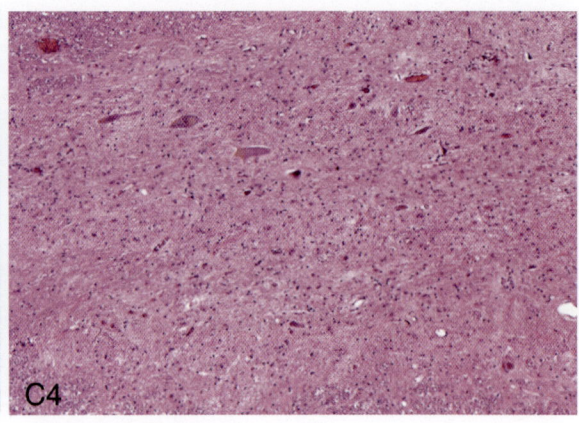

図3 罹病期間約2年のALS頸髄 KB染色弱拡大では，神経細胞脱落は高度だが，外側ではまだグループを成す傾向（○）がある．有髄神経線維は内側での脱落が高度．拡大したHE染色では，残存した神経細胞はリポフスチンを含んで萎縮し，アストログリアの増殖が高度．基質はわずかに粗鬆化している．

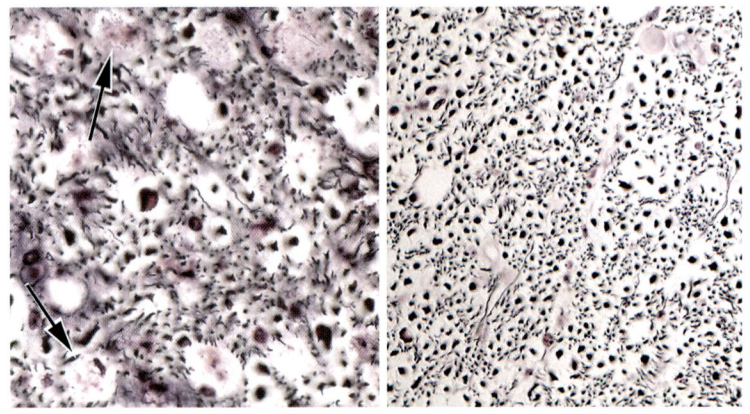

図4 頸髄錐体路Bodian染色 左は病歴に記載したALS例，右はコントロール．ALS例ではマクロファージ（矢印）が点在し，大径線維がコントロールよりも細くて少ない．

右に違いはありますか？

レジデント アストログリアは両側ともびまん性に増殖しており，前角の所見に左右の違いはないようです．

先生 前角の大きさは左が小さく見えましたね．前角の神経細胞は上下にもグループをなしているので，神経細胞の数の左右差をいうのは，一枚の標本では難しいです．だから，連続切片をつくって数えたりします[5]．アストログリアの変化についても入門編に載っていたでしょう．炎症や血管障害と違って緩慢に経過する変性疾患では肥大を経由せずに線維形成してくるのが多いですよね（図6）．運動ニューロン疾患（MND）でもALSの変化は激しい方で，もっと高度な場合にはニューロピル（neuropil）が粗になってくる場合もあります．しかし，脊髄性筋萎縮症ですと前角の神経細胞が高度に脱落していてもALSのような高度なグリアの反応はみられません．

ⅱ）錐体路の変性とその他の索の所見

先生 次に側索をみてみましょう．外側皮質脊髄路には，明るい泡沫状の胞体をもったマクロファージが多数みられます（図4）．アストログリアの核も明るくなって多くなっています．

レジデント マクロファージは脳出血や梗塞，炎症などの急性期疾患でみられると思っていたのですが，変性疾患でも現れるものなのですね．

先生 ALSでも長期経過例では極めてまれですが，この症例のように進行中の症例ではみられます．マクロファージの役割の一つは清掃ですから，組織破壊の範囲や量に大体比例します．さて，神経線維はどうなっているか，Bodian染色でみてみましょう．

太い軸索（大径線維）と細い軸索（小径線維）がありますが，コントロールと比べてどうでしょう（図4）．

レジデント 全ての線維が少なく，とくに大径線維が減っています．左右を比べてみると，左の方でマクロファージが多く，大径線維も少ないと思います．前皮質脊髄路でも線維が少なくなっています．錐体路のうちの交叉性線維が通っている外側皮質脊髄路では左右差があるけれど，非交叉性線維が通る前皮質脊髄路では左右の違いがはっきりしません．

先生 大径線維が選択的に落ちているわけ？

レジデント そういうわけではないと思いますが．

先生 まあ，いいでしょ．延髄錐体のところでもう一度観察しましょう．

ⅲ）変形していたレベル

先生 圧排されて変形していた第5頸髄レベルをみてみましょう．KB染色でみると脊髄の外周の染まらない部分の幅が広く，軟膜が厚くなっています．相当長い間圧迫されたために反応性に肥厚したのでしょう．HE染色ではどうでしょう．

レジデント 灰白質には先ほどの第3，5頸髄のレベルでみられた変化以上のものはないと思います．

先生 そうですね，頸椎症による変化で有名なのは後角部分に両側性に空洞形成する病変ですが，そこまでひどい病巣はないようですね．実質内の血管も硝子化していません．

レジデント MRI T2強調横断像で"snake-eyes"って呼ばれる像のことですね．それ程の病変になっていない頸椎症例を最近よく診ますが．

先生 そうですね，臨床的に頸椎症性脊髄症を疑われていて，剖検で頸髄の変形を証明できない症例はまずありません．さらに老人では剖検で偶然発見される頸髄の変形は非常に多いです．しかし，ほとんどの症例では，頸髄が前後に扁平化する程度です．なかには前角も変形する場合もありますが，組織学的には神経細胞が脱落している症例は非常に少ないようです．

レジデント だからMRIで変形があっても神経症状がない例が多いのですね．

先生 頸椎症の病変は，脊髄に対する物理的な圧迫とそれに関連した循環障害が基本ですが，神経根や根動脈，あるいは脊髄を吊っている歯状靭帯などが圧迫の方向を複雑に変化させていることも考えられます．圧迫が非常に緩慢に進行していた場合には，脊髄が変形という形で順応することがあると思われ

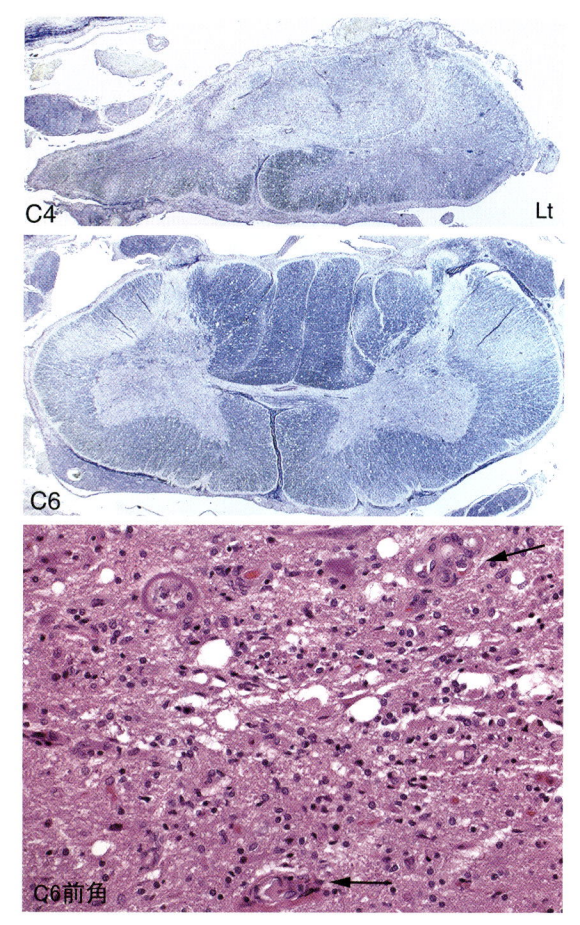

図5 転倒後に症状が悪化した頸椎症 C4は圧迫されて高度に変形，C6の背側も平坦化し，両側外側皮質脊髄路の2次変性に加えて右後角から側索にかけて線維が脱落．前角の神経細胞脱落は高度で，うっ血，蛇行した血管が目立ち（矢印），アストログリアに加えて間葉系の細胞が増殖．

ます．また，老人の場合には，脊髄は加齢に伴って萎縮するためにクモ膜下腔が広がり，そのために圧迫が相対的に軽くなることもあるのではないかと考えています．

レジデント そうすると転倒などでの急激な圧迫やよほど高度な圧迫でないと病変が生じないのですね．

先生 そういう時でも，最も侵されやすい部位は灰白質で，周囲の白質は概して軽い傾向があります．変化は前角細胞の脱落，さらに高度な症例では前角，後角の壊死，空洞形成などが観察され，ときにいわゆる切断神経腫がみられることもあります．アストログリアの反応は割合に軽いのに対し，血管外膜に由来する結合組織の増殖が目立ちます．また，

血管の硝子化が年齢不相応に強いことが多いようです（図5）.

レジデント そうすると，本例の頸髄は圧迫されて変形しただけですね．でも，脊髄の周辺部，特に腹側部に紫色の丸いものが沢山ありますが…．

先生 アミロイド小体です．入門編に出ているので見直して下さいな．軟膜下なので好発部位ですが，頸椎症で古い病変があって多数出現している可能性もあります．

3）胸髄
ⅰ）灰白質

レジデント 前角の形は頸髄レベルと異なり左右に細くなっています．前角の神経細胞の脱落とアストログリアの増殖は，頸髄と同程度かやや強いようにみえます．

先生 そうですね，Clarke 柱と中間質外側角は保たれていますね．

ⅱ）白質

レジデント 上部胸髄では側索の変化は左で強いですが，下部胸髄では左右差はないようです．後索や脊髄小脳路，前側索は保たれています．なぜ左右差があるのでしょうか．

先生 一つは中心前回の萎縮の差があると思いますね．それから頸椎症は機能的には影響があったかもしれませんが，錐体路に変性をもたらすほどではないようです．

4）腰髄
ⅰ）前角

先生 Nissl 小体があり，正常の大きさに近いようにみえる細胞も丸くなっています．大きさを保っているようにみえても，Nissl 小体が細かいもの，細胞質に多数のリポフスチンを含んでいるもの，単純萎縮を呈するもの，と残っている神経細胞には様々な形がみられます（図6）．このように様々な変性過程にある細胞が視野の中にみられるのが変性による所見の特徴です．ところでリポフスチンを大量に含んで神経細胞が萎縮している細胞を何と言うか覚えていますか？

レジデント 色素性萎縮って入門編にありました．あ，ALS でよく見られるのでしたっけ．この HE 染色で赤くペタッとしたように染まるのはさっきのアミロイド小体と違うと思うのですが（図6）….

先生 これは軸索腫大です．直径が 10 μm 以下だと globule，20 μm 以上だと spheroid と呼ばれています．もともと，加齢現象として腰髄前角には軸索腫大が増加します．とくに前角の前索に接する場所（Renshow area）で多くみられます．ですから，直ちに病的とは判断しないようにして下さい．ただし，頸髄では加齢による軸索腫大は少ないですから，ここに多く出現していれば，意味があると思います．

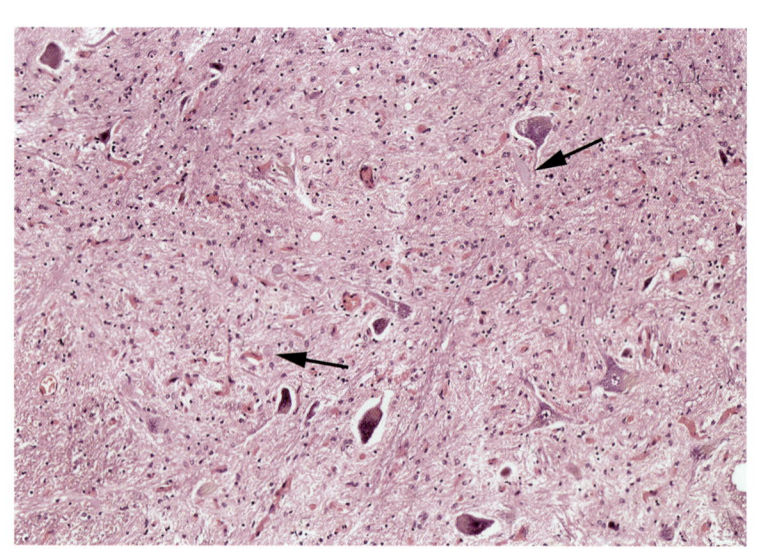

図6 臨床歴を記載した症例のL5前角HE染色　神経細胞が脱落して線維形成性のアストログリアが増殖している．右下の2つの神経細胞に比べて下中央の神経細胞の萎縮は高度，軸索腫大（矢印）もある．

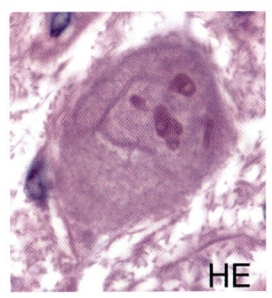

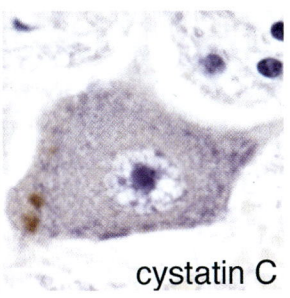

図7　Bunina小体

レジデント　この例では腰髄にこれだけあるのに頸髄にはありませんでしたが．

先生　そうですね，ALSでは軸索腫大は神経細胞がまだ残っているところでよく見られ，初期の変化と考えられています．この例も腰髄の方が神経細胞が残っているでしょう．

レジデント　はい，頸髄よりも神経細胞が残っているのは，筋力低下が上肢から始まり，上肢が動かなくなっても下肢はまだ動かすことができた臨床経過と関係しているのでしょうか．

先生　そうみえますよね．臨床的にALSは上肢から発症するタイプが多く，手の筋萎縮が目立つ例が多いですよね．病理学的にもALSの脊髄前角の変化は頸髄で最も強く腰仙髄の方が軽いことが多いです．さらに，ほら，細胞質にリポフスチンが多くなった前角の神経細胞内にHE染色でキラキラと赤く見える封入体が見られるでしょう．これがBunina小体です．やっと巡り会えましたね．抗cystatin C抗体で染めるとどうなっていますか（図7）？

レジデント　細胞質や突起が全体に染まっている細胞がみられますが，あ，これですね．HE染色でみられたのと同じような形で濃く染まっています．

先生　Bunina小体はALSのLMNで初めて記載された大きさ数ミクロンまでの類円形の好酸性封入体で，しばしば複数が数珠状に連なっています．古典的ALS，認知症を伴うALS，そして，古くからALSの集積地で有名なGuam[6]，紀伊[7]のALSにおいてのみ認められます．頸髄，胸髄よりも腰髄に多く，細胞質だけでなく樹状突起にもみられることがあります．また，比較的罹病期間が短い例での出現率が高く，認知症を伴うALSの方が古典的ALSよりも大きく，多数出現します．この小体はほかにオヌフ（Onufrowicz）核，Clarke柱，脳幹網様体，視床下核での出現も報告されています．免疫染色の検討で抗cystatin C抗体陽性であることが判明していますが，最近では，さらにtransferinに陽性と

も言われています[8]．

レジデント　Bunina小体は老年性変化には入っていませんね．

先生　出現する疾患が非常に限られていますね．それに年齢と共に増加する傾向はまったくありません．それから，ほとんど脳幹以下の構造に出現するようで，少なくとも大脳皮質では発見されていません．

レジデント　それに似た封入体はありますか？

先生　形態を無視すれば，脳幹型Lewy小体も大脳皮質には現れませんね．一方，皮質型Lewy小体は大脳皮質以外では非常にまれでしょ．Parkinson病例の項で触れていますが，BraakらのParkinson病のstagingによれば，脳幹型LewyがあればみなParkinson病ということになってしまいそうですが，例えば，健常人の皮質型Lewy小体は30％程度ですし，年齢とともに増加する傾向はみられません．まあ，そう言う点で似てなくもありませんね．

レジデント　そうするとBunina小体は非常に疾患特異性が高いわけですね．でも，簡単にBunina小体を見つけられなさそうですが，なかったらALSと言えないのですか？

先生　うーん，慣れるとHE染色でよく見つかりますが，でも時々，ないの？　見落としているの？　神経細胞がほとんどなくてわからない！　ことがあります．ただ，上位および下位運動ニューロン変性が主病変であればALSとして良いと思います．一通り観察してBunina小体がなかったけれど，神経細胞が比較的残っている腰髄を数枚追加して切り出してもらったら見つかったともありましたから，なかったら，その状況を記載しておくと良いのではないでしょうか．家族歴がないとされていても，実は家族性だったということや，何か新しいタイプのALSなんて事もあるかもしれませんし．

レジデント　はい，ところで，他にも封入体があると聞いたのですが．

先生　細胞質がHEで淡く赤く見えるものもありますね．Ubiquitin染色ではどうでしょう（図8）．

レジデント　細胞質に線状のもやもやしたのがみられるのがあります．

先生　それは，skein-like inclusionと名付けられています．免疫染色が行われるようになってubiquitin陽性封入体は注目されるようになりました．孤発性ALSではこの他に円形の封入体もみられ（図8），round inclusionとかhyaline inclusionと呼ばれており，skein-like inclusionと何らかの関連を有

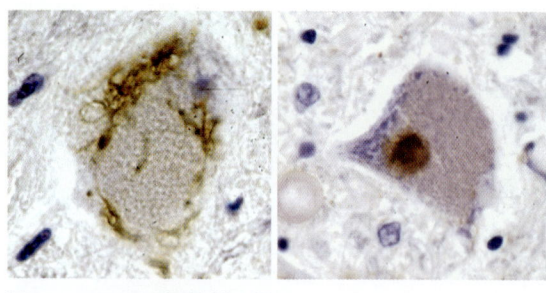

図8 Ubiquitin 陽性封入体

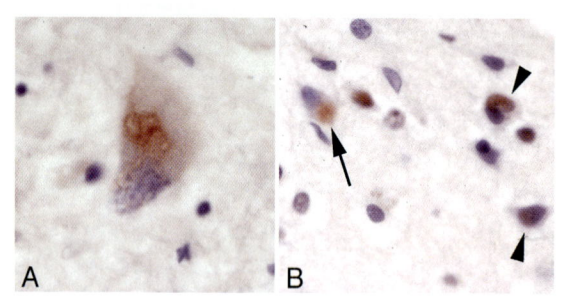

図9 TDP-43 陽性封入体　A：腰髄前角の細胞質内封入体，B：中心前回皮質表層の小型神経細胞に封入体（矢印）があった ALS，通常は細胞の核が陽性になるが（矢頭），封入体を有する細胞の核は染まらない（矢印）．

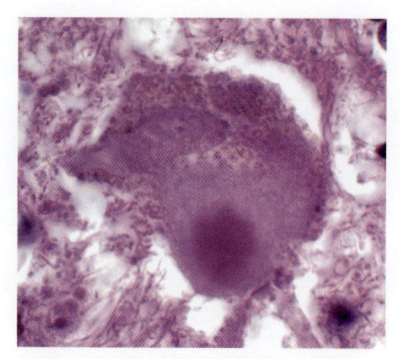

図10 SOD1 遺伝子変異をともなった FALS の Lewy 小体様封入体[12]

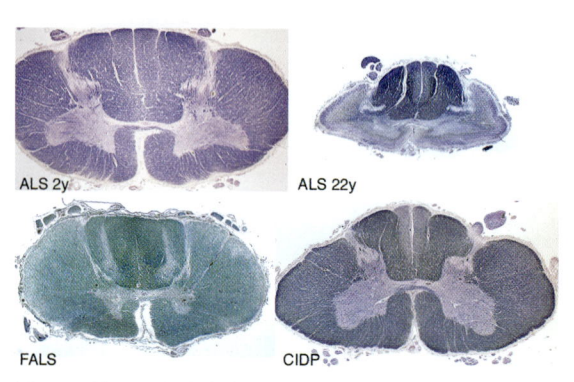

図11 様々な脊髄病変　前角は萎縮しているが，脊髄の大きさは保たれた罹病期間 2 年の ALS 頸髄，非常に小さな脊髄で，側索・前索とも錐体路以外の線維も脱落している罹病期間 22 年の ALS 頸髄，SOD1 遺伝子異常を伴う FALS の上位胸髄[12]，CIDP でみられた後索変性（KB 染色，同一スケール）．

すると推測されています．さらに，この ubiquitin 陽性封入体の構成蛋白が TDP-43（TAR DNA-binding protein of 43 kDa）であることが同定され，注目されています（図9）[9-11]．

レジデント　TDP-43 が神経変性を引き起こすのですか？

先生　その可能性があるのではないかと期待されています．

レジデント　では，家族性 ALS でも陽性になるのですか？

先生　家族性 ALS（FALS）は，ALS 中の約 5〜10% を占めるとされ，TDP-43 で染まる例と染まらない例があり，第 21 染色体長腕に連鎖する Cu/Zn superoxide dismutase-1（SOD1）遺伝子の変異例では染まらない様です[13,14]．

レジデント　すると，なにか特別な所見があるのですか？

先生　それは後索型といって ALS の病変に加えて後索や Clarke 柱，後脊髄小脳路にも変性があります（図11）．それから，HE 染色で Lewy 小体のようにみえる Lewy 小体様封入体（図10）を伴い，それは抗 SOD1 抗体で染まります．しかし，後索型でも SOD1 遺伝子異常がない例[15]もありますから，FALS と単に一括りにはできませんね．

5）仙髄

先生　第 2 仙髄前角には何がありましたっけ．

レジデント　オヌフ核が保たれているのが ALS で，排尿障害が現れない理由といわれていたと思います．

先生　第 2 仙髄前角の腹側で神経細胞が残っている有髄線維が少ない領域がオヌフ核ですね．あと，第 2 仙髄前角背外側部には副交感神経節前線維を出す細胞の集団があり，Parkinson 病ではそこに Lewy 小体がみられることがあります．

6）神経根，馬尾

レジデント　先生，馬尾の中で前根と後根はどうやって区別するのですか？

先生 神経線維の断面が太い線維で比較的そろっている神経線維束が運動神経，細いのから太い線維までばらつきのあるのが感覚神経です．

レジデント そうすると前根は神経線維が脱落して細いです．

2．脊髄所見をリストアップする

先生 ここで脊髄の所見をまとめましょう．

レジデント 1）索変性は錐体路にあるのみ，大径線維の脱落が優位，レベルによる違い，頸髄から上部胸髄で左右差がある．2）前角の変性は頸・胸髄より腰髄で高度，左右差ははっきりしない．3）頸椎症の影響は脊髄の変形のみ．

先生 そうですね．参考までに罹病期間が異なるALS例の頸髄と後索型FALSと慢性炎症性脱髄性多発ニューロパチー（CIDP）例の後索変性を図11に同じスケールで示しましたので，比べてみて下さい．

レジデント 22年も経過すると頸髄の大きさがこんなに小さくなってしまうんですね！ 錐体路だけの変性ではないし….

コーヒーブレイク

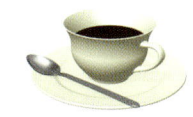

《運動ニューロン疾患》

レジデント 先生，缶コーヒーですけど如何ですか．

先生 まあ，気が利くのね．家でもそうなの？

レジデント そうではありませんけど，ちょっとお聞きしたいことがあって．

シャルコーの神経学講義の日本語訳された本をみつけましたが[16]，球麻痺型の症例で，強制笑いもある症例の説明でした．そのシャルコーによりALSが発見，確立されたのですよね．でもmotor neuron disease（MND）という言葉もありますが，その二つはどういう関係にあるのですか？

先生 シャルコーの講義の中で，すでに四肢から始まるタイプと球麻痺からのタイプがある事は指摘されていた様子です．ALSの歴史的展望について平山先生がまとめておられますし[17]，教科書にも載っていますが[18]，MNDはprogressive muscular atrophy（PMA）や progressive bulbar palsyを含めて使われていたようです．地域による違いもあって，シャルコーが述べたようなALSのことは，英国ではBrownellら[19]が提唱した "motor neuron disease"，その他の国ではALSと呼ばれる傾向があります．Brownellら[19]は，脊髄and/or脳幹運動神経核の神経細胞が脱落した45例を臨床病理学的に検討しました．典型例の定義を，臨床的に44歳以降に発症，筋力低下が進行性，5年以内に死亡，感覚障害がなく，家族歴がない．病理学的に下位運動ニューロン脱落があり後索または脊髄小脳路の変性がない，小脳系の変性がないとし，それが36例．それ以外の9例を非定型例としました．典型例の中でも錐体路変性やBetz細胞脱落のある例とない例があり，錐体路変性がなかった8例は，その罹病期間が錐体路変性があった例よりも短かったことから，さらに長い経過をとれば錐体路にも変性が及んだ可能性もあるかもしれない．したがって，LMNまたはUMNあるいは両方の変性をさす状態を表すためにMNDと名付ける方が，適切だと述べています．また，大脳皮質にグリオーシスや海綿状変性を呈する例もあり，さらに視床，淡蒼球，脳梁，線条体，視床下核，黒質病変がある例もありますが，これらをvariationとし，1つのnosological entityに入るとしています．

論文や教科書を読む時に，ALS，MNDといった用語がどのように使われているか，気に留めてみて下さい．

3．脳幹をみる

1）KB染色標本によるルーペ観察（図12）

先生 続いて脳幹（brainstem）に進みましょう．ALSで主に問題になるのは，脳神経の運動神経核と錐体路ですが，それ以外の構造も確認しながらみていく必要があります．代表的なレベルをまず確認しましょう．まず，中脳にある脳神経核はどこに何

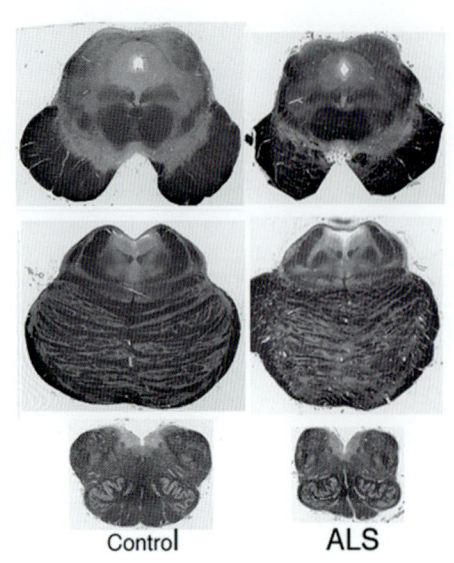

図12 コントロールとALSの脳幹KB染色
ALSでは延髄がとくに小さい．延髄錐体は萎縮して線維が脱落しているが，中脳の大脳脚の病変はみられない．

がありましたっけ．
レジデント 上丘（superior colliculi）レベルに動眼神経核（oculomotor nucleus），下丘（inferior colliculi）のレベルに滑車神経核（trochear nucleus）があります．そして，大脳脚の背側にあるのが黒質（substantia nigra）です．
先生 そう，被蓋は黒質より背側でしたね．上丘より上のレベルを切ると後交連や内側膝状体（medial geniculate body）がみえますし，腹側に乳頭体を見ることもあります．橋（pons）の被蓋はどこからかわかりますか？
レジデント 正中部から左右に伸びる内側毛帯（medial lemniscus）よりも背側が被蓋（tegmentum），腹側が底部（base）です．
先生 良い調子ですね，被蓋部は意識に関係した網様体が中心で，大脳皮質に広範な投射系をもつ神経核が多くあります．では，底部には何がありますか．
レジデント 縦束と横走線維です．縦束には大脳皮質から橋核に終わる皮質橋路と脊髄に向かう皮質脊髄路が含まれ，横走線維は左右の小脳を結んでいます．
先生 そうですね，皮質脊髄路は縦束のほぼ中央を走っています．最後の延髄（medulla）ですが，詳しく観察するには，4つの異なるレベルの標本を作るのが理想的です．それが無理なら上中下3枚で

す．正中縫線の両側にL字型を呈しているのが内側毛帯，その腹側にあるのが錐体です．ALS例の延髄の大きさはどうでしょう？
レジデント ？？？　やけに小さいですか？
先生 脳幹のなかで延髄だけが萎縮がひどいでしょ，進行性核上性麻痺（progressive supranuclear palsy；PSP）では橋被蓋の萎縮が最もひどい．疾患によって萎縮する部位が違うのかもしれませんね．それはさておき，さあ，何が萎縮しているのでしょうね．
レジデント 運動核に病変がありますし，錐体も小さいから，そういったものが原因なのではないでしょうか．
先生 そうでしょうか．それくらいのことでは延髄全体にはあまり影響は及ばないと思うけど，網様体（reticular formation）が萎縮しているのです．これがどういう意味をもつのかまだわかりませんが，網様体は神経線維だらけで，わずかな神経細胞が点在しているだけなので，形態学的アプローチが難しい所です．でもHolzer染色をすると見事な線維性グリオーシスが現れる症例も少なくありません．では，次に内側毛帯と錐体をALS例と比べてみて下さい．
レジデント ALS例の錐体は内側毛帯よりも染まりが薄いです．
先生 そう，こうやって周囲と比較すると変化がよくわかることがあります．錐体の大きさもALSでは小さいでしょう．ところで，第四脳室の床には隆起が3つあり，その中に脳神経核が入っていますが，何かわかりますか．アトラスで確認してみて下さい．
レジデント 内側から舌下神経核（hypoglossal nucleus），迷走神経背側核（dorsal nucleus of vagus nerve），前庭神経核（vestibular nucleus）です．
先生 そう，よくできました．脳幹では，レベルがわずかに違うだけで見えている構造物が異なります．ですから，各神経核の位置を覚えておくだけではなく，神経核同士の位置関係，神経細胞の形態や有髄線維の走り方なども覚えておく必要があります．

2）中脳
先生 どこから見ても構いませんが，今回はまず中脳です．第三脳室と第四脳室をつなぐ中脳水道の周囲の部分は何ですか？
レジデント ほとんど有髄線維のないところですよ

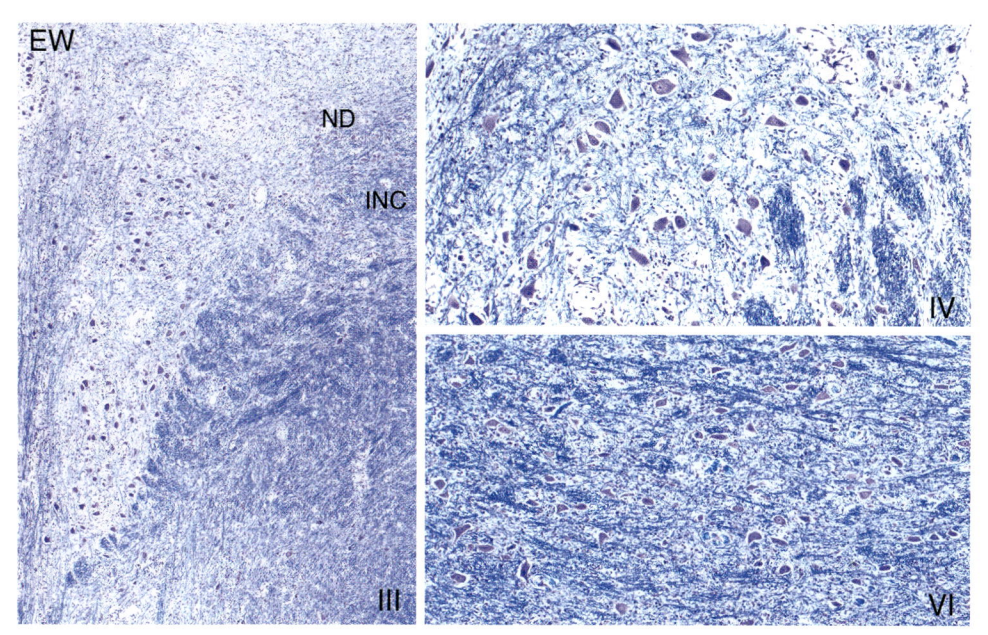

図13 眼球運動障害がなかった罹病期間16年ALS例の眼運動核 神経細胞の数は保たれているが，神経細胞は丸みを帯びて萎縮している．Ⅲ：動眼神経核と周囲の核，Ⅳ：滑車神経核，Ⅵ：外転神経核，EW：Edinger-Westphal 核，INC：Cajal 間質核（premotor neuron），ND：Darkschewitsch 核．

ね…，中心灰白質（central gray）です．

先生 高齢者では明らかな神経細胞脱落がなくても線維性グリオーシスがあることがあります．また，Wernicke 脳症（Wernicke encephalopathy）の脳幹での好発部位がここです．では，上丘レベルの中心灰白質腹側部の傍正中部にあるこの核は何ですか．

レジデント 動眼神経核です（図13Ⅲ）．

先生 この神経核は主核とその背側にある副交感神経の Edinger-Westphal（EW）核からなっています．主核は内側縦束の内側にある運動神経細胞で，背腹方向に分布しています．本例では神経細胞はよく残っています．EW 核の顔は違いますね．

レジデント 主核と違って，感覚細胞型ですね．

先生 この神経核では，神経細胞の周囲が開いたり，基質が軽い海綿状を呈することがありますが，循環障害性の変化が多いようです．もう少し上の後交連や内側膝状体を通る割面では Cajal の間質核（interstitial nucleus of Cajal：INC）が中心灰白質の外側部で髄鞘に埋もれるように存在します（図13）．腫大したような形をした三叉神経中脳路核の神経細胞が見つかれば，ほぼその腹側にやや大型の神経細胞の集団がみつかると思います．Machado-Joseph 病（MJD）のような遺伝性 OPCA では脱落していることがあります．では滑車神経核はどこにありますか．

レジデント こちらの下丘レベルの中心灰白質の腹内側部にあります（図13Ⅳ）．神経細胞の脱落もアストログリアの増殖もありません．

先生 滑車神経核は動眼神経核の尾側にあるので，2つの核が直接連続しているようにみえることがあります．

レジデント そういう時には，どうやって区別するのですか？

先生 内側縦束の背内側に埋まるようにある方が滑車神経核です．

レジデント ALS では眼球運動障害は出ないのですよね．

先生 でもね，長期例では眼球運動に制限が現れたり，病初期から眼球運動制限がみられる場合があります．

レジデント 眼球運動核に病変があるのですか？

先生 動眼神経核の細胞が少し小さくて，数も少し少ないかなと思う症例もあるにはあるのですが，そういう症例に限って眼球運動障害がなかったりしてね（図13）．眼球運動の神経生理学は非常に進歩の著しい領域ですが，大脳皮質，舌下神経周囲核，INC，内側縦束吻束間質核（riMLF）など眼運動中

継核である premotor systems のような幾つかの神経核が一体となって働いているようで，どの神経核がどういう働きをしているか，という我々神経病理が取り扱いやすい形にまではなっていないように思います[4]．それに，臨床の段階で相当詳細な神経眼科的な検査が必要なのではないでしょうか．人体例では非常に研究が難しい領域です．なお，当院では premotor neurons ができるだけ標本上に載るようにしています．

では，腹側にいきましょう．大脳脚（cerebral peduncle）の中で皮質脊髄路・錐体路はどこを通っていますか．

レジデント 中央 1/3 です．その内側を通るのが前頭橋路，外側は側頭・頭頂・後頭橋路です．

先生 ALS では症例によっては皮質脊髄路の通る部位に髄鞘の淡明化やマクロファージがありますが，本例では変化はありません．

レジデント 脊髄では錐体路の線維は脱落していたのに….

先生 中枢側ですものね．先程の Brownell らの論文でも錐体路変性の上限に注目し，dying-back 説を支持しています[19]．ところで，MSA でも錐体路徴候がみられますよね．でも大脳脚や錐体路の所見は ALS と違うので，今度見てくださいね．次は大脳脚の腹側にある黒質（substantia nigra）です．どうでしょう．

レジデント 黒質の萎縮は幅で判断するのですか．

先生 黒質については Parkinson 病例で触れられますが，どのような方向で切ったかによって厚さが変わってしまうので注意が必要です．色素神経細胞は，通常上丘レベルより下丘レベルに多くあるので，そのことを念頭に置いておくと良いでしょう．また，黒質は循環障害を受けやすく，明らかなアストログリアの増殖やミクログリアの活性化などはみられずに神経細胞が萎縮して細胞周囲に空隙が生じ，メラニン色素顆粒が組織に点在していることがあります．

レジデント では，本例の黒質は循環障害の所見みたいです．

先生 そうですね．高齢者では，ほぼ大脳脚の内側 1/3 付近に入る動脈が硬化性変化や小動脈瘤を形成していることがあり，ときにそれが原因と考えられる小さな梗塞が大脳脚から黒質に生じることがあります．でも ALS で黒質変性をみることもあります（図 14）．さて，黒質の背側にある神経核は何といいますか．

レジデント 赤核（red nucleus）です．

先生 PSP や歯状核赤核淡蒼球ルイ体萎縮症（DRP-LA），遺伝性オリーブ橋小脳萎縮症など小脳出力系の変性があるために，歯状核，上小脳脚の変性が赤核に現れますが，通常の ALS ではここに変化はありません．

3）橋

先生 橋では運動神経核として外転神経核，三叉神経運動核，顔面神経核があります．しかし，位置的には橋下部に集中していますので，意識して割を入れないとうまく割面に現れないことがあります．

レジデント どうすれば良いのですか．

先生 外転神経核は，橋と延髄の境目より少し吻側に水平断を入れると橋被蓋の第 4 脳室底付近にみえます．外転神経核がある場所は少し他よりも脳室底が盛り上がっているのですが，なかなか気づきません．うまくすると，外転神経核の周りをぐるりと回る顔面神経を出すこともできます．まあ，それがうまくいかなくても外転神経核が割面にでれば，その腹側に顔面神経核があります．三叉神経運動核はこのレベルより少し吻側にあって，三叉神経感覚核と並んでいます．

レジデント 顔面神経核と三叉神経運動核には変化がないようですけど．

先生 いや，少し数が少ないのではないでしょうか．それに明るい核のアストログリアが増えています．錐体路はどうでしょう．

レジデント 縦束の中央あたりですよね．ここも変化ないようですが….

先生 そうですね．このレベルでマクロファージの

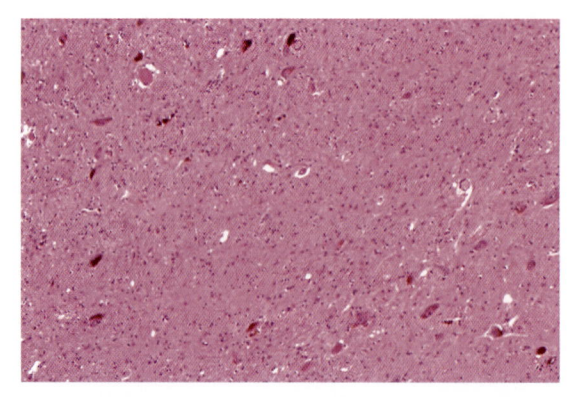

図 14 認知症を伴う ALS の黒質 色素神経細胞が高度に脱落し，びまん性にアストログリアが軽度増殖している（HE 染色）．

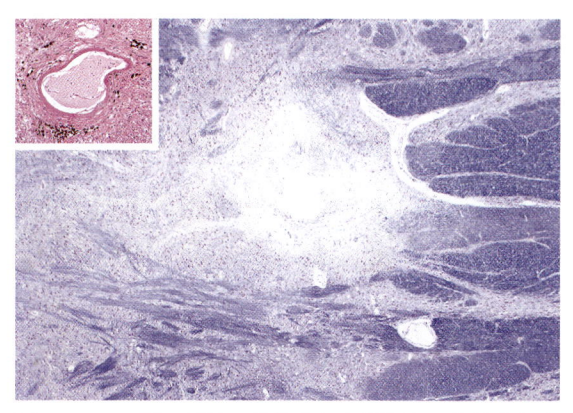

図15 ALS例の剖検で発見された橋梗塞　左橋底部内側部の陳旧性梗塞（KB染色）．橋縦束は巻き込まれていない．枠内は右橋底部外側の壁が硝子化して出血した血管（HE染色）．

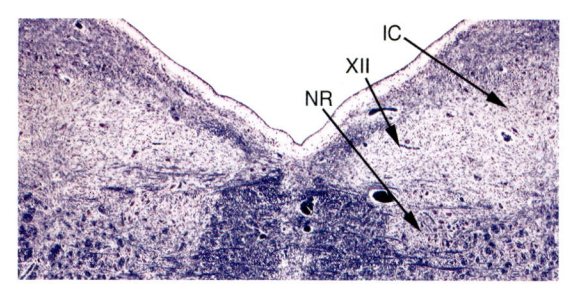

図16 ALS例の舌下神経核と舌下神経周囲核（KB染色）．XII：舌下神経核，IC：介在核，NR：Roller核．

動員を伴う錐体路の変性をみることはそれほど多くありません．それと，底部は梗塞の好発部位です．大きな梗塞もありますが，最もよく遭遇するのは小さな梗塞の多発です．ただ，不思議なことに錐体路を直撃する梗塞は少ないようです．また，底部には小動脈瘤ができやすい場所でもありますので，必ず確認して下さい（図15）．

4）延髄

先生　マクロで萎縮してみえた舌下神経核からみましょう．この核は吻側にある舌下神経前位核の下端から第1頸髄上端に至る上下に長い核です．この延髄中央レベルでは正中線を挟んで第4脳室に向かって盛り上がっていますが，延髄下端では中心管の腹側に位置しています．内部は様々な方向に走る有髄線維が豊富ですが，本例では核全体が萎縮して白くなっていますね（図16）．もう少し拡大するとどうでしょう．

レジデント　舌下神経核にあるのは運動神経細胞ですよね．萎縮した神経細胞が数個しかなくて，アストログリアから細い線維がたくさん出ています．

先生　そうですね，神経細胞にはリポフスチンが貯留したものもありますが，Bunina小体は，本例ではみられません．リポフスチンを伴う色素性萎縮や細胞質内の好酸性封入体は健常老人でもみられますので，ごく初期のALS例では病変かどうか見分けるのが困難なことがあります．

レジデント　舌下神経核の周辺に神経細胞がみられますが，これは何ですか．

先生　舌下神経核を囲む灰白質に舌下神経周囲核（perihypoglossal nuclei）というのがあります．このレベルで，舌下神経核の外側にあるのが介在核，腹側にあるのがRoller核です．もう1つの前位（置）核は舌下神経核の上端よりほぼ外転神経核のレベルにまで広がる大きな核です．ヒトでは前位核が最も発達しています．この3つとさらに延髄網様体の正中傍網様核（paramedian reticular nuclei），外側網様核（lateral reticular nucleus），そして橋被蓋網様核（nucleus reticularis tegmenti pontis, Bechterew核）の神経細胞の樹状突起は形態が共通しており，また，いずれも線維を主として小脳に送るために総称して小脳前核（precerebellar nuclei）とも呼ばれています．かつてALSでは舌下神経核は落ちるがRoller核は残ることが特徴と言われていましたが，これは当たり前．線維連絡や機能がまったく違うのですから．

レジデント　前位核と舌下神経核は同じような場所にありますが，どのように見分けるのでしょうか．

先生　ときどき間違える人がいますね．前位核は舌下神経核の上で，橋と延髄の境より少し下にあります．神経核の形も舌下神経核は円か四角形ですが，前位核は楕円形．神経細胞も舌下神経核の方が大きく，典型的な運動細胞型のNissl小体がみえます．では介在核の外側にある迷走神経背側核はどうですか．ここから副交感神経節前線維が出ます．

レジデント　有髄線維が少なく，延髄下部の標本では神経細胞が多く，延髄上部の標本では数が少なくみえますが，神経細胞の脱落はないと思います．

先生　この神経核には紡錘型の小型細胞と大型の神経細胞があり，レベルによって数や大きさが異なるので，だから，そのように異なるレベルを見比べるのは良いことです．

レジデント　大型の神経細胞が下部に多いようですが，

先生　そうですね，正常でもこの神経核のニューロ

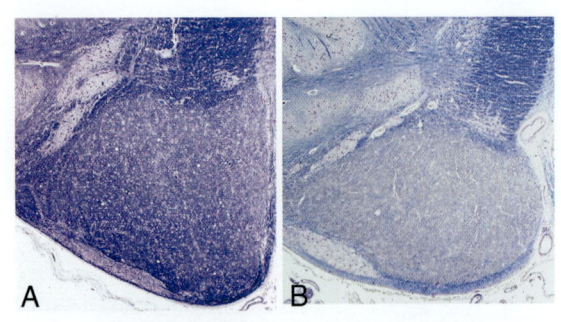

図17 延髄錐体 KB 染色 臨床歴を記載した例の A の錐体の染色性は軽度低下しているが，萎縮はごくわずか．罹病期間が同程度でも B のように錐体が萎縮して染色性が低下した症例もあり，罹病期間と病変の程度は関連しない．

ピルはやや粗鬆化してみえますし，点状出血をみることもありますが，最末期の出来事であまり意味がない場合が多いようです．しかし，まれに Wernicke 脳症の点状出血がみられることがあります．また，脳幹型 Lewy 小体が神経突起にみえることがありますが，それについては Lewy 小体型認知症の章をみて下さい．さて，嚥下や発声の運動を支配する核はどこですか．

レジデント 疑核（nucleus ambiguus）です．

先生 どこにあるかわかりますか．

レジデント 解剖図譜によると，三叉神経脊髄路核と下オリーブ核のほぼ中点あたりのようですが．

先生 運動神経核型の神経細胞が背内側から腹外側にほぼ一列にならんでいますね．この神経核は下オリーブ核の吻側 1/3 の高さから毛帯交叉の高さまであり，レベルによって神経細胞の数が異なるので，複数のレベルを観察したほうがよいと思います．本例では細胞数が減少して，Nissl 小体がわからなくなって，細胞が萎縮しています．さて，問題の錐体をみてみましょう．錐体路（pyramidal tract）というのは，この延髄腹側の錐体を構成する伝導路を意味します（図17）．

レジデント Bodian 染色標本で正常の錐体と比べると，脊髄の錐体路の時と同様に，全体に線維が少なく見えます．やはり，太い神経線維が少ないのではないですか（図18）．

先生 本当にそうですか？ 大径線維はたった 3% 程度ですよ．でもとても目立ちますよ．あっても，無くても．だから圧倒的に小径線維が錐体を占めているわけですよね．それにしては少な過ぎないですか？

レジデント そう言われると隙間が多いですね．

先生 いいですか．私たちはとかく大径線維には目を向けますが，それでおしまいにしてしまいがちなのです．実はそうではなくて，小径線維の脱落も相当なもので，無視することはできないのです．エポン包埋してトルイジンブルー染色をすると線維の様子がもっとわかります（図18）．このことはあとで大脳皮質を観察すれば納得してもらえると思いますよ．

レジデント はい，脊髄の錐体路ほど多くはありませんが，マクロファージもみえています．右錐体の方ほどマクロファージが多くて，神経線維も少ないようです．脊髄では左の方が高度でした．延髄尾部で錐体交叉をするので，延髄から脊髄まで左右差がみられます．

先生 錐体にマクロファージがもっとたくさん出ている時には，マクロで錐体が膨らんでみえることもあります．

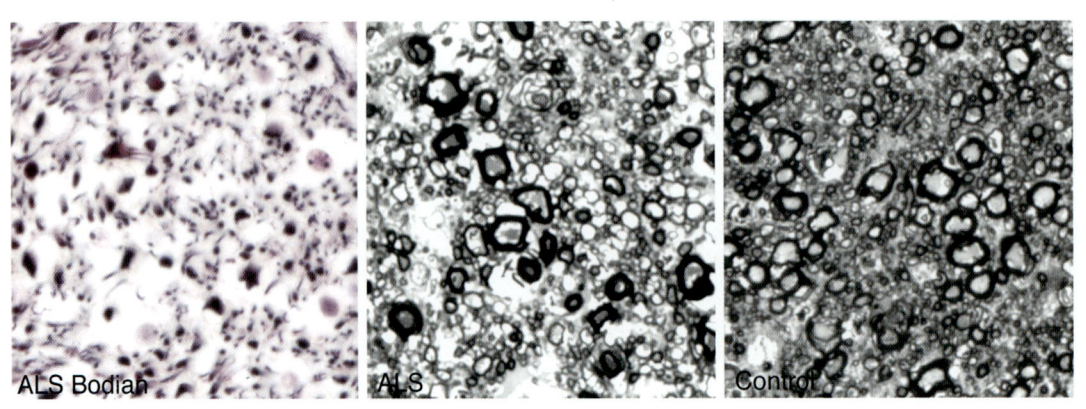

図18 延髄錐体 罹病期間 1 年 9 ヶ月の ALS の Bodian 染色とエポン包埋トルイジンブルー染色．右図のコントロール例と比べて大径線維のみならず，小径線維も少ない．

レジデント　では，Waller 変性の時にもそうですか？

先生　そういう時もありますから，マクロとミクロの所見を関連づけておくと，マクロでもっとよくわかるようになると思いますよ．

レジデント　はあ，だから切り出しも見に来るように言われるのですね．錐体にアストログリアの核が多いと思うのですが，突起が出ているのかよくわかりません．

先生　突起は既存の神経線維の方向に沿って延ばすので，このような断面ではわかりにくくなります．次に，下オリーブ核をみて下さい．下オリーブ核と小脳皮質には部位対応があるので，虫部や傍虫部半球に病変があると，下オリーブ核の背内側部の神経細胞が脱落します．慢性アルコール中毒に伴う小脳皮質変性はその良い例です．

レジデント　神経細胞にリポフスチンが沈着して，アストログリアが少し増えているように見えますが．

先生　入門編で，下オリーブ核にはリポフスチンが沈着しやすいと載っていたのを覚えていますか？

レジデント　加齢性変化でしたっけ．

先生　そうそう，下オリーブ核の加齢性変化の一つは，リポフスチンの沈着が 20 歳代から始まること，第二は維性グリオーシスが強くなることです．高齢者の下オリーブ核を Holzer 染色すると青紫色の細いグリア線維がたくさん染まってきます．これが線維性グリオーシスです．このような場所は脳幹では他に前庭神経内側核，中脳中心灰白質があります．それでは延髄下部の標本に取り替えましょう．このレベルではその上のレベルにはない構造がみえますが，どれだかわかりますか．

レジデント　多分，延髄の外側にある有髄線維が豊富な場所ではないでしょうか．

先生　そう，これが外側楔状束核（nucleus cuneatus lateralis）です．副楔状束核（nucleus cuneatus accessorius）とも言います．

レジデント　でも神経細胞がみな central chromatolysis を呈していますが．

先生　そうもみえますが，神経細胞は感覚細胞型ですから正常です．脊髄の Clarke 柱にも同じ形の神経細胞があったでしょう．Clarke 柱へは胸腰髄の後根線維から入り，後脊髄小脳路が起こります．副楔状束核は頸・上胸神経の神経節から入ります．どちらも下小脳脚を通って小脳前葉に終止します．

レジデント　さっき後索型 ALS で Clarke 柱と後脊髄小脳路に変性が生じるって言われましたが…．

先生　よく覚えていましたね．だから FALS で副楔状束核の変性が上部胸髄や頸髄後索病変と関連するのではないかと言う報告もあります[20]．それではもう一つ，延髄最下部の KB 染色標本をみましょう．第二次感覚ニューロンが始まる場所はどこですか．

レジデント　薄束核と楔状束核です．

先生　二つはどう違いますか．

レジデント　薄束核は脊髄後索のうち内側を走っている薄束が終わるところです．主に下肢からの情報を伝えます．楔状束核は後索薄束の外側を通る楔状束が終わるところで，上肢からの情報を伝達します．

先生　薄束には Goll 束という人の名前が付いていますので，薄束核は Goll 核とも言います．同様に楔状束核は Brudach 核と言います．また二つを合わせて後索核という言い方もあります．薄束核に軸索腫大が加齢とともに増加することは入門編で触れましたよね，本例でも病的ではありません．

レジデント　軸索腫大はずっとこのままの状態なのですか？

先生　もう一度，HE 染色標本をよくみて下さい．エオシンに濃く染まっているものや濃淡があるものなどがあります．これは消失していく過程をみているのだと思います．そして，内部に空胞がみえるものがありますね．恐らく，消失直前の変化だと思います．その他，消えつつある軸索腫大にミクログリアが集まって，あたかも neuronophagia のようにみえることがあります．

4．大脳

1）内包

先生　錐体路は内包のどこを通りますか？

レジデント　えーと，後脚の真ん中 1/3 です．

先生　そこに何か所見はありますか？

レジデント　水平断した標本だとその場所がわかりやすいし，線維の横断面が見えます．HE 染色でみる限り，マクロファージはないと思います．KB 染色でも髄鞘の染色性の変化はないと思います．

先生　そうですね，Bodian 染色でも神経線維の脱落はないようです．内包後脚の線維が脱落している症例もあります．でも，そのような例でも中脳大脳脚の線維の脱落ははっきりせずに，延髄以下で再び明らかになることもあり，錐体路変性が一様でない

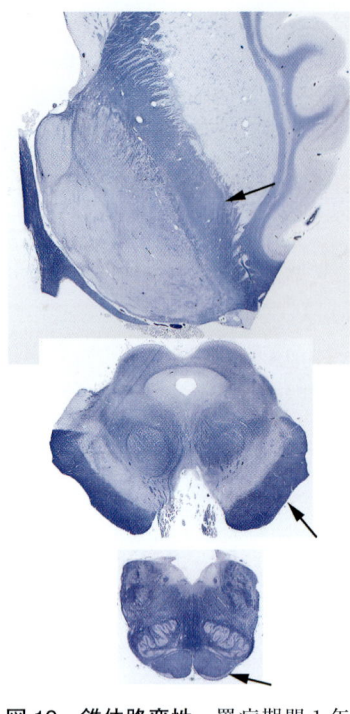

図19 錐体路変性 罹病期間1年のALS例の内包と脳幹の水平断で，内包後脚と延髄錐体で錐体路変性が確認できるが，中脳の大脳脚は保たれてみえる（KB染色）．

ことがわかるでしょう（図19）．

2）運動野

先生 さあ，最後に中心前回ですね．前額断した右側と矢状断した左側（図20）の標本があります．

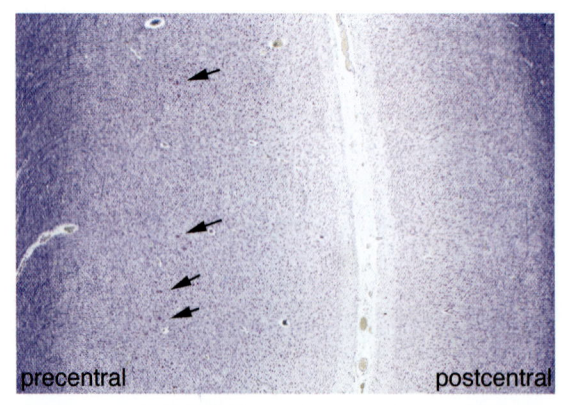

図20 ALS例の矢状断した中心前・後回KB染色 中心前回皮質の方が中心後回皮質よりも厚く放射状線維が多い．Betz細胞（矢印）は脱落し，残存細胞は萎縮している．

レジデント 前額断だと前交連を通る割面から視床枕の割面まで中心前回が出ますが，皮質が斜めになります．

先生 そう．中心溝を挟んで矢状断の標本だと中心前回と後回皮質を比較的まっすぐに見る事ができます（図20）．それに，中心前回皮質内でもBetz細胞の分布は均等ではありません[21]ので，矢状断で切り出す場所を決めておくと病変の程度を評価しやすくなります．

レジデント どこを切っているのですか？

先生 正常では頭頂部の中心後回に面する皮質にBetz細胞が並んでみえますので，そこで評価しています．臀部から下肢の領域です．

レジデント 中心前回には大型のBetz細胞があることで，それと見分ければよいのでしょうか．

先生 入門編で皮質の層構造の事に触れてあったでしょう．

レジデント あ…そういえば，中心前回には第Ⅳ層の顆粒細胞層がないか発達していないって….

先生 そう．そのほかに中心前回皮質は厚く，有髄線維が多くみえます．これに対して，中心後回皮質は中心前回より薄く，第Ⅳ層があることで区別できます（図20＆21）．ここにも大きめな神経細胞がありますが，それは第Ⅴ層の中でも浅い層にあります．

レジデント Betz細胞って本当に大きいですね．弱拡大でもわかりますね…．でも本例のBetz細胞はコントロールと比較して小さくて数が少ないです（図20）．

先生 拡大をあげるとどうですか？

レジデント 何だか空き地が多いみたいです（図21）

先生 そうですね．皮質の層構造は保たれているし，アストログリアの増殖はありませんが，深部の放射状線維が少ないです．アストログリアの増殖はありません（図20）．HE染色でもみてみましょうか．

レジデント Betz細胞はリポフスチンを多く含んだり，Nissl小体が細かいです（図22）．左の中心前回の方で変化が強いように思います．

先生 神経細胞が抜けた穴にマクロファージが入っていたり，壊れていく神経細胞周囲をグリアが取り囲んだ様な姿が多数みられますね．皮質下白質には大きな変化はみられません（図21＆22）．

レジデント 脊髄前角や舌下神経核のようなアストログリアの増殖がないですよね．ALSの中心前回

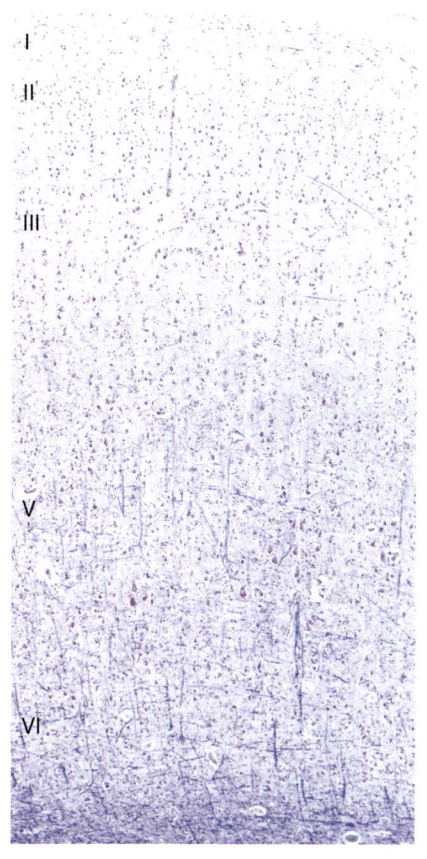

図21　ALS例の中心前回KB染色

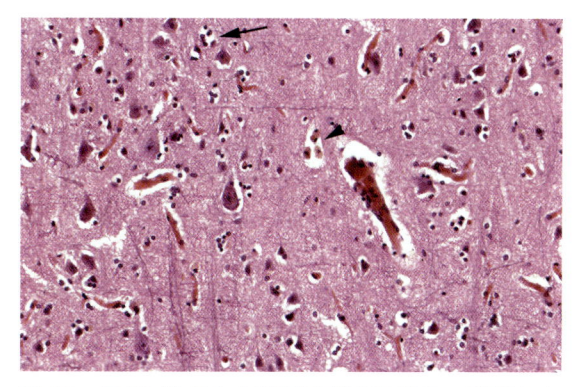

図22　図20例の中心前回皮質HE染色　萎縮したBetz細胞と神経細胞が抜けた穴にマクロファージが入っている像が散在し，それはBetz細胞層（矢頭）よりも上層（矢印）でもみられる．アストログリアの増殖は少なく基質は保たれている．

ではこういう変化が普通なのですか？
先生　びまん性にアストログリアが増殖していることが一目でわかる症例（**図23**）もあるし，表層に海綿状態があることもあります[19]が，そのような例は当院のALSの中でも少数です．
レジデント　一見して変性がわかる例では，Betz細胞以外の神経細胞も脱落していませんか（**図23**）？
先生　そう，この例は16年と長期経過したからかどうかわかりませんが，中心前回の神経細胞が脱落していますよね．ALSの運動野というとすぐBetz細胞は？となりますけど，その他の神経細胞はどうなっているんでしょうね．本例でもBetz細胞の変性所見が目立ちますが，よく見ると神経細胞が脱落したことを示しているマクロファージの集簇像は深層のBetz細胞以外の神経細胞にも見られます（**図22**）．ですから，神経細胞の脱落は第V～VI層の小型・中型細胞でも生じているということではないかと思います．
レジデント　だから，延髄錐体の小径線維の脱落のことをおっしゃったのですね．

先生　でもね，大径線維や大型神経細胞優位に脱落することはよく知られていますが，運動野のBetz細胞以外の神経細胞についての報告は多くはありません．第III層の神経細胞脱落[22]，第V層を計測し，神経細胞が小型化してBetz細胞以外の細胞も脱落[23]，neuronophagiaがBetz細胞に限らない[24]というのもあります．でも逆に，ALSでは大脳皮質の神経細胞脱落がない[25]というのもあります．
レジデント　それにapoptosisの関与も指摘されて

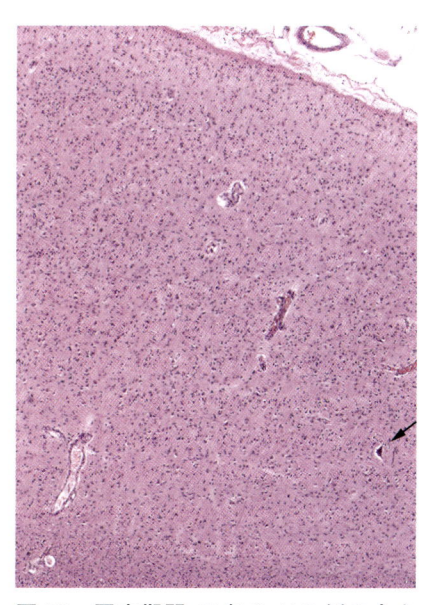

図23　罹病期間16年のALS例の中心前回HE染色　神経細胞が軽度脱落し，アストログリアがびまん性に増殖，萎縮したBetz細胞（矢印）が残存．

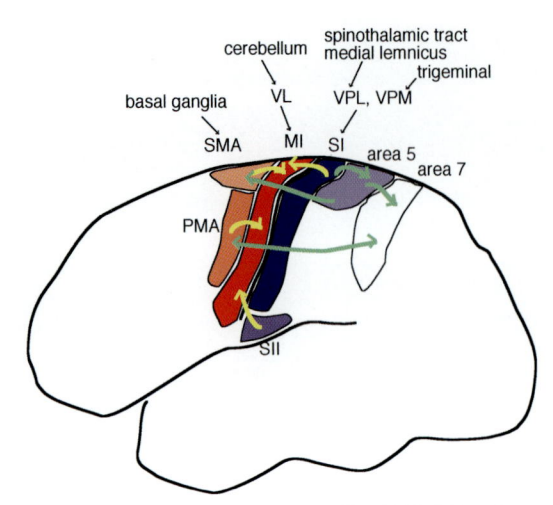

図24 皮質脊髄路を発する皮質と線維連絡 色が付いた皮質から錐体路への線維が出ているが，筋収縮を生じるための最大の線維は一次運動野（MI）から出る．また，運動に関連する大脳皮質の領域と小脳（cerebellum）及び大脳基底核（basal ganglia）とはそれぞれ機能ループの形成があり，運動の発現に影響を与えている．小脳からは視床外側腹側（VL）核を経由して一次運動野と運動前野（PMA）へ，大脳基底核からは補足運動野（SMA）へと入力があり，さらに，PMAやSMAからは錐体路へ線維を出す以外に，MIへも線維を出している．また中心後回の体性感覚野（SI，SII）には視床後外側腹側（VPL）核，後内側腹側（VPM）核を経由して感覚系伝導路からの入力があり，SI，SIIからもMIへの入力がある．

います[26]．

先生 本例のように神経細胞脱落の評価が難しい症例の方が多いですし，一人一人の神経徴候も様々ですから，対象とした症例によっても所見が異なるかもしれません．それから，図24に皮質脊髄路に関与する皮質や線維連絡についてまとめてみましたが，皮質脊髄路を構成する神経線維は一次運動野に限られてはいません．だから，Betz細胞を含む大型神経細胞にせよ中型・小型神経細胞にせよ，病変は中心前回に限局しているわけではないかもしれません．

　ところで，君はなぜ頸胸髄の特定の場所で皮質脊髄路の変性が強いのか，という疑問をもったのですか？　君の考えを聞かせてくれますか．

レジデント ええ，先生が錐体路線維の長さはみんな同じじゃないと言われたことが刺激になりました．皮質の神経細胞が壊れたのなら，軸索の変性は下行性に軽くなると思うんです．Waller変性と同じに．ところが，変性は頸胸髄のレベルで，内包にははっきりした所見がありません．ということは，時期の問題は残りますが，変性が下行性ではないのではないか，と考えたのですが．

先生 そうすると君はどういう変性を考えているわけ？

レジデント えー，軸索末端から始まっているのではないかと．

先生 そうね．もしそうだとすると，内包に変化が乏しいことも説明できるわけね．でも，なぜ頸胸髄の一部に皮質脊髄路の変性が強調されるのでしょう．

レジデント そこがわからない所なのです．

先生 私はね，中心前回にはとくに変性しやすい場所，言ってみれば脆弱性（vulnerability）の高い場所があるのではないかと考えています．それが頸髄や胸髄の特定の皮質ではないかと思います．もちろん，最終的には皮質全体が変性してしまうのでしょうが，とくに早期から変性に陥る，あるいはそこだけ変性が速い，とか，何かあるのではないかと思います．それで，そういう皮質から出て来た神経線維は頸髄，胸髄レベルで終わりますから，君が考えたように軸索末端から変性が始まるとすると，そこは変化が一層強調されると思うのです．まあ，仮説に仮説を積み上げたようなものですから，確証はないわけですけど，一つの解釈として面白いと思いませんか．いずれにしてもBetz細胞が選択的に侵されているという証拠はありません．むしろ，Betz細胞は第Ⅴ，Ⅵ層の神経細胞の脱落の一つに過ぎないのではないでしょうか．

レジデント ALSではBetz細胞の脱落が何というか特異的あるいは特徴的な現象だと思っていました．

先生 大きくて探しやすいといった程度のことだと思います．中心前回では第Ⅴ，Ⅵ層の神経細胞が脱落することがより本質的な変化であって，その一環としてBetz細胞も消失するという意味ではないでしょうか．そして，神経細胞の脱落の原因が神経細胞体にあるのか，その軸索末端から変性が始まるのかということが問題なのではないですか．

3）皮質下諸核

レジデント 被殻には変化がないようにみえますが．

先生 被殻の神経細胞脱落はないようですし，有髄線維も保たれています．淡蒼球の有髄線維は軽度減

少というところでしょうか．神経細胞の脱落はありませんが，アストログリアが軽度増殖しています．視床，視床下核にも著変ありません．

レジデント　多系統変性を伴う ALS って，Machado-Joseph 病のようなものですか？

先生　いや，そうじゃないのです．ALS の病変にそれ以外の系統的な変性を伴う場合です．そのなかで注目を引きやすいのが，黒質，淡蒼球，視床下核の変性なのです．と病巣を並べると何を思い出しますか？

レジデント　？？？？

先生　DRPLA でしょ．もちろん，ALS の場合はその部分現象があるという意味なのですが．当院にも少なからずそういう症例があります．長期例に多いものですから，経過中の循環障害とか，色々な角度から長い間検討されてきています．系統変性が次第に拡大したのではないか，と考えざるを得ない症例もあるのです[26,27]．

レジデント　他の疾患でもそういう現象は起こりうるのでしょうか？

先生　私は知りませんが，あまり例がないのではないでしょうか．

レジデント　黒質もそうなのですか？

先生　本例の黒質は多分循環障害によるものでしょう．黒質は結構，虚血に弱いところですから．病変の分布に一定の傾向がみられませんね．

レジデント　一定の傾向とは？

先生　MSA のところで触れられると思いますが，黒質では尾側ほど被殻へ，吻側ほど尾状核に投射するでしょ．本例の黒質の変化にはそのような傾向がないので，この解釈で良いのではないかと思います．多数例を検討した結果では，循環障害などを慎重に除外しても，かなりの高い割合で変性としか考えられない症例があります（図14）．

4）側頭葉，海馬，扁桃体，他

レジデント　その他の皮質では神経細胞脱落はないと思います．海馬と側頭葉の標本をメセナミンBodian 染色でみると，NFT が内嗅領皮質の pre-α neuron にみられます．老人斑は内嗅領皮質から側頭葉新皮質まで分布していて，さらに，中心前回でも定形斑がみられるようです．

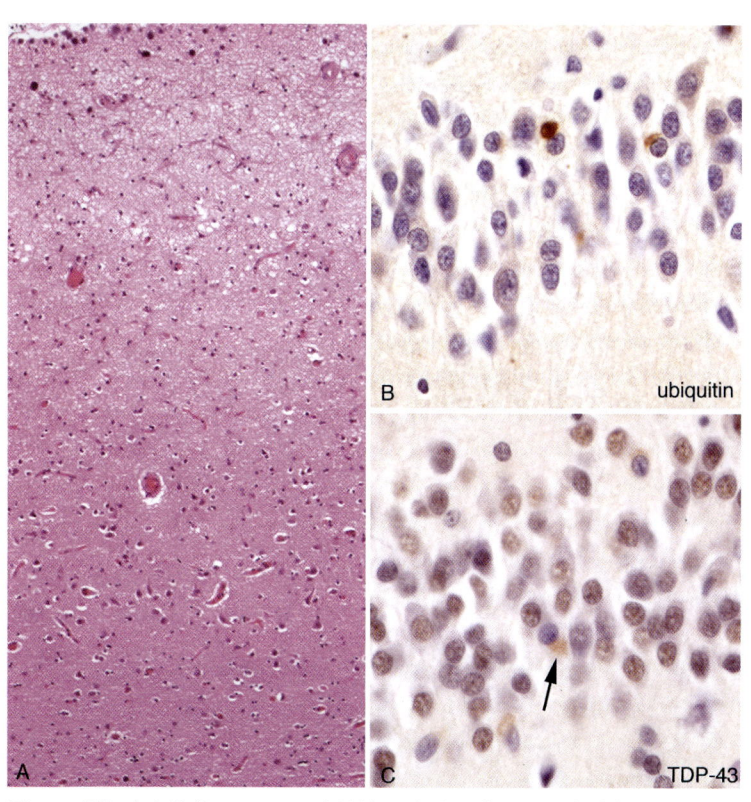

図25　認知症を伴うALS　A：側頭極のとくに内側部の皮質表層の神経細胞と海綿状態．海馬歯状回顆粒細胞には ubiquitin 陽性封入体があり（B），TDP-43 でも陽性（矢印）（C）．

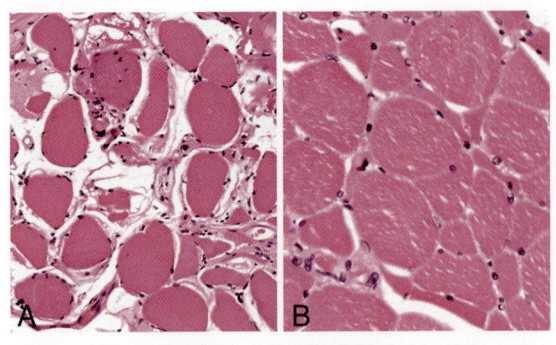

図 26 臨床歴を記載した症例の骨格筋 HE 染色 第 4 肋間筋（A）には脂肪識，結合織の浸潤があり小群集萎縮があるが，筋力が比較的保たれていた右腸腰筋には少数の小角化線維があるのみ.

先生 中心前回まで定形斑が出現することは一般的に多くはありません．本例は単位面積当たりの老人斑は生理的範囲にあると思いますが，出現範囲が広範ですね．

レジデント 側頭葉病変を有する ALS があるって聞いたのですが．

先生 認知症を伴った ALS の中に，今まで見てきた古典的 ALS 病変に加えて側頭葉病変を有する例があります．側頭葉極内側部の皮質第Ⅱ～Ⅲ層の神経細胞脱落とアストログリアの増殖（図 25A），基質の粗鬆化や海綿状態，海馬吻側での CA1～支脚移行部の神経細胞脱落とアストログリアの増殖，さらに扁桃体や吻側海馬傍回の神経細胞脱落がみられることがあります．Ubiquitin/TDP-43 陽性封入体が海馬歯状回顆粒細胞（図 25B＆C），さらに，内嗅領皮質，側頭葉皮質，前頭葉皮質の小型神経細胞にみられます．

5）骨格筋，末梢神経

レジデント 筋肉って生検組織だけではないのですね．

先生 そう，ホルマリン固定した標本でも筋病変の部位による変化を見る事ができます．必要な時には凍結標本をつくれば ATPase 染色なども可能です．本例では採取した筋に小角化線維の散在や小群集萎縮といった神経原性変化が見られます．下肢筋力の左右差がありましたが，組織でそれははっきりしません．呼吸障害が高度でしたが，胸鎖乳突筋，第 4 肋間筋の筋萎縮が高度で，横隔膜は比較的保たれていました（図 26）．

レジデント 呼吸筋が一様に障害されるのではないのですね，筋の所見は脊髄前角の変性と対応するみたいですね．

先生 そうかもしれませんが，筋肉の場所にもよるかもしれません．横隔神経の線維は半分以下に減っていても横隔膜の筋線維は比較的保たれているでしょう（図 27）．ひどいと筋線維がほんの少ししかない例もあります．

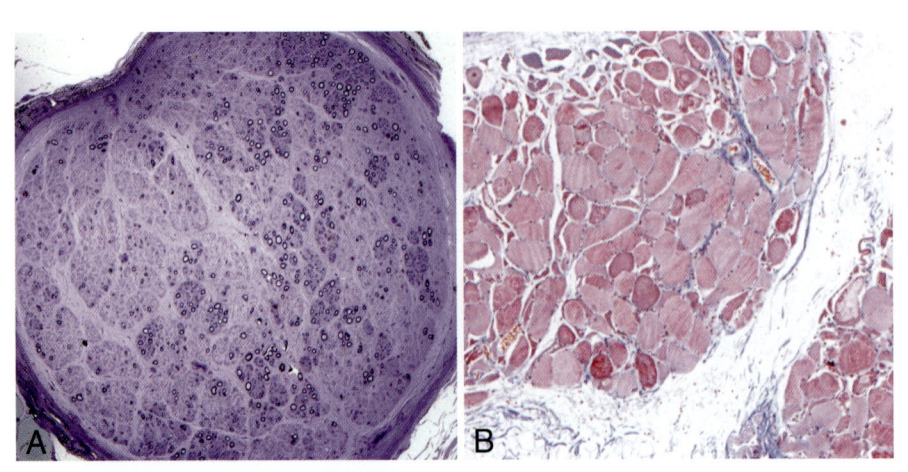

図 27 罹病期間約 1 年の ALS 横隔神経トルイジンブルー標本と横隔膜のマッソントリクローム染色

IV. 所見をまとめる

先生 では，マクロ，ミクロ所見をまとめて下さい．

レジデント
1. 孤発性筋萎縮性側索硬化症
   1) 中心前回萎縮（左＞右）
   2) 錐体路変性（左＞右）
   3) 前角細胞の変性・脱落（頸髄≦胸髄＞腰髄）
   4) 脳幹運動神経核の変性・脱落（舌下神経核≫顔面神経核，三叉神経運動核）
   5) 末梢運動神経の脱落
   6) 神経原性筋萎縮
   7) Bunina小体の出現
   8) Skein-like inclusionの出現
2. 頸椎症性脊髄症（第4〜6頸髄）
3. その他の所見
   1) 虚血による黒質神経細胞の脱落
   2) 量的には生理的範囲だが広範な老人斑の分布

先生 インスタントコーヒーだけど，まあこれでも飲みながら話を聞いて下さい．全経過2年5ヶ月ですから，平均より若干短いようですね．それにほとんどnatural courseを辿った方です．病理学的には上位，下位ニューロンとも障害されていて，Bunina小体があり，錐体路の脂肪性分解が非常に強い．病変は脊髄前角，舌下神経核が最も古く，顔面神経核や三叉神経運動核は新しい変化のようです．錐体路変性は少なくとも脊髄前角病変よりは新しい変化でしょう．

そこまではよいのですが，なぜ中心前回の萎縮に差があるのか，脊髄側索の左右差もそれに連動した変化でしょう．本例は臨床的には左上肢から発症し，筋力低下の左右差が最後まで認められましたが，初期に痙性が左下肢にみられただけで，腱反射の左右差は捉えられていませんでした．ALSも発症片側の上肢から発症して下肢に広がるなど，Parkinson病のように一側性に症状が進行することがありますが，進行すると左右差も上下肢の差もなくなってしまいます．しかし，まれに片麻痺型といって末期まで左右差がある例もあり，その場合にUMNの変性に対応してLMN変性に左右差が認められることがあります[5]．まったく適当に選んだ症例だったのですが，そう言う意味で教科書的とは言いがたいところがあります．しかし，Betz細胞以外の皮質第V〜VI層の神経細胞が脱落し，それが延髄錐体レベルでも小径線維の消失という形で現れていることが理解できたのは大きな収穫ではないでしょうか．

一方，個人的には先ほど言った中心前回の左右差に興味を持ちます．こういう左右差は皮質基底核変性症に似ているように思われるからです．入門編でも述べられていますが，異なる疾患同士でも病巣形成の一部に共通したメカニズムを持っていることがあるからです．個々はもう一度検討し直すことにしましょう．

大分遅くなりましたね．よく辛抱してくれました．これで終わりにします．

レジデント たったこれだけの標本，あっ，すみません．でもこれだけの標本からどんどん内容が膨らんでいくって凄いですよね．とっても面白かったです．ありがとうございました．

参考文献
1) 大浜栄作：神経根の解剖と病変．神経進歩 26：737-752，1982
2) 岩田 誠，平野朝雄：ヒト腰仙髄レベルの肉眼的同定法．神経内科 7：126-131，1977
3) 萬年 徹，原田敏雄，井上聖啓ら：神経症状を主症状とした neoplastic angioendotheliosis の1剖検例―本邦における最初の報告―．神経内科 11：48-66，1979
4) Brodal P: The central nervous system: structure and function. 3rd ed. Oxford university press. New York 2004
5) Mochizuki Y, Mizutani T, Takasu T: Amyotrophic lateral sclerosis with marked neurological asymmetry; clinicopathological study. Acta Neuropathol 90: 44-50, 1995
6) 小柳清光，橋本智代：グアム島のALSの本体に関する神経病理学的再検討．BRAIN and NERVE 59：1075-1082，2007
7) 葛原茂樹：紀伊ALS再訪―ALS-parkinsonism-dementia complex としての新しい概念，疫学，原因についての考察．BRAIN and NERVE 59：1065-1074，2007
8) Okamoto K, Mizuno Y, Fujita Y: Bunina bodies in amyotrophic lateral sclerosis. Neuropathology 28: 109-115, 2008

9) Arai T, Hasegawa M, Akiyama H, et al: TDP-43 is a component of ubiquitin-positive tau-negative inclusions in frontotemporal lobar degeneration and amyotrophic lateral sclerosis. Biochem Biophys Res Commun 351: 602-611, 2006
10) Neumann M, Sampathu DM, Kwong LK, et al: Ubiquitinated TDP-43 in frontotemporal lobar degeneration and amyotrophic lateral sclerosis. Science 314: 130-133, 2006
11) 葛原茂樹：ALS 研究の再診の進歩 ALS と TDP-43. 臨床神経 48：625-633, 2008
12) 望月葉子, 水谷智彦, 中野亮一ほか：Cu/Zn superoxide dismutase (SOD1) 遺伝子変異 (H43R) をともなった家族性筋萎縮性側索硬化症の臨床病理像. 臨床神経 43：491-495, 2003
13) Mackenzie IR, Bigio EH, Ince PG, et al: Pathological TDP-43 distinguishies sporadic amyotrophic lateral sclerosis from amyotrophic lateral sclerosis with SOD1 mutations. Ann Neurol 61: 427-434, 2007
14) Tan CF, Eguchi H, Tagawa A, et al: TDP-43 immunoreactivity in neuronal inclusions in familial amyotrophic lateral sclerosis with or without SOD1 gene mutation. Acta Neuropathol 113: 535-542, 2007
15) Kato S, Kawata A, Oda M, et al: Absence of SOD1 gene abnormalities in familial amyotrophic lateral sclerosis with posterior column involvement without Lewy-body-like hyaline inclusions. Acta Neuropathol 92: 528-533, 1996
16) シャルコー述クリストファーGゲッツ編著, 加我牧子, 鈴木文晴監訳：シャルコー神経学講義, 白揚社, 1999
17) 平山恵造：筋萎縮性側索硬化症の歴史的展望. 神経内科 3：361-377, 1975
18) Oppenheimer DR, Esiri MM; Motor neuron disease in Disease of the basal ganglia, cerebellar and motor neurons: In Adams JH, Duchen LW eds; Greenfield's Neuropathology fifth ed. p1021
19) Brownell B, Oppenheimer DR, Hughes JT: The central nervous system in motor neurone disease. J Neurol Neurosurg Psychiatry 33: 338-357, 1970
20) 巻淵隆夫, 生田房弘：いわゆる middle root zone の変性を伴う家族性筋萎縮性側索硬化症における副楔状束核の変性. 脳神経 29：1332-1334, 1977
21) Lassek AM: The human pyramidal tract, II. A numerical investigation of the Betz cells of the motor area. Arch Neurol Psychiatry 44; 718-724, 1940
22) 西垣恵光：筋萎縮性側索硬化症の臨床的, 病理的研究. 名医学 93：256-269, 1970
23) Kiernan JA, Hudson AJ: Changes in sizes of cortical and lower motor neurons in amyotrophic lateral sclerosis. Brain 114: 843-853, 1991
24) Toost D, Aten J, Morsink F, et al: Apoptosis in amyotrophic lateral sclerosis is not restricted to motor neurons. Bcl-2 expression is increased in unaffected post-cetral gyrus. Neuropathol Appl Neurobiol 21: 498-504, 1995
25) Gredal O, Pakkenberg H, Karlsborg M, et al: Unchanged total number of neurons in motor cortex and neocortex in amyotrophic lateral sclerosis: a stereological study. J Neurosci Methods 95: 171-176, 2000
26) 林　秀明, 加藤修一, 小田雅也：ALS の呼吸運動系先行麻痺型の臨床病理学的検討. 脳神経 51：771-778, 1999
27) Hashimoto T, Matsubara S, Mochizuki Y, et al: Forme fruste or incipient form of widerspread-type amyotrophic lateral sclerosis, or motor neuron disease with pallido-nigro-luysian atrophy? An autopsy case report. Neuropathology 28: 309-316, 2008

症例編

症例Ⅱ　多系統萎縮症

先生　今日は，当院ではALSとともに頻度の高い疾患である多系統萎縮症（Multiple System Atrophy；MSA）を観察しましょう[1]．また，ブレイン・カッティングの概略にも触れましたので参考にして下さい．

ところで皆さんのなかには，MSAは脊髄小脳変性症（Spinocerebellar degeneration；SCD）を代表する疾患と思っている人が少なくないのではないでしょうか．しかし，冒頭から私見を述べるのは如何なものかと思いますが，私はGCI（glial cytoplasmic inclusions）が発見される以前から病理学的にはSCDのなかではむしろ『変わり種』ではないかと考えていました．その理由は追々お話することになると思いますので，前置きはこれくらいにして，早速始めることにしましょう．

Ⅰ．臨床歴

先生　症例の臨床経過を呈示して下さい．
レジデント　患者さんは死亡時，59歳の女性です．**既往歴**では56歳のとき頸椎症（C5）の診断を受けています．**家族歴**では，母が90歳で脳卒中にて死亡，父（92歳）は前立腺癌にて加療中です．血族結婚・類症はありません．

次に**現病歴**です．19XX年（53歳）頃より，タバコを持つ時や，字を書く時などに，両手の振えが出現．翌年，歩行障害のために杖を使用．また，首が前に下がるようになってきました．その半年後には，伝え歩きになり，車椅子も使うようになりました．発病2年頃より舌がもつれるようになり，この頃から「立ちくらみ」が出現し，入浴後に血圧が60台になったことがありました．また，尿失禁も出現．発病3年目の夏頃には，伝え歩きの最中に頻回に転倒するようになり，意識消失発作が1回ありました．動きが次第に悪くなり，同年秋には褥瘡が大きくなり，A病院に入院しました．以後，褥瘡は緩解と増悪の繰り返しでしたが，神経症状は急速に進行し，入院中にまったく歩行不能となりました．両手の震えや巧緻運動障害も進行し，食事には介助が必要になりました．また，座位をとった時に血圧が60台になることがありました．診断確定のため，翌年，当院に転院になりました．

【**入院時現症**】血圧90/66，脈拍70整．仙骨部に5×3cmの褥瘡．

【**神経学的所見**】意識清明．眼球運動：saccadicで，上方3/5の制限があります．眼振はありません．仮面様顔貌も認められません．筋力は正常です．軟口蓋反射も正常．舌も正常．monotonous & scanning speech（+）．嚥下障害（+）．四肢：両股関節，両膝関節に痛みを伴う拘縮があります．両足関節は尖足位．両上肢遠位部に軽度の萎縮が認められますが，上肢の筋力はほぼ正常です．しかし，下肢は2〜3程度です．筋緊張：両上肢はcogwheel rigidity，両下肢は拘縮のため評価困難です．Myerson徴候（±）．深部反射：上肢は（±〜+），PTR（+/+），ATR（−/−）．下肢の病的反射はありません．不随意運動：両手，両手指に不規則な振戦様運動がみられ，action myoclonusになることがあります．協調運動：両側dysdiadochokinesiaがあります．Finger-to-nose testは両側ともterminal oscillation，Heel-to-knee testは不能です．起立歩行は不能です．感覚系は概ね正常です．神経眼科：EOGではsaccadic pursuit, dysmetriaが認められ，小脳・脳幹型の障害が疑われました．神経耳科：右声帯外転制限がみられますが，気道には問題なしとのことです．Caloric testでは，右は機能廃絶，左は正常でした．Visual suppression：右は不明，左は反応減弱です．

次に画像所見に移ります．頭部CT：脳幹・小脳の萎縮（**図1**）．頭部MRI：橋腹側部の萎縮．橋内部にT2にて十字の高信号．中小脳脚から小脳深部白質にFLAIRで高信号．被殻の外側の萎縮．T2で高信号．脳血流シンチ：小脳，脳幹の血流低下．

以上のことからMSAと診断され，発病から5年

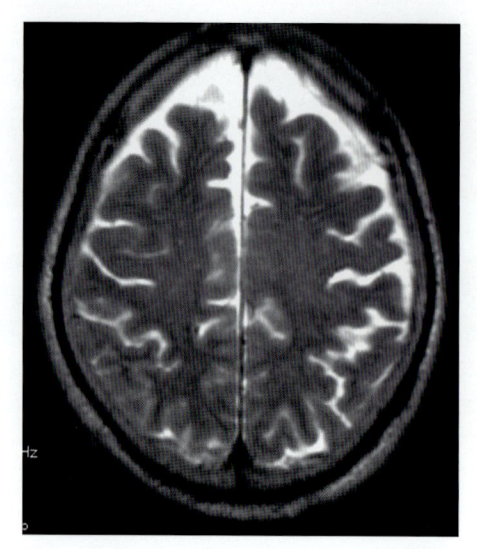

図 1 発病から 4 年後の MRI T2 強調画像.
中心溝領域に脳溝の開大が認められる. 臨床歴に呈示した症例とは別の症例.

目に A 病院へ転院されました.

それ以後の詳細は不明ですが, 徐々に嚥下障害が悪化して, 誤嚥性肺炎を繰り返したようです. 発病 6 年目の 10 月より無呼吸発作が頻回となり, 開口, 咀嚼も困難となりました. 同年 12 月より酸素飽和度も低下してきまして, 発病 7 年目から酸素投与を開始しました. しかし, 吸気性の喘鳴が激しくなり, 呼吸困難が次第に悪化して, 同年 2 月永眠されました. 全経過約 7 年です.

臨床的にも三つの柱, つまりオリーブ橋小脳萎縮 (OPCA), 線条体黒質変性 (SND), 自律神経系の障害 (Shy-Drager 症候群, SDS) が認められ, ほとんど疑う余地のない MSA だと思います. 経過も 7 年ですし, 平均的ではないでしょうか.

先生 だんだん平均年数が長くなってきていますね.

レジデント 本例の臨床的特徴としては, 小脳・失調症状に比べて錐体外路症状が強いことと, 自律神経症状が目立つことではないでしょうか.

先生 ご苦労さま. 病理学的な観察を始める前に, 臨床歴をしっかりと頭に入れることが大切です. しかし, 臨床歴を読んで疑問に思う箇所も少なからずあるはずです. そういう問題はできるだけ早い段階で主治医に質問して解決しておくことです. 未解決の問題は箇条書きにして整理しておくと良いですね.

II. マクロ観察

1. ブレイン・カッティングの手順[2]

〈脳の重量, 脳底動脈系, 外観など〉

先生 まず, 脳の外観を写真に撮っておきます. 次に脳重量. ここで注意したいことは, 脳室とくに側脳室の髄液を十分に排出してから計ることです. 形態計測学の研究者のなかには, 脳表面の水分をしっかりと吸い取ってから計る人もいるくらいです. しかし, 脳の重さは様々な状態で左右されますので, あまり神経質になることもないと思います. ですから, とくに側脳室の拡大が目立つ場合には注意して下さい. おおよそですが, 成人の側脳室は 100 cc 程度です.

レジデント 具体的にはどのようにしたらよいのですか？

先生 あとで説明しますが, 乳頭体を通るように割を入れて大脳を前後二つの部分に分けますので, その後, 髄液を排出して脳重量を計ると良いと思います. では脳底面を上にして Willis 輪の状態を調べましょう.

レジデント 右の後大脳動脈は脳底動脈から分岐した動脈と右内頸動脈から分かれた動脈, つまり 2 本の後大脳動脈があることになります.

先生 外見からは動脈硬化はないようですが, 念のために輪切りにして断面を見ておきましょう. 内腔もきれいですね. もし問題があれば, そこを切り取って標本にします. その際, 血管の名前と左右の別を必ず書いておくことです. では, もう一度脳底面をみましょう. 小脳が小さいですね. 普通, 小脳と大脳の後端はほぼ同じ位置にあるのですが, 本例では小脳が萎縮して後端が前方に移動したために, 後頭葉の後端がよく見えますね.

〈脳を三つのブロックに分ける〉

レジデント 橋では, 脳底動脈が通っている部分がまるで山の峰のようになっていて, その両側がやせ細っています (図 2).

先生 何が痩せたのですか？

レジデント 中小脳脚が萎縮したのだと思います.

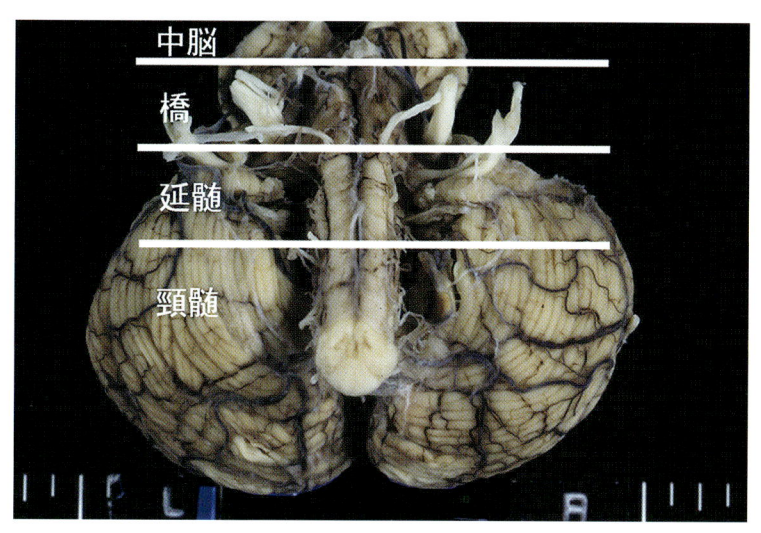

図2　小脳と脳幹　中脳中部に水平断を入れて中脳，橋，延髄，小脳を一塊として大脳から切り離したもの．橋は外側への膨らみが消失して，延髄とほぼ同じ太さになっていることに注意．

ここは外側に向かって膨らんでいるのが正常ですから．

先生　そうですね．それでは最初に脳を小脳，脳幹，大脳の3つのブロックに分けましょう．

レジデント　どのように切るのですか？

先生　いつもの通り特別な方法はありません．要はその症例の特徴がうまく割面に表現できれば良いのです．しかし，次の二つの方法がよく使われています．それは，小脳と脳幹を分離せずに，いっしょに割を入れる方法と，小脳と脳幹を分離してそれぞれに割を入れる方法です．

レジデント　どちらがよく使われているのですか？最初の方法が簡単でよさそうな気がしますが．

先生　うむ，まあ，そうですねー……．大脳半球程度の大きな標本を盛んに作っていた時代では，小脳と脳幹を分けずに標本にすることが多かったように思います．小脳と脳幹の連絡がよくわかりますので．しかし，脳刀で薄く切ることが難しいため，脳幹の細かい構造を標本にしにくいという欠点があります．それにお金もかかります．今は小脳と脳幹を

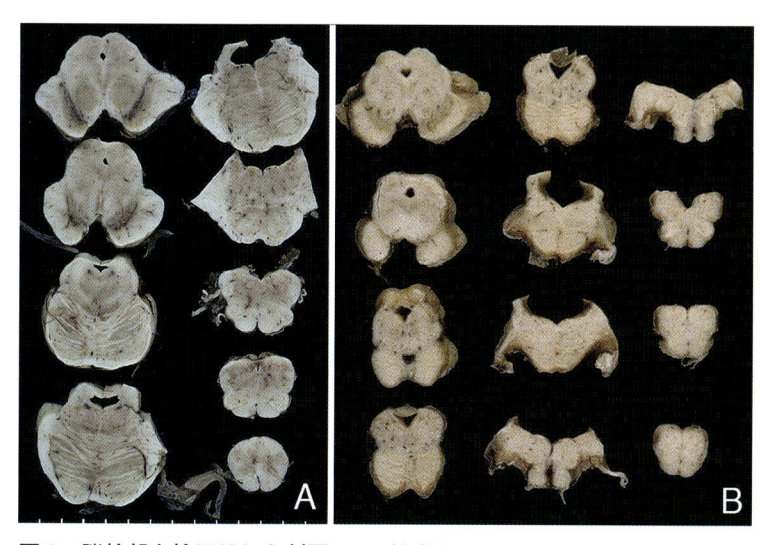

図3　脳幹部を輪切りした割面　A：健常例．B：MSAどのレベルも萎縮して小さい．黒質の脱色素がある．橋では被蓋と底部がおおよそ同じ大きさに見える．AとBの倍率は異なる．

分けて作る方法が一般的だと思います．
　それでは割の入れ方を覚えて下さい．①まず中脳と橋の境目に割を入れて橋・延髄・小脳を一塊にして中脳から切り離します．この時，割面が最小になるように，しかも割面がデコボコにならないように切ることが大切です．最小の面積にするには長軸に対して直角に切ることです．

レジデント　どうして最初から中脳を切り離さないのですか？

先生　私が入局したころは，中脳の切り離し方でその人の"神経病理のキャリア"がわかると言われたものです．もっとも，そんなことをおっしゃった先生が切られた割面はどうだったかな．まあ，それはともかくとして，左右の側頭葉極に挟まれた狭い空間で，中脳をできるだけ吻側で大脳から切り離すのは，慣れた人でも難しいことです．"キャリアがわかる"と言うのは大袈裟ですが，まんざらではないのですよ．そこで私が考えた方法では，中脳と橋の間に割を入れて中脳を大脳側につけると，中脳の周りがよく見えるために，後で隣接する構造をあまり傷付けることなく，中脳を切り離せます．

〈小脳を脳幹から切り離す〉

レジデント　小脳は脳幹からどういう風に切り離すのですか？

先生　三つの小脳脚の位置関係をよくみてから，脚を切ります．あまり深くメスを入れると脳幹に傷をつけてしまいます．小脳脚はおおよそ脳幹の背外側部にありますから，メスはできるだけ脳幹の縁に添わせるように動かすと良いでしょう．

〈中脳を大脳から外す〉

先生　次のステップは中脳を大脳から切り離すことです．そこで私が考えた方法は，②乳頭体を通るように大脳に前額断を入れて前後二つに分けることなのです．なぜこうしたかと言いますと，中脳をうまく切り取れないのは中脳の輪郭と周囲にある構造との関係がよく見えないからです．

レジデント　ホントだ！　中脳の四丘体（上丘＋下丘）と視床の関係などがよく見えます．乳頭体を通る前額断が最もポピュラーなのはそのためなのですね．

先生　③周囲をよく見てから中脳を切断します．とくにメスを中脳の断面に対して45°以上立てて切ることが肝心です．

レジデント　ああ，なるほど，もっとメスを立てて切るべきなのですね．

先生　私がここを切る理由は，こうして中脳を外せ

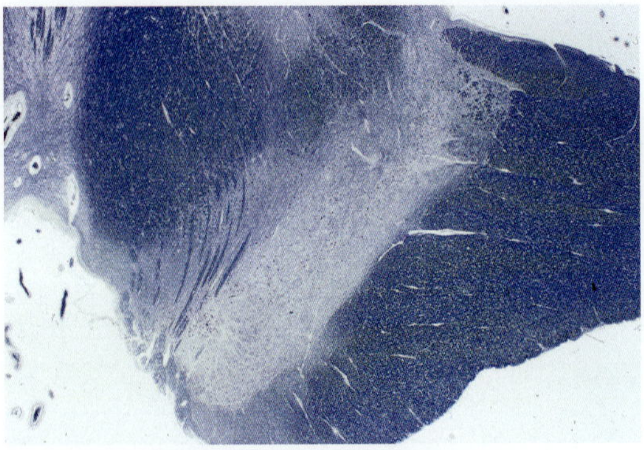

図4　MSAの黒質．髄鞘がほとんど染色されていない．また，右大脳脚側にある線条体黒質路も萎縮している．このような組織像はPSPによく似ている（図18参照）．KB染色．

ば，視床などに無用の傷をつけずに中脳のかなり吻側まで切り出せるからです．教科書などでこの断面の絵が多いのは，ほとんどの皮質下諸核が一遍にみえるためだと思います．

レジデント　黒質の幅（厚み）は萎縮の指標になりますか？

先生　割を入れる角度によって厚みは変わりますので，良い指標とはいえません．割面の様子を観察する方が良いと思いますよ（図4）．例えばParkinson病では，割面が滑らかなことが多いように思います．ところが，多系統萎縮症，進行性核上性麻痺（図5）などではざらざらしていることがあります．多分，ニューロピルの変性の程度などと関係があるのではないでしょうか．それから，神経メラニン色素をもった神経細胞は下丘レベルの方が多いですから，中脳は少なくとも上丘と下丘の二つのレベルを切り出しましょう．

レジデント　先生，小脳は85ｇ，脳幹は20ｇしかありません！

先生　成人の小脳半球が大体80ｇですから，高度の萎縮ですね．萎縮が強くなると，小脳の表面が濃いあめ色になることがありますが，本例ではそうではないですね．なお，小脳に梗塞があると，その部分が陥没しています．とくに上小脳動脈と後下小脳動脈の分水嶺は梗塞の好発部位です．水平裂付近ですね．覚えておいて下さい．高齢者ほど多いものですが，この方は高齢者ではありませんね．

レジデント　脳幹はまるで細い棒のようです．下オリーブ核の膨らみもないし，それに錐体もはっきりしません．

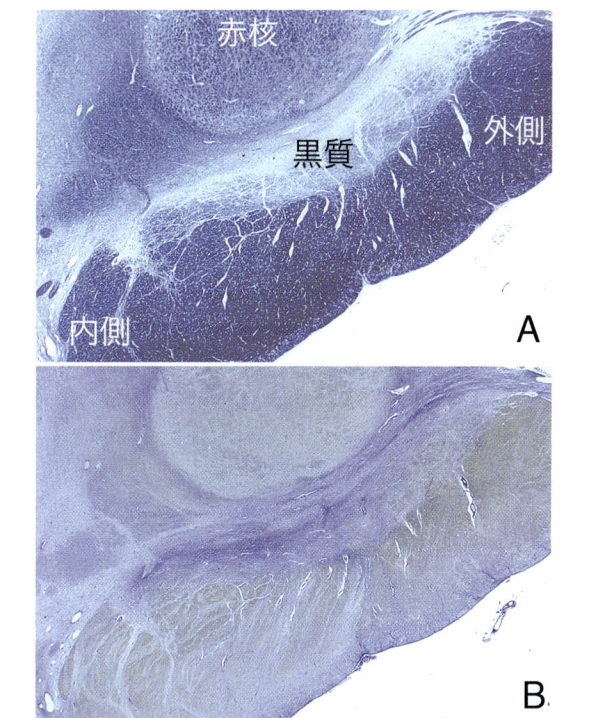

図5 進行性核上性麻痺（PSP）の黒質．A：黒質の萎縮が著明で，ミエリンはびまん性に消失している．KB染色．**B**：黒質全体に線維性グリオーシスが認められる．Parkinson病では，このような変化は20年程度の長期例を除いて非常に稀である．Holzer染色．

〈脳幹を輪切りにする〉

先生 小脳が外れたら，脳幹を一定の間隔で輪切りにします（図3）．その時注意することは，脳幹の長軸がやや弓なりに反っているために，少しずつ方向を変えて切らないと，被蓋と底面が次第にずれてしまいます．

レジデント 延髄の被蓋に橋の底部という組み合わせもできかねないわけですね．

〈橋〉

先生 脳幹の切り方は既に話しましたから，ここでは橋について少しお話ししましょう．橋を吻部（上部），中部，尾部（下部）の三つに分けますが，全体の傾向としては，脳神経核は上部ほど少なく，下部ほど多くなります．網様体は吻側から尾側まで伸びています．

レジデント 橋は被蓋と底部がはっきり区別されていますね．

先生 橋の吻側部の正中線上で両者の比率は1：2になります[3]（図3）．本例はどうですか？

レジデント 大体1：1というところでしょうか．底部の萎縮のために比率が変わるのですね．

先生 そこで，本例の被蓋と底部の断面積を測ってみると，底部ほどではありませんが，被蓋も狭くなっています．OPCAというと底部にだけ目を向けがちですが，被蓋にも変性が及んでいるわけです．

レジデント でも，被蓋の病理学的変化を見つけるのは大変だそうですね．

先生 そうなのです．脳幹網様体はほとんど白質と言ってもよいほど神経線維が豊富で，その間に上下に長い樹状突起をもった神経細胞が散在しています[4]．ですから，神経線維の減少という変化は重要な所見です．もっとも，必ずしも線維性グリオーシスを伴わないことが不思議ですが．神経細胞の脱落を評価するのも難しいですが，神経核としてまとまりのあるものも少なくありません．例えば，橋被蓋網様核はMSAでは脱落して，グリオーシスで置換されています（図6A）．これはほとんど注目されていませんが，大脳と小脳を連絡する重要な神経核なのです．それから余談ですが，脊髄と同様に橋も加齢とともに断面積が減少しますが，上下方向の長さはほとんど変化しません．

青斑核は肉眼でもわかります．橋のほぼ全長にわたって見られますが，最上部と最下部は正常でも神経細胞の数が少ないので，それらを除いて2～3ヵ所程度標本に切り出します．それからもう一つ注意したいことがあります．それはですね，マクロでは青斑核の色調が薄くなっていることがあります．高齢者ほどその傾向が顕著になりますが，顕微鏡でみると，退色の程度からは想像できないほどに神経細胞の数はよく保たれていることがあります．個々の神経細胞のメラニン含有量が減少しているのかもしれませんね．また，そのような細胞のなかには一見，central chromatolysis に似たものがあります．私は膨化（inflation）と称して区別していますが，これは神経細胞が死に至る過程の一部を表しているのではないかと考えています．また，橋核にも同様の変化をみることがあります（図6B）．初期例ほど多いように思いますが，長期例でも残っていることがあります．これを軸索障害に対する反応とみて，橋核神経細胞の軸索末端から変性が始まるのではないかという考え方があります．Pick病でも同じような指摘がされています[6,7]．

レジデント 縦束と横走線維は意外とマクロでも分るのですね．

先生 縦束はどこからくるのですか？

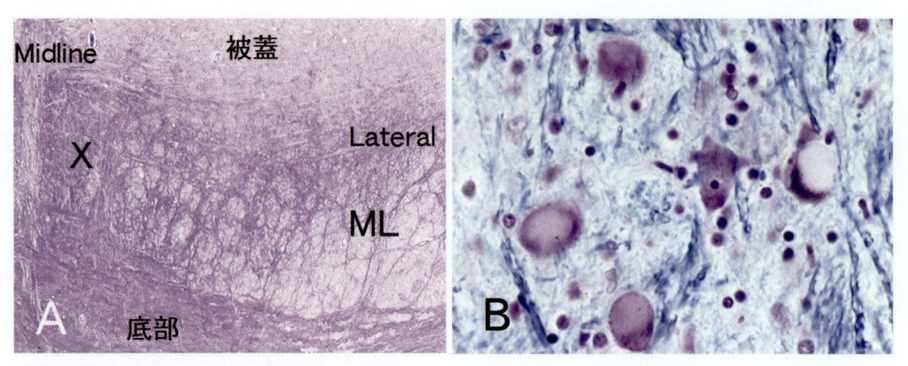

図6 橋 A：MSA では内側毛帯（ML）の内側部にある橋被蓋網様核（Bechterew，×印）の神経細胞が脱落するが，遺伝性 OPCA では保たれている．Holzer 染色．B：橋核神経細胞の central chromatolysis 様変化　KB 染色．

レジデント　えー．
先生　大脳皮質からきます．全ての脳葉からくるのですが，最も多いのが中心溝周辺の Brodmann area 4，3，2，1，5，それに視覚皮質です．では，前頭橋路は大脳脚や橋底部ではどこを走っていますか？
レジデント　えー…，わかりません．
先生　地図がしっかり頭に入っていないと，症状の解析はできませんよ．大脳脚ではその内側部，橋底部では傍正中部の腹側部です．どうですか，どこを通っているかわかると，その場所の縦束，つまり前頭橋路が萎縮していることに気がつきませんか？（図7）
レジデント　ああ，それで橋底部の真ん中が幅広くみえるのですね．確かに縦束の断面がよく見えません．この症例の特徴なのですか？
先生　そうではありません．程度は症例によりまちまちですが，必発です．この線維束は正確には補足運動野からきています．症例によっては錐体路変性より早く変性することがあります．
レジデント　MSA の運動失調には小脳性だけではなくて，前頭葉性の要素も含まれているのでしょうか．

〈小脳で最も萎縮している場所〉
先生　これもルールはありませんが，特別な理由がなければ，私はまず虫部に割を入れて左右の半球に分けて，左の小脳を傍正中断，右を水平断にしています．小脳は身体部位対応配列（somatotopical localization）をしていますので，その関係をみるには小脳溝にほぼ直角に割を入れると良いと思います．これで小脳・脳幹はすべて割面が出ました．さあ，どうですか？
レジデント　脳幹の萎縮の程度に比べて小脳の萎縮は軽いようにみえます．脳幹がひどく痩せているので，余計そう見えるのだと思います．それから皮質より白質の方が狭いように思います．
先生　その通り．逆に皮質は広くみえますね（図8）．小脳白質の萎縮が MSA の特徴の一つなのです．その白質なのですが，ある研究によると，ヒト小脳に入力する神経線維は出て行く神経（出力）線維の 40 倍あるのだそうです[8]．ですから，仮に 100 本神経線維があるとすると，出力線維はたった 2〜3 本ということですね．

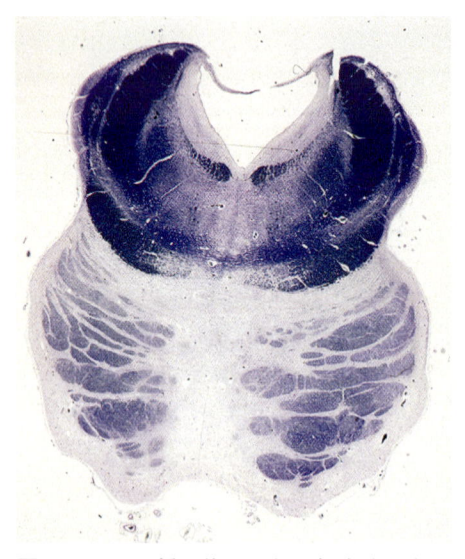

図7　MSA の橋　傍正中部が幅広くみえるのは前頭橋路の変性が一因．皮質脊髄路，側頭・頭頂・後頭橋路は残っているが，萎縮してミエリンの染色性が低下している．内側毛帯の内側部は橋被蓋網様核（Bechterew）．

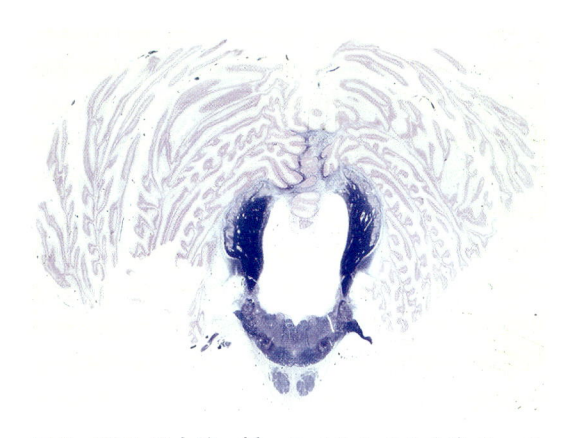

図8 MSA の小脳・橋 ミエリンがよく染まっている領域は歯状核門の内側にある白質．橋被蓋．橋底部では縦束の一部（皮質脊髄路）は染色されているが，縦束そのものが萎縮して，やや淡明化している．それ以外の縦束（前頭橋路，側頭・頭頂・後頭橋路など）はこのレベルではすでに終わっているため染色されていない．KB 染色．

レジデント そうすると，出力線維が減少しても，マクロ的な萎縮は起きないと言っても良いくらいなのですね．小脳の萎縮はひとえに入力線維の減少にかかっているわけですから．

先生 むっ……冴えていますねー……．ではもう一度小脳白質をみて下さい．"色ムラ"に気付きませんか？

レジデント そうですね．白質の色が均質ではないようですね（図10）．

〈MSA と MJD の小脳白質〉

先生 次に上小脳脚を見て下さい（図7）．立派でしょ．周りが萎縮しているので，むしろ正常より太く見えますね．歯状核を出た小脳の出力線維は上小脳脚に入りますから，これをみても出力線維は正常であることがわかります．実は，外因性が否定できない疾患を除外すると，①これが MSA とその他の SCD を区別する有力な所見になっているのです．

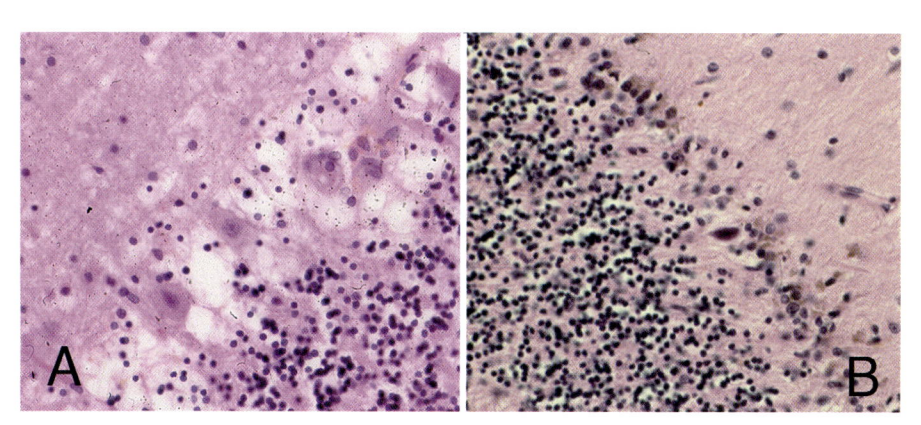

図9 Purkinje 細胞．A：小脳の浮腫は海綿状態として Purkinje 細胞層に現れる．HE 染色．**B**：Purkinje 細胞の脱落に反応して増殖した Bergmann グリア．HE 染色

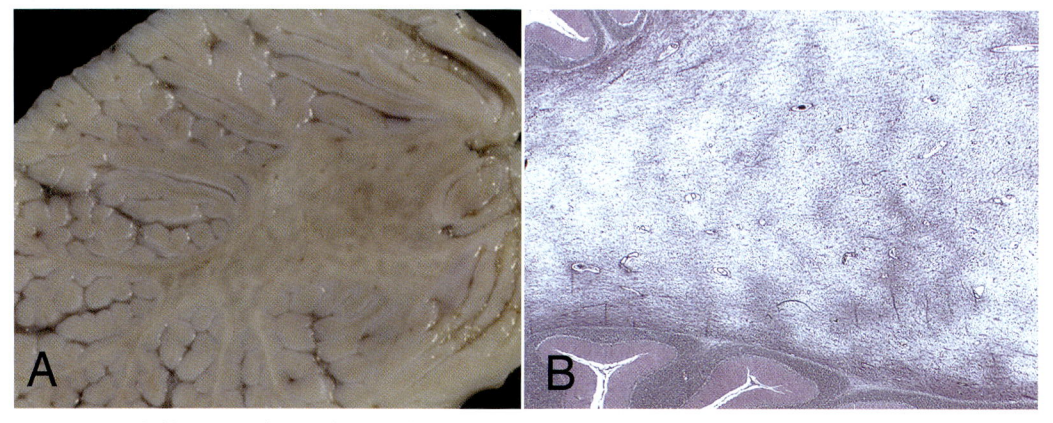

図10 小脳白質 A：褐色調の色が均質ではなくて，色むらがあることに注意．**B**：Bodian 染色標本でみると，マクロ的に見られる色むらにほぼ対応して軸索の密度が高い部位と低い部位が認められる．残存した神経線維の走行に乱れはなく，梗塞のような破壊性病変とは違う．

つまり，Machado-Joseph disease（MJD）や Dentatorubro-Pallidoluysian atrophy（DRPLA）では出力線維も変性しています．それからもう一つ，②MSAでは神経線維のミエリンが広範に脱落して，それに相応するように線維性グリオーシスが生じています．一方，MJDではMSAほどの髄鞘の淡明化はあまり見られません．ところが，線維性グリオーシスは結構強いのです．ミエリンがあまりやられているようにはみえないものですから，Holzer染色の染まり方には，今流に言えば surprise するわけです．ミエリンの脱落と線維性グリオーシスの関係が普通と違うので dissociation glio-myelinique と言うことがあります．この術語は線維性グリオーシスで置換されている範囲の方が髄鞘が染まらない領域より広い状態を指していて，白質ジストロフィーの特徴の一つと言われています．

レジデント　どうしてそうなるのですか．

先生　わかりません．アストログリアの線維形成つまりグリオーシスは軸索の成長を妨げるとか，その反対に成長を促進することもある，とか．でもアストログリアに関する知見はいずれも in vitro のもので，実際の脳のなかではどうなっているのかよくわかっていないようです．それはともかくとして，まるで白質ジストロフィーのマクロをみているようです．

レジデント　そう言えば副腎白質ジストロフィー（adrenoleukodystrophy）のなかにOPCAに似た病変分布をとる症例をどこかで読んだことがあります[9]．

先生　この白質の所見はMSAの特徴の一つだと考えていますが，ミクロ観察のところでもう一度出てきます．

〈大脳に割を入れる〉

では，大脳に割を入れましょう．これも特別な方法があるわけではありません．前額断あるいは冠状断といって，大脳の長軸に対して直角に切る方法が一般的です．しかし，CTやMRI画像に合わせて切ることもできますし，何度も言いますが，その症例の特徴とか問題点をうまく表せる切り方が良いと思います．

レジデント　ああそうか，当て木を当てて切れば一定の厚さで切れるわけですね．

先生　えっ？　あ，そうそう．大脳も一定の角度で切りませんと，ずれて行ってしまいます．私は，前頭極と後頭極を結んだ直線に対して直角になるように切っています．以前，大脳皮質の表面積と老化の関係を調べていた時に一定の角度と厚さが必要だったものですから，それが習慣になってしまいました．成人ですと前頭極と後頭極を結んだ長さはほぼ16 cmです．頭の形は様々ですが，このように測った長さには，不思議なことにあまり個人差はないようです．さて，さきほど，乳頭体を通る前額断を作りましたので，それに続いて全部を切ることにします．切った割面は前から順番に並べます．気をつけなければならない点は，左右を間違えないこと，観察に夢中になるあまり，割面を乾燥させてしまうことですね．折角の標本が台無しになります．

〈被殻とそれに関連した神経核〉

レジデント　被殻の色が濃褐色です．とくに後の方が．それに割面が粗い感じがします．被殻頭部は肉眼では色の変化がいまひとつはっきりしません．正常のようにもみえますが．

先生　正常の被殻は淡い黄褐色ですから，この色はおかしいですね．尾状核はどうでしょう．

レジデント　尾状核もやられるのですか？

先生　被殻の病変が強いと，尾状核に及ぶことがあります．マクロではわかりにくいですが．では淡蒼球は？

レジデント　うーん，よくわかりません．少し褐色が強いかもしれません．

先生　ここには被殻の二次変性が及んでいるのでしょう．今日はMSAであることがわかっていますが，そうでない場合には，乳頭体，視床，視床下核なども注意深く観察しましょう．とくに小さな神経核はマクロの段階で切り出さないと，あとでは非常に難しくなりますから．

なお，脊髄の観察が残っていますが，症例編I『筋萎縮性側索硬化症』に詳しく解説されていますから，そちらを読んで下さい．

2. マクロ所見のまとめ

先生　最終的には神経病理診断を書くわけですが，その前に，マクロ観察のまとめをしておきましょう．君だったらどんな風にまとめますか？

レジデント　MSAは系統変性ですから，システムを軸に整理してみました．

1) 小脳入力系の変性（OPCA）
2) 線条体黒質変性（SND）
3) 軽度の脳浮腫（左扁桃ヘルニアと両側鈎ヘルニア）

自律神経系はマクロではよくわかりませんでしたので，ここには書いてありません．

先生 大変わかりやすいまとめ方ですね．

〈どのカテゴリーに入る疾患？〉

これで，駆け足でしたが，中枢神経系のマクロ観察が終わったわけです．さあー，どのカテゴリーに入る疾患でしょうか？

レジデント えっ，そんな！ まだ顕微鏡だってみていませんよ．

先生 もちろん，最終診断はミクロ所見を検討してからですが，マクロの段階で頭に浮かぶ疾患とか病巣形成のメカニズムからみたカテゴリーは，その後の染色標本用の切り出しや染色の選択などに大きな影響を与えます．第一印象に振り回されたり，固執することは良くありませんが，幾つかの可能性を挙げてみるのは良いと思いますよ．まず，病巣のでき方にはどんなものがありましたか？

レジデント ①血管・循環障害，②腫瘍，③奇形・発達障害，④脱髄，⑤炎症，⑥変性，です．

先生 そうですね．では本例はどれですか？

レジデント えっ，それは，まあ，臨床診断が MSA という変性疾患ですし．というのは答えになりませんね．

先生 いや，そうでもないですよ．それも一つの理由でしょう．

レジデント 出血も梗塞もないし，腫瘍もみつかりませんし，もちろん，奇形もありません．まだ顕微鏡をみていませんからわかりませんが，重大な髄膜炎はないと思います．ただ，小脳白質の色ムラに注目すると（図10），白質ジストロフィーもありかな，なんて考えてしまいます．突飛すぎますよねー．

先生 そうなのです．変性は神経細胞に原因があるわけですが，必ずしも目に見える形になっていません．ですから，変性とはそれ以外のカテゴリーではないことを証明する必要もあるわけです．また，こうも言えます．形態学的に変性が何に一番似ているか，というと，それは緩慢な循環障害でしょう．ところが，本例の病変を血管自体や血管の灌流域で説明することは難しいでしょう．だから変性の可能性が高い，とも言えるわけです．

レジデント 変性というものは，如何に血管・循環障害を否定するかにかかっているように思えてきました．

先生 そう簡単にわかったと言われるとちょっと不安ですが，まあ，いいでしょ．つまり変性と循環障害はいつも背中合わせということですね．

3．切り出しと染色の選択

先生 特別な方法はありません．ただ，後の人が染色標本をみた時に，その症例の①診断，②特徴，③問題点，などがわかるようにしたいものですね．

レジデント どのような方法があるのですか？

先生 臨床症状や経過を十分頭に入れてから，問題の症状を引き起こしていると考えられる部位を切り出します．ですから，マクロ観察のまとめを書くことが大変重要になってくるのです．本例に関しては，折角システムを軸にまとめたのですから，システム毎に切り出すのが良いように思います．神経線維の連絡を念頭に置いた方法ですね．また，小脳は発生学的に前庭小脳，脊髄小脳，大脳小脳に分けられますが，例えば下オリーブ核と小脳半球，前庭神経核と小脳片葉，大脳皮質−皮質橋路−小脳半球，といった具合に切り分けるのも良いと思います．それから，切り出した部位と線維連絡がある構造も切り出すと良いでしょう．それに関連して，切り出した部位は書いておくわけですが，後で，記載が不十分で詳しいことがわからない場合や書類を紛失することもあります．そこで，標本を載せるスライドグラスの大きさにもよりますが，目的の構造だけでなくて，できるだけそれに隣接する構造も含めると，あとで場所のオリエンテーションに役立つことがあります．

レジデント 臨床からはまったく見当がつかない場合はどうした良いのですか？

先生 まあ，それはあまりないと思いますよ．病歴などがあれば，ある程度方向性は決まってくるものですが．私の経験からしますと，マクロ観察の段階で，症例は3つくらいに分けられます．①疾患名がわかる場合，②疾患名は不明でも，病理発生機序のどのカテゴリーに入る疾患か見当がつきそうな場合，③疾患名もカテゴリーも見当がつかない場合，の3つの場合があります．③の場合が一番厳しいわけですが，そういう症例はミクロ観察に持って行ってもあまり状況は好転しないことがあります．生化学など異なる方法からアプローチしてみるとか，学会や研究会に発表して大勢の人達に見てもらうのも手でしょう．その一方で，できるだけ所見を詳しく残しておいて，将来似たような症例に遭遇するのを待つのです．

〈染色〉
レジデント 染色のオーダーはどうしましょうか．HE，KB ですか？
先生 その前に，なぜ，染色の種類を選ぶのですか？
レジデント そうですね……，何か染めないと見えないし．いや，そうではありません．マクロ観察から自分が考えたことを証明するためではないでしょうか．
先生 そうですね．標本を可視的にすることも大変重要ですが，ここでは臨床とマクロ観察から得たものをどのように証明するか，ということが染色の種類を選ぶ基準になっているわけです．先ほどの質問に戻りますが，マクロ所見からミクロ所見を思い描けるようでしたら，HE 染色だけでも相当のことがわかりますが，どのような染色をしたら良いか見当がつかないときには，やたらたくさん染めないで，取りあえず HE 染色だけにしておいたらどうでしょう．
レジデント 免疫組織化学的染色も加えるわけですね．
先生 免疫染色がパラフィン包埋標本でも染められるようになってから，今やルーティン化しているわけですが，それに反比例するように HE 染色標本を読めない人達が増えてきています．全体が何一つわかっていない段階で特定の細胞の免疫染色をして何になりますか？ この点は本シリーズの入門編にも述べてあります．

〈標本の厚さ〉
では，厚さはどうします？
レジデント 厚さって，何の厚さですか？ 標本の厚さのことですか？
先生 腫瘍の診断では 4μ 程度の厚さにしているようですが，神経系の標本は大きいので薄く切ることが難しくなります．それで厚さは 8〜10μ が多いのではないかと思います．
レジデント 標本を厚くする利点って何ですか？
先生 神経系も原則的には薄い方が良いと思います．しかし，利点もあるのです．厚くなるとそれだけ細胞同士の重なり合いができるために，皮質の層構造が見やすくなるのです．ですから皮質の発達障害をみるには良い方法です．また，厚い方が細胞の立体的な構造を見やすくします．しかし，パラフィンの硬さにもよりますが，私の経験では厚さが 20μm を超えると薄切中にヒビが入ったり割れたりすることがあります．それで，かつてはセロイジンという物質に包埋して厚く切っていたのですが，現在では使われていません．いずれにしても，標本作製に関してはベテランの技師さんがいますので，よく相談してみることですね．

III．顕微鏡をみる

1．オリーブ・橋・小脳萎縮

1）小脳皮質について

レジデント 早く染色標本を見たいですね．
先生 そうですね．この段階になりますと，どこが問題の中心かわかりかけていると思いますので，マクロ所見の中心的な場所から顕微鏡でみてみましょう．それから，先ほど関連のある構造を一つのブロックにして切り出す話をしましたが，顕微鏡観察する時もこのブロックを単位とすると所見を把握しやすいのでないかと思います．まず，小脳から始めましょう．小脳皮質は三つの層からできていますね．
レジデント 小脳表面から分子層，Purkinje 細胞層，顆粒細胞層です．しかし，Purkinje 細胞は一定の間隔で並んでいるような所もありますが，ある距離まったく Purkinje 細胞がみえない所もあって，病的に脱落しているかどうかよくわからないのですが．
先生 それには幾つかの理由が考えられます．一つは，Purkinje 細胞層は浮腫などで簡単に離れてしまうために，Purkinje 細胞が消失しやすいことです（図 9A）．また，例えば手で擦るだけでも Purkinje 細胞が外れてしまうことがあります．第二は，錐体細胞の樹状突起は三次元的に広がっていますが，Purkinje 細胞の樹状突起は平面的，二次元的に展開していて，その面は小葉溝に対してほぼ直角です．しかも，Purkinje 細胞層は様々な曲面の連続になっているわけで，そこに直線的，二次元的な割が入ると，その断面は曲面の複雑な組み合わせになってしまい，Purkinje 細胞が一定間隔で並んでいる様子がわからなくなってしまうのです．
レジデント ではどうしたら良いのですか？
先生 そう，どうしたら良いでしょう．大脳皮質でも皮質下核でも神経細胞が変性・消失するとどうな

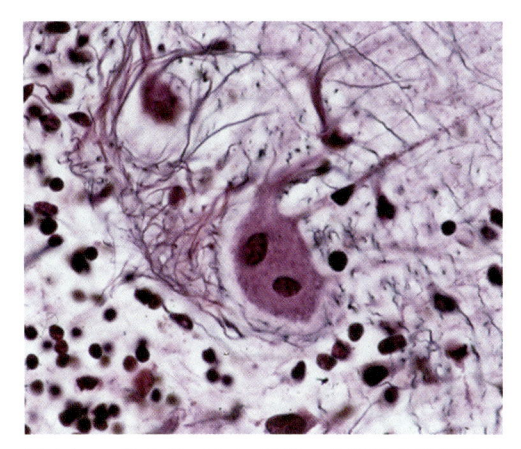

図11 二核のPurkinje細胞．皮質性小脳萎縮症ではしばしばこのような二核の神経細胞や異様な形をした核に遭遇する．しかし，MSAなど他のSCDでは未だ見たことがない．HE染色．

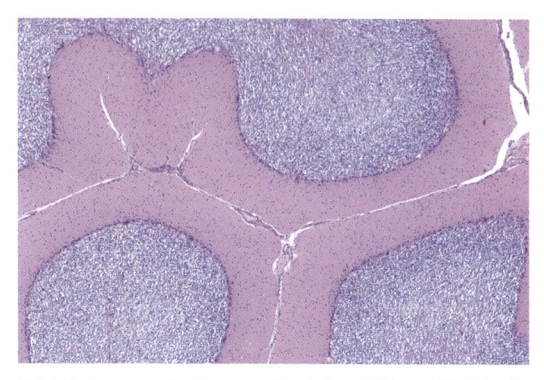

図12 Status bullosus. Purkinje細胞，顆粒細胞がびまん性に脱落している．しかし，アストログリアの反応は認められない．顕微鏡でそれとわかるような微細な病巣であることはまれで，普通マクロ観察でも見当がつく程度の広がりがある．HE染色．

りましたか？ 入門編のまとめでお話しましたね．

レジデント アストログリアの増殖に着目します．

先生 そうでしたね．小脳皮質ではBergmannという人の名前が付いていますが，どこにでもあるアストログリアと同じ細胞が増殖するのです（図9B）．

レジデント 小脳皮質は循環障害を受けやすいと聞いたことがありますが．

先生 大脳皮質と同様に，小葉溝の深部が頂部よりひどく障害される傾向があります．

レジデント 虚血性障害とMSAではどちらがBergmannグリアの増殖が強いですか．

先生 簡単には比較できませんが，平均的には，循環障害の場合でしょうね．その他，Purkinje細胞層が障害されると，分子層にもグリアが増加しますし，分子層が薄くなります．CJDではグリア線維だけが残って，実質はほとんどなくなってしまうようです．そのため，あたかもグリア線維の柵ができたようにみえることがあります．

レジデント Purkinje細胞層には物質が蓄積しますね．Menkes病とかGM_2-gangliosidosisとか．

先生 詳しいですね．蓄積物質はPurkinje細胞体だけでなく樹状突起にも溜りますので，奇妙な形の突起が見えることがありますね．それからもう一つ注意して欲しいのはPurkinje細胞の核の形です．

レジデント 形がおかしいのですか？

先生 核がくびれているもの，二個になりかけているもの，大豆のような形，様々ですが，このような所見は一次病巣（primary lesion）がPurkinje細胞にあると考えられる疾患だけのような気がします（図11）．MSA，MJDでは見たことがありません．それに対して，皮質性小脳萎縮症では簡単に見つけられます．

レジデント 小脳はアミロイド・アンギオパチーの好発部位なんですよね．

先生 そのように思い込んでおられる先生方がいらっしゃるようですが，私たちが連続剖検例で前頭葉，後頭葉，小脳の三カ所を調べた限りでは，小脳がとくに好発部位ということはなくて，どの部位でもほぼ同時期にアミロイドが出現していました．

レジデント 顆粒細胞層はどうですか？

先生 この細胞も人工的な消失から病的な変化まで様々です．よく遭遇するものとしてstatus bullosusという変化があります（図12）．マクロでわかります．フォルマリン固定脳では灰色，HE染色標本では青紫色または赤紫色にみえる領域です．これは死戦期の梗塞で見かけますが，死後変化の方が多いかもしれません．しかし，その組織内部や近くにアストログリアの増殖が同時に観察できれば，生前に生じた可能性が高くなります．

レジデント "toxic glia"という名前を聞いたことがあるのですが．

先生 それをおっしゃった先生は私達の（君達のではなくて）大先輩ではないかと思いますが，中毒，代謝性疾患のときに現れるグリアをそのように言うことがあります．有機水銀中毒，慢性アルコール中毒などで．形態学的にはAlzheimerⅠ型グリア，AlzheimerⅡ型グリアはtoxic gliaの代表的な細胞です．

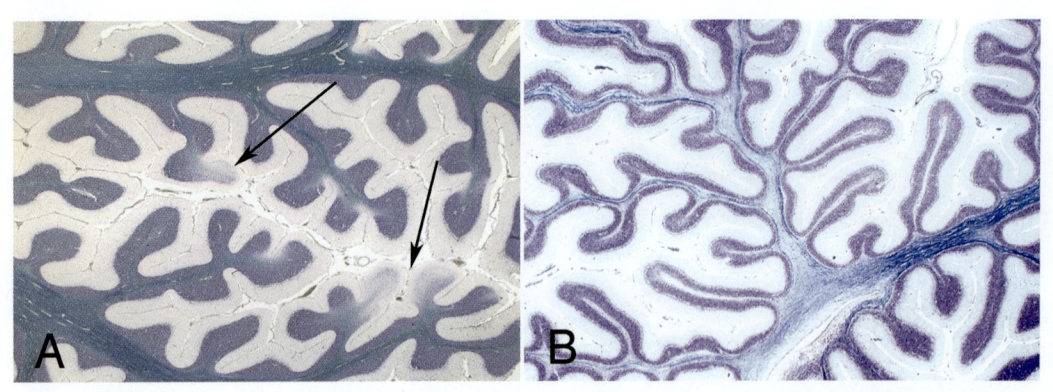

図13 小脳虫部 A：僅かに虚血性病巣が見られるが（矢印），臨床的，形態学的には健常な小脳．B：MSA．皮質が薄く，Purkinje 細胞だけでなく顆粒細胞も脱落している．皮質下白質では一部を除いてミエリンがほとんど染色されていない．

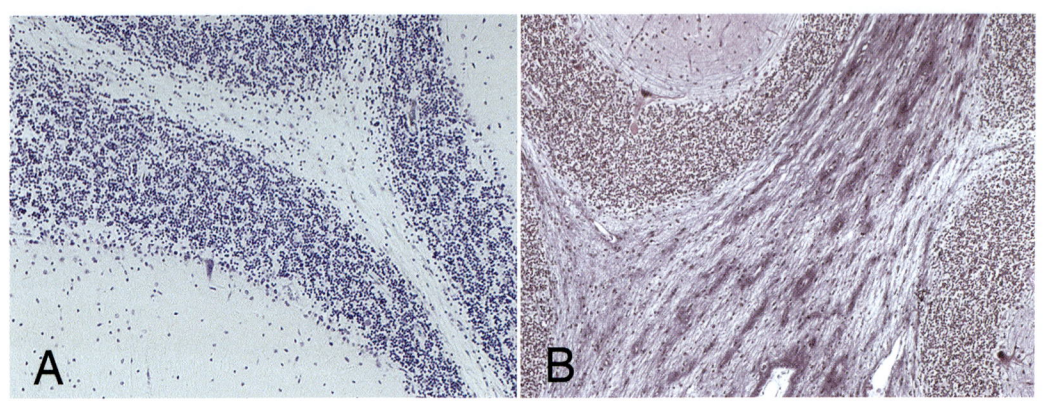

図14 MSA の皮質下白質 A：皮質下白質ではミエリンがほぼ完全に染まっていない．KB 染色．B：軸索も同様に消失している．濃く染色されている部分は血管外膜由来の結合織線維．二つの所見から，これは脱髄ではなくて，神経線維そのものが変性・脱落していることがわかる．Bodian 染色．

〈皮質下白質〉

先生 ここに二枚の虫部染色標本があります．違いを指摘してみて下さい（図13）．

レジデント 全体の大きさが違うようです．こちらは比較的広い虚血性変化がみられますが（図13A），それ以外の場所では，葉脈のように枝分かれしている皮質下白質がよく染まっていますし，幅も広いです．それに対して小さい虫部（図13B）では皮質下白質が狭くて，染まり方も十分ではありません．髄鞘の淡明化があるのでしょうか．

先生 では図13B の Bodian 染色標本を見て下さい（図14B）．

レジデント 軸索が減少しています．あっ，そうか．この場合はミエリンが染まりにくいために淡明化しているのではなくて，つまり染色性の低下ではないわけですね．軸索が無くなっているので染まるべきミエリンも無くなっている．そのことによる淡明化なのですね．

先生 私は髄鞘（ミエリン）の淡明化とか染色性の低下という表現はあまり好きではありません．一言で表現できる便利さはあるのですが．

レジデント 先生，皮質下白質には HE 染色でもわかるアストログリアの増殖がありますが，その割には小脳皮質の変化が軽いように思えます．もちろん，Purkinje 細胞も脱落しているようですが．

先生 面白い所に気づきましたね．そうなのです．MSA（あるいは OPCA）では変性は皮質下白質の方が強いのです．さあ，なぜでしょう？ 君はマクロ観察の時に実に冴えた答えを出していましたよ．

レジデント あの時，小脳では，入力線維は出力線維の40倍あるというお話を聞いて，出力線維が減少してもマクロ的には大した萎縮はこない，と言ったように思います．あー，そうすると，ミクロ的にも入力線維の変性が小脳病変の中心だ，と言えるわ

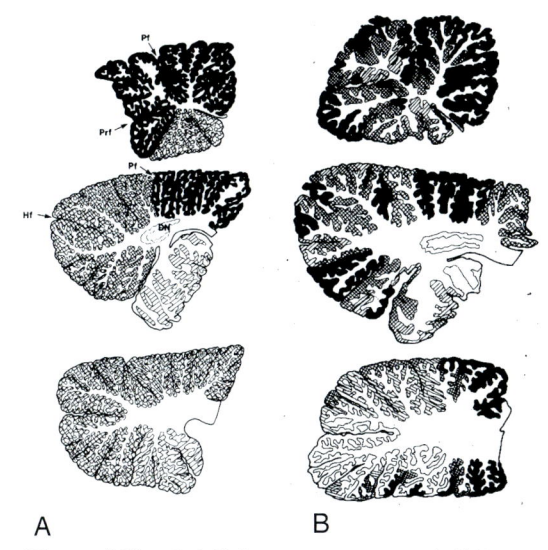

図15 小脳の病変分布　A：MSA，B：皮質性小脳萎縮症

けですね．

先生　入力線維と出力線維を形態学的に区別できませんので，厳密には入力線維の変性だとは断定できませんが，色々な所見を総合すればそういうことなのです．

〈病変分布〉

それでは虫部だけではなくて，小脳半球の標本を見て，どういう病変分布になっているか，見てみましょう（図15）．

レジデント　虫部をみると，病変は全体ではないようですね．小舌（Lingula）から山腹（Declive）までの皮質には病変がありましたが，虫部葉（Folium vernis）から小節（Nodulus）では非常に軽い病変しか見られません．歯状核を通る傍正中断標本でも同じような傾向があり，小脳上面（四角小葉Lobulus quadrangularis，単小葉Lobulus simplex）に比べて下面はほとんど病変がみられません．どうしてこういう分布になるのですか？

先生　この分布パターンはMSAに特有というわけではないのです．実はMJDも同じです．ただし，Purkinje細胞にprimary focusがあると考えられる疾患は違うようです．これは後で触れることにして，MSA，MJDではなぜこのような分布になるかを考えてみましょう．

レジデント　MSAでもMJDでも同じだとすると，OPCAに特有な分布と考えるのでしょうか．錐体外路系がこれに関係しているとは考えにくいし．入力線維とか起始細胞と関係があるのでしょうか．

先生　なかなかいい線ですね．病変が非常に軽いか，あるいは正常に見える片葉（Flocculus）や小節葉は前庭神経核から入力を受けますが，下オリーブ核や橋核からは入力がないのです．恐らく，この起始細胞の違いが病変の強弱に関係していると思われます．また，小脳は場所によって代謝系が異なることも知られています．

レジデント　先生，もう一つの分布パターンって，どういうものですか？

先生　外因性の皮質性小脳萎縮では，Purkinje細胞の核の異常に加えて，病巣が多巣性（multifocal）になるのが特徴ではないかと考えています．私自身は慢性アルコール中毒，傍腫瘍症候群で経験しました[10]．このような分布はMSA，MJDでは見られません．

〈神経細胞の脱落とグリオーゼ〉

レジデント　小脳歯状核を見ると，アストログリアが増殖しているので，神経細胞が脱落しているように思うのですが．

先生　確かに．何か事件があったわけですね．でも，歯状核門や上小脳脚は正常ですね．

レジデント　ちょっと矛盾していますよね．腫瘍でない限りアストログリアが自己増殖することはないわけですから．

先生　歯状核の神経細胞が減少しているかどうかは難しいところです．ある研究者が数えたところ，MJDでは減少していたと報告されていますが[11]，MSAでは減少していないと思います．もう一つ忘れてはならないものがあるのですが．何ですか？

レジデント　歯状核にあるものを考えれば良いわけだから．そうすると，まず歯状核神経細胞，その樹状突起，軸索，入力してくる神経線維，主にPurkinje細胞の軸索．そうか，これだ！　これが変性・消失して，それに対してアストログリアが増殖しているわけですね（図16）．

先生　その通り．神経線維が脱落する．それに対してアストログリアが増殖する，このパターンが一番遭遇する機会が多いわけですが，そうではない場合もあることを覚えておいて下さい．

2）小脳白質について

レジデント　MSAというと，ほぼ1世紀の間，本当に誰も封入体に気づかなかったのでしょうか（図17）．不思議なこともあるものですね[12,13]．

先生　まあ，人間のやることは決して完全じゃないから，これからもこういう類いのことは出てくるか

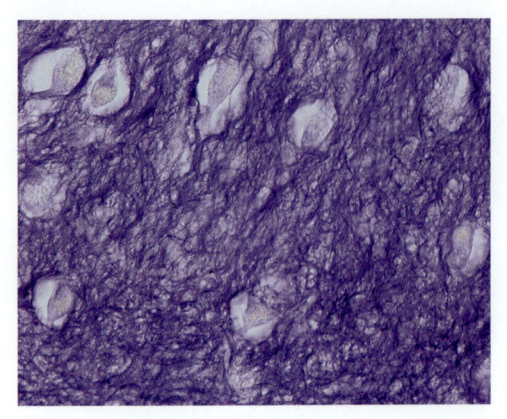

図16 小脳歯状核 神経細胞はリポフスチンを細胞質内に貯留して，膨化している．神経細胞の脱落はないが，線維性グリオーシスが著しい．Holzer 染色．

もしれませんね．
レジデント 免疫染色では α-synuclein に染まりますね．
先生 その他にも ubiquitin, αB-crystallin, tubulin などにも染まる．しかも，synucleinopathy という言葉も生まれました．これには primary と secondary があって，primary synucleinopathy には Parkinson 病，Lewy 小体型認知症，Hallervorden-Spatz 病，それに今日のテーマである MSA があります．Secondary の方には ATD, Down 症候群，Parkinsonism-Dementia complex on Guam, 石灰沈着を伴う神経原線維変化病，myotonic dystrophy などです．しかし，なんだね．君達をみていると免疫染色で染まると，何か安心するようなところがあるらしいね．それはともかくとして，白質ですね，問題は（図10）．
レジデント 私はこの小脳白質は梗塞が一番近いかなと思ったのですが，それにしては病巣の辺縁がシャープではありません．徐々に神経線維の密度がより高い場所に移行しているようです．それから，線維密度とは無関係に，神経線維の配列に乱れがないことも不思議です．そういうところが梗塞と決めつけられないところなんです．
先生 Holzer 染色はどうですか？
レジデント HE 染色より均質に染まっていますが，神経線維の少ない所は Holzer 染色でも薄いように思います．プレパラートにのるくらいの広さですから，互いに異なる場所からきた神経線維の集まりであると考えるのは無理でしょうねえ．
先生 もしそうだとしたら，どうなるのですか？
レジデント 神経線維の密度の差は障害の強弱を表しているのかな，と思ったものですから．例えば，プレパラートにはのっていない遠くにある起始細胞あるいは神経線維の障害が，場所によってその強さが違うとすると，それが寄り集まった場所では，色々な密度の病巣ができるのではないかと思ったものですから．
先生 そうかもしれませんよ．私たちは標本を本当の二次元の世界と思いがちですが，そうではないのですから．
レジデント GCI をもったオリゴデンドログリアが神経線維に添って一列に並んでいる像をみると，明らかにミエリンから捲れ上がったような GCI もあったので，そのためにミエリンが軸索から剥がれ落ちるような姿を想像してしまいました．だからというわけでもないのですが，脱髄という側面もあると思います．
先生 しかし，脱髄はどんなタイプにせよ血管との関係がありますが，MSA ではなさそうですね．しかも，ミエリンに留まらず，結局，ニューロン全体

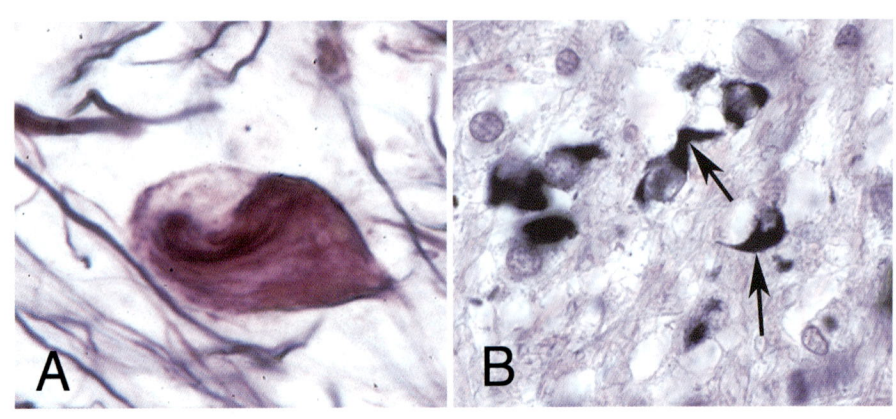

図17 オリゴデンドログリアの封入体 A：Bodian 染色，B：Gallyas 染色．

を壊してしまうのです．また，ある神経核が侵されると，そこから出る出力線維にも GCI が寄生虫のようにくっついている．つまり，どのニューロンでもそうなるわけではなくて，シナプス連絡があるニューロンに起きていますね．どの神経線維でも同じではないわけです．こういう一面が脱髄的でありながら系統変性症的なのでしょうかね．

レジデント　脱髄であれば軸索の損傷はないはずですよね．

先生　いや，そうとも言えないのです．多発性硬化症の脱髄斑を調べた研究によると，脱髄斑内部の軸索が減少したり，太くなっているようです．また Devic 病（Neuromyelitis optica）のように脱髄としての性格を持ちながら非常に壊死傾向が強いものもありますから，MSA もそういう仲間なのかもしれません．それからもう一つの可能性として白質ジストロフィーがあります．とくに Adrenoleukodystrophy が OPCA によく似た系統変性的な病変分布を示すことは知っていると思いますが，白質ジストロフィーは脱髄というよりもミエリンの形成，維持に障害がある疾患群で，ミエリンだけでなく軸索も強く障害されます．多発性硬化症では症状に寛解と増悪がみられることがありますが，白質ジストロフィーでは普通進行性ですね．その理由として軸索の強い障害が挙げられるのです．その他，病巣がほぼ左右対称性のことが多いとか．それから先ほど言い忘れてしまいましたが，神経細胞の胞体や核のなかに抗 α-synuclein 抗体に陽性の封入体ができます．とくに橋核と下オリーブ核を探すと見つかります．でも Purkinje 細胞にはできないようです．

レジデント　そうしますと，多少は白質ジストロフィー的な要素もあるということでしょうか．

先生　ですから，MSA では神経細胞体が先に変性・脱落するのか，それとも神経線維が先で，神経細胞は二次的に脱落するのか，という観点で考えてみてはどうでしょう．

レジデント　僕は Purkinje 細胞の脱落は下オリーブ核や橋核から入力する神経線維の脱落による順行性の transsynaptic degeneration ではないかと思います．しかし，橋核や下オリーブ核などでは神経細胞の核内封入体が脱落に関係しているかもしれません．

先生　部位によって神経細胞の脱落するメカニズムが違うというわけですね．

レジデント　少なくとも OPCA は小脳入力系の病気だと思うのです．それで，その入力線維を脱落させるのは神経細胞の核内封入体も考えられますが，一番大きな要因で，しかも最初の出来事は，うまく言えないのですが，GCI の形成で始まる軸索というか神経線維の変性なんじゃないかと思います．

先生　先ほど言いましたね，神経細胞が先か，神経線維が先か，って．君の考えでは神経線維が先ではないかと考えているわけですね．最近は tauopathy や synucleinopathy という考え方で疾病を見直しつつありますね．私は一つの進歩だと評価しています．しかし，その一方で，もっと基本的な細胞や組織の変化についてもっとよく考える必要もあるように思います．そんな訳で，MSA という概念をもう一度考え直してみるのも良いかもしれませんね．結論は出ませんが，大分 MSA の"人となり"が明らかになったように思います．

2. 線条体黒質変性について

先生　黒質は緻密帯と網様帯に分けられますが，実際に観察してみてどうでしたか？（図 18）

レジデント　先生が典型的な症例を出して下さったのだと思いますが，この 2 つの場所はまるで無関係のような感じですね．

先生　どういう意味ですか？

レジデント　緻密帯にはほとんど神経細胞の脱落はないのに，網様帯ではアストログリアの増殖がある症例，反対に緻密帯の神経細胞はかなり脱落しているのに網様帯のアストログリアはほとんど増加していないとか．

先生　そうですね．しかし，被殻病変と黒質網様帯はある程度比例関係にあると考えられる症例も多いですね．ですから，被殻病変は線条体黒質路を介して黒質に変化を及ぼしている可能性はあるわけです．

レジデント　被殻の海綿状態とか微細な空洞病巣などをみると，被殻に primary の病変があると考えたくなりますね（図 19B）．反対に，もし黒質線条体路が一役買っているとすると，軸索末端から変性が始まっているわけですよね．黒質にはほとんど変化がなくても被殻には特有の病変ができるわけですから，dying-back でしょうか？

先生　被殻の病変は黒質病変の二次的な変化ではなくて，一次的な病巣である，と思うわけですね．

レジデント　それで，その変化が線条体黒質路を通じて網様帯にグリオーシスを引き起こしているのではないでしょうか．

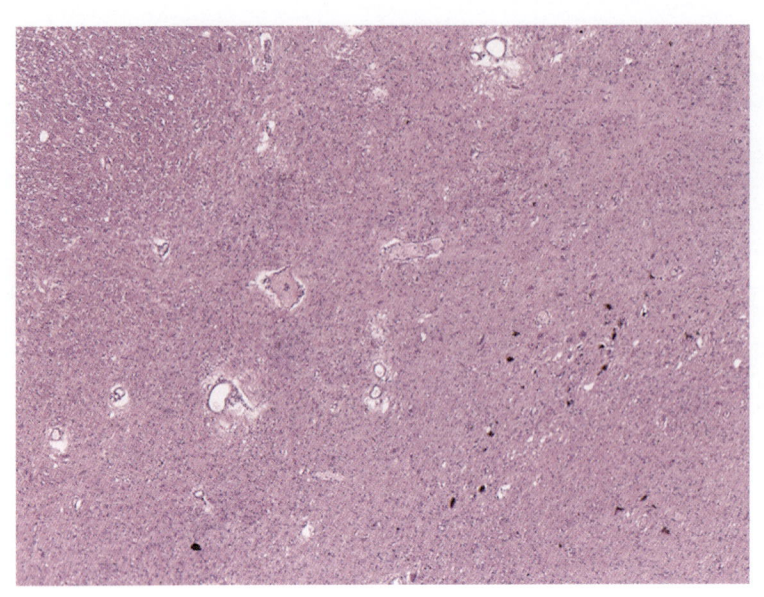

図18　MSAの黒質　色素神経細胞，非色素神経細胞ともに変性・脱落する．アストログリアの増殖は神経細胞の集団があった場所だけでなく，びまん性に増殖している．そういう変化はPSPに似ている（図5を参照）．

先生　黒質緻密帯から起こる黒質線条体路にはある程度部位対応配列がありますね．

レジデント　ええ．黒質尾側は主に被殻へ向かい，吻側は尾状核頭部へ行きます．また黒質尾側外側部は被殻の背側部へ，そして黒質内側部は被殻の腹側部へ投射します．

先生　その通り．しかし，被殻の海綿状病巣と黒質緻密帯の神経細胞脱落が二つともprimaryのように思える場合もありますから，解釈に苦しみますね．しかも，両者は互いにindependentかもしれない．

レジデント　先生，被殻の病変は黒質線条体路の部位対応に従っているというよりも，虚血性障害のときの被殻の病変分布に似ていることから，必ずしも黒質線条体路にこだわる必要はないような気がするのですが．

先生　虚血性病変の分布と変性の分布がおおよそ一致するというパターンはここだけではありません．一般的にもそう言えるのかと聞かれると，勉強不足で断言はできませんが，決して稀なことではないと思います．だから虚血病変と変性病変の鑑別が難しいのです．しかし，先ほど君が指摘したように黒質と被殻はいつも連動しているわけではなさそうですから，別の機序があるのかもしれません．また，MSAを構成する各病変がみなスタート時期から病勢もスピードも同じかどうか，こういう問題が意外

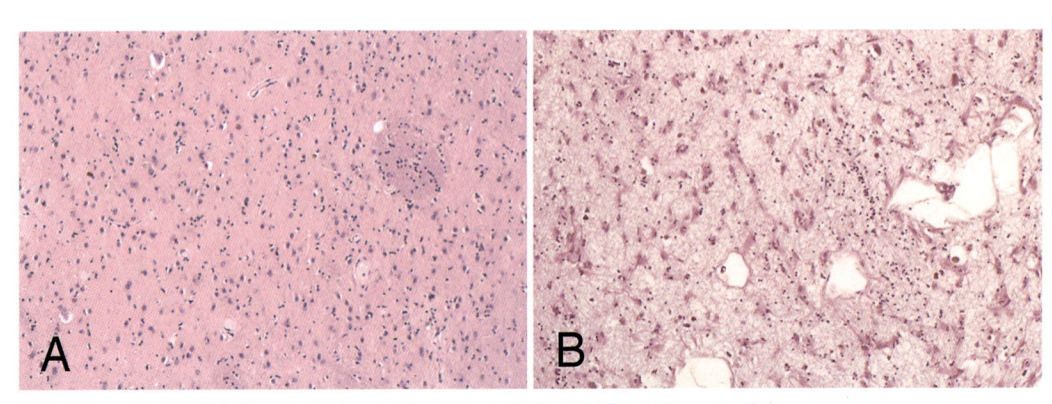

図19　MSAの被殻病巣　A：軽度の病変，B：中等度〜高度の病変．HE染色．

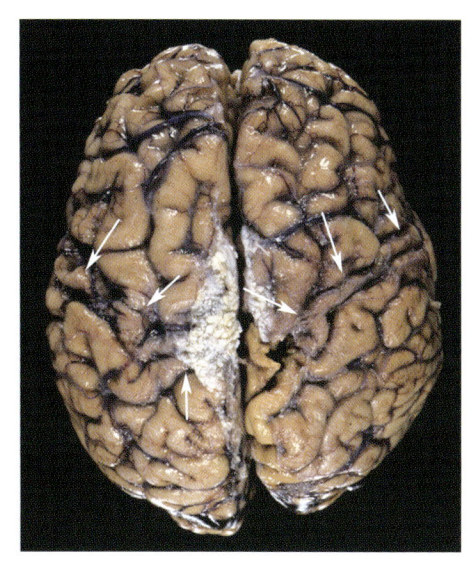

図20 MSAの大脳 両側の中心前回（矢印）が非常に細くなっている．その他の脳回には特別な変化は見られない．臨床歴に呈示した症例とは別の症例．

にもことを複雑にしているかもしれませんよ．

レジデント 私のイメージでは変性疾患の病変分布というものはかなり"紋切り型"ではないかと思っていました．でもMSAをみると，OPCAにはほとんどバリエーションがないのに，SNDにはそれがかなりあると言う点で異質ですよね．SNDがMSAの主要な構成員でなければ，こういうバリエーションがあっても許せるかな，と思えますが，そうではないわけですから．

先生 被殻も黒質も互いに影響を受けているわけですが，両者の病変を比べると，被殻の病変はかなり破壊性の強い病変ですね．

レジデント でも先生，僅かにアストログリアが増加している場合だってありますよ．

先生 そうですね．では言い換えましょう．被殻の病変は破壊的な病巣を作り得るpotentialityをもっている病巣である．しかし，黒質にはそのようなものはない．これでどうでしょう．それで，こういう違いがSNDにいろいろなバリエーションを作り出しているのかもしれませんよ．

レジデント そうですね．

先生 どうでしょう，MSAの最も中心的な病変はOPCAでしょうか，それともSNDでしょうか？これまでの私の経験からすると，かつてはOPCAにSNDが合併するか，という問題で議論されていたように思います[14]．でも実はSNDがMSAのコアになる病気で，それにOPCAが合併するということなのかもしれません．

レジデント まるで主客交代ですね．

先生 それからですね，話は変るのですが，MSAで不思議だな，と思うことがあるのです．それはね，線維連絡からみると，小脳系とSN系は直接シナプスすることがないのですよ．

レジデント 確かに小脳系とSN系の病変にははっきりした相関がないですよね．そうすると，視床を介することになりますね．でも，先生，ちょっと待って下さい．最近注目されているMSAの中心溝領域の病変はその候補になりませんか？

先生 被殻と大脳皮質がつながって，大脳皮質と前頭橋路を介して小脳と連絡して，前よりは良いですね．まあ，取り留めのない議論になってしまいましたが，いずれにしても，線条体黒質変性という名称は必ずしも実態を表していない，ということになりますかね．そういえば，この疾患を発表したRaymond Adamsが名称について同じようなことを書いているのを思い出しました[15]．

3．大脳皮質病変について

先生 MSAで中心溝領域の皮質に萎縮がくることが報告されるようになったのは1990年代からだと思いますが[16,17,18]（図20），その名の通り病巣がmultipleになってきましたね．私はね，大脳皮質基底核変性症（CBD）との共通性に興味があるのですよ．

レジデント しかし，臨床症状や病理所見に違いがありますよ．

先生 もちろん．注目したい点は中心溝領域という場所に病変の中心がありそうだ，ということになりますと，CBD，PSP，MSA（図21）などに共通しているように見えるのです．MSAで観察される皮質下白質から皮質深部に連続している皮質深層の放射状線維の変性・消失，グリオーシス，有髄線維の減少はみな，これらの疾患に認められます．CBDのBallooning cellsを挙げる人もいるかもしれませんが，神経細胞の膨化自体はいろいろな疾患で観察されますから，あまり疾患特異性はないと思います．

レジデント どういう点に注目されているのですか？

先生 私が最も注目しているのは，中心溝付近の大脳皮質＋錐体外路系ということです．しかも共存す

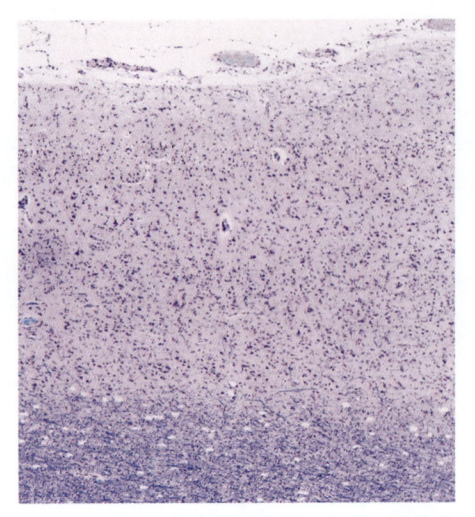

図21 MSAの中心前回皮質 皮質の層構造は保たれているが，皮質下白質から皮質深層にかけて放射状線維が減少し，神経細胞の密度がやや高くなっている．KB染色．

る錐体外路系の病巣が違っているのです．この視点に立つと，CBDとPSPは淡蒼球－視床下核－黒質という共通項があります．ところが，MSAは線条体－黒質ですね．またMSAにはありませんが，遺伝性OPCAでは後索，内側毛帯という感覚系，眼球運動核を含む下位運動ニューロンが巻き込まれる点で，ALSと一部重なり合います．

レジデント こういう錐体外路系における病巣部位の違いが臨床症状に違いをもたらしているのでしょうか．

先生 そうかもしれませんし，そういう視点からの研究も必要なのではないでしょうか．

レジデント ALSでも淡蒼球－視床下核の変性を持っていることがありますが，罹病期間が長くなったためでしょうか？

先生 罹病期間の長期化は必要なのかもしれませんが，むしろ，線維連絡などからみて起こるべくして起こったのでないか，という考え方もあるでしょうね．それともう一つ忘れてはならないことがあります．視床VL核です．CBD，PSP，MSAに関係した神経線維はこの核に集まります．ところが，形態学的な変化がないわけです．最近，視床の解剖学的な研究も進んでいますから[19]，この辺のことがもっとわかるようになるかもしれませんね．横道に逸れてしまいましたが，何年くらい経つと画像で中心溝領域の萎縮がわかるのですか？

レジデント MRIなどの画像所見によれば，発病後5～6年くらいですね．でも，よく見ると，中心溝領域の皮質の萎縮は発病後2～3年からわかるようです．しかし，皮質神経細胞の脱落の評価は難しいのでしょうが，関心領域を決めて数えるしかないんじゃないですかね．中心前回と中心後回という風に．

先生 皮質の各層を区別して数える必要がありますね．

レジデント なぜですか？

先生 その理由ですか？ 本例の中心前・後回では深層の放射状線維が少なくて，アストログリアが増加していますね．それから，延髄錐体のBodian染色標本をみると，小径線維の減少がはっきりしていますから，皮質深層の神経細胞が脱落しているのではないか，という推測ができます．また文献的にもBetz巨細胞が脱落しているのかどうか，という問題もあります．

レジデント 一定の四角形を顕微鏡の接眼レンズに入れて，四角形の内側にある神経細胞の数を数えますか．次に前の四角形の位置に重ならないようにずらして，また神経細胞の数を数える，ということを皮質表面から皮髄境界まで繰り返す方法はどうでしょう．

先生 なかなか良い方法ですね．君にしては上出来ですよ．

レジデント えへへ，実はBrodyの論文を読んだら書いてあったのです[20]．

先生 彼は一個々神経細胞を顕微鏡で見ながら数えたのでしたね．

レジデント コンピューター画像解析装置で数える方法がその後，一時盛んに行なわれたようですね．

先生 コンピューターで数える場合は，神経細胞の形ではなくて面積を指定するのです．○○平方ミクロン以上の面積を持つ細胞を数える，といった具合に．ですから，グリアもカウントされてしまうわけですね．

レジデント それだけにBrodyの研究が注目されるわけですね．

先生 結果はどうなりましたか？

レジデント Brodyの真似をしてヒストグラムを作りました（図22）．結論をまとめますと，①中心前回，後回とも第Ⅴ，Ⅵ層の神経細胞が減少しています．②Betz巨細胞だけが選択的に脱落している所見はありません．ここでは，Betz細胞も深層を構成する神経細胞の一つとして，他の小型，中型多形細胞と同じように脱落しているだけ，という意味

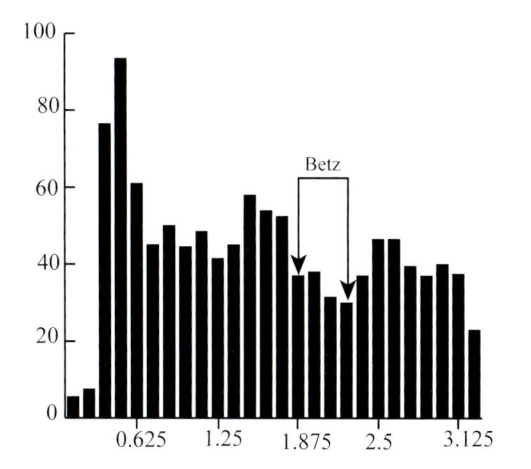

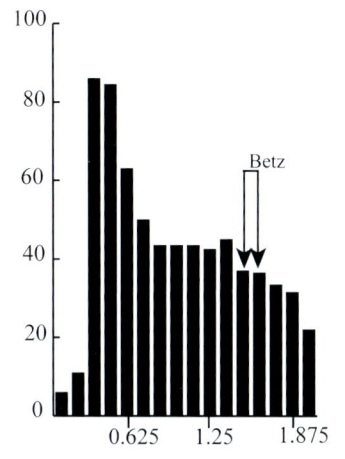

図22 MSAの中心前回皮質のヒストグラム[21]
上段は健常対照例，下段はMSA例．ヒストグラムの横軸は皮質表面からの距離（深さ）をmmで，縦軸はある距離における神経細胞の数を表している．対照例に比べて，皮質深層の菲薄化と神経細胞の減少が著しく，Betz細胞が出現している第5層の幅も狭い．Betz細胞だけが選択的に脱落しているのではないことに注目．

です．

先生 どうして結果が異なる報告があるのでしょう．

レジデント 数え方の問題もありますが，標本の作り方にあるのでないかと思います．Betz細胞は中心前回のうち中心溝に面している部分に集中していますので，それにあった標本を作る必要があると思います．少なくとも，通常行なわれる前額断（冠状断）で見られる中心前回ではBetz細胞は非常に偏って存在しているようです．

先生 中心前回だけでなくて後回も障害されていることを証明したのはこれが最初じゃないですか．

レジデント そうなんですが，それよりも，③中心後回の方が前回より先に侵されていることがわかりました．これの方がもっと重要なことのように思えるのですが．

先生 素晴しい．神経病理学の面白さに触れたようですね．

レジデント 原発病巣はどこなのでしょうか？　大脳皮質を含むMSAの線維連絡をみると，病変の強さというか激しさに中心を置けば，被殻が原発巣で，中心溝領域の変化はその二次変性ということになるのでしょうか．

先生 確かに被殻と中心前・後回には部位対応があるようですね．線維連絡図をみていると（入門編参照），OPCAは小脳歯状核を経由して視床VL核に入ります．被殻は，一つは黒質網状帯に向かいますが，もう一つは淡蒼球内節から視床VL核に向かいます，そして，中心前・後回も同様にVL核に入ります．ですから，VL核は自律神経系を除くMSAの主要病変3ヵ所の"要"に位置しているわけですね．

レジデント しかし，その割にはVL核の神経細胞が脱落したり，線維性グリオーシスが生じている様子もないですね．ということはVL核には病変が及んでいないということですよね．

先生 そうですね．あるいは器質的変化には至らないのかもしれませんし，私たちが立てた仮説が間違っているかもしれません．何れにしても機能的異常は器質的異常より先行しますから．

レジデント 先日，非常に強い大脳萎縮があるMSAが剖検になりましたね．あれもこれまで勉強してきたMSAと同じカテゴリーなのでしょうか？

先生 脳回の萎縮は丸みを帯びて一見Alzheimer型認知症が頭に浮かびました．しかし，罹病期間が長いことを考慮しても萎縮があまりに強くて，Pick病なども鑑別診断に入ってくるかもしれませんね．いずれにしても，中心溝領域に限局した萎縮とは一線を画すように思います．しかし，最も重要なことはこの症例でもMSAの特徴であるGCIが出現していることです．そうなると，MSAの範疇のなかで考えざるを得ないですね．

4．自律神経病変について

先生 この症例は起立性低血圧がひどかった方でしたね．

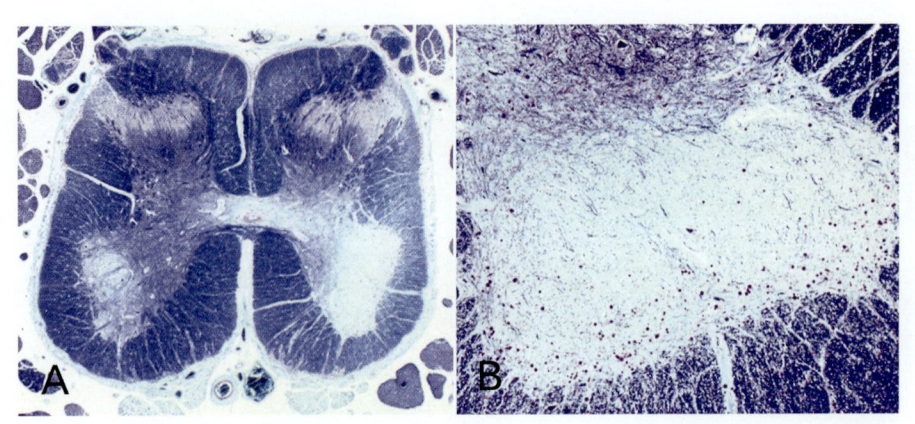

図23　急性脊髄前角炎の器質化病巣　A：腰髄膨大部の左前角に髄鞘が消失した病巣がある．KB染色．B：その拡大像．神経細胞はほとんど脱落しているが，残存している神経細胞も2，3見える．アミロイド小体が多数出現している．KB染色．

レジデント　しかし，胸髄側角（中間外側柱）の神経細胞は一応数が保たれていると思いました．連続標本を作って数えたわけではないですけど．場所は上部胸髄を標本にしましたので，解剖学的には心臓・血管系に向かう神経節だと思います．

先生　私も連続切片を作って数えたことがありますが，起立性低血圧とは相関しませんでした．しかし，たった1例ですが，側角に非常に強い線維性グリオーシスがきているMSAを経験したことがあります[22]．その症例があるものですから，側角と起立性低血圧は相関しないと思いつつ，まだ何か見落としがあるのではないかと疑ったりもします．その他の部位はどうですか？

レジデント　迷走神経背側核では神経細胞の脱落が中等度にみられました．それから第2仙髄のOnuf核では神経細胞が軽度脱落していました．

先生　孤束はどうでしたか？

レジデント　とくにお話しするような変化はなかったと思います．何かあるのですか？

先生　孤束は迷走，舌咽，中間の各神経線維からなっていて，主に内臓求心線維です．孤束に隣接する孤束核では味覚に関する神経線維は吻側に終止しますが，迷走神経由来の内臓求心線維は尾側に終わるようです．また孤束核の出力線維は網様体の心臓・血管系のニューロンに線維を送っているそうです．私は未だその意味が解らないのですが，進行性核上性麻痺（PSP）と遺伝性OPCAでは孤束尾側の萎縮が高度なのです．PSPではとくに自律神経系の異常は指摘されていないと思いますが．

レジデント　孤束核は全体としては大きな神経核ですが，神経細胞はむしろ小型でたくさんあるものですから，とくに注意を払いませんでした．しかし，自律神経を論ずるなら，やはりちゃんと見なければいけませんね．

先生　自律神経系と一口に言っても，錐体路系などと違って，標的が網の目のように広がっていて，その全てを検索するのは不可能でしょう．それに，多くのものは交感神経と副交感神経のバランスの上に成り立っているため，形態学的評価が難しいですね．

5．その他の病変について

レジデント　先生，腰髄膨大部はマクロ観察で少し扁平化していたのですが，KB染色標本を見ると，左前角に境界はそれほどシャープではありませんが，丸くミエリンが染まらない場所があります（図23A）．右前角にも小さいですが同じ病巣があります．

先生　もう少しこの病巣の特徴を挙げてみて下さい．

レジデント　えーと，前角の基本的な構造はあまり壊れていないと思います．丸い病巣の内部にはわずかに神経細胞が見える程度です．アストログリアが増殖していますが，肥胖グリアではなくて，核と非常に細いグリア線維が見えます．古い，陳旧化した病巣だと思います．あっ，それから，アミロイド小体がたくさん出現しています（入門編　図11参照）．

先生　血管・循環障害の可能性はありますか？

レジデント　前脊髄動脈の閉塞でしたら，このような前角病巣はありうる気がしますが，空洞化はあり

ませんし，病巣内部に神経細胞が少数ながら残っていますので，梗塞は考えにくいと思います．

先生 古い病巣なので原因を探るのは難しいですね．ただ，非常に古い病巣で，一子供の頃かもしれませんねー，脊髄前角の病巣となりますと，何が頭に浮かびますか？

レジデント さあ．

先生 君の歳では無理かもしれませんね．私たちはすぐに思い浮かべる病気があります．ポリオ，急性脊髄前角炎ですよ．私の子供の頃は恐ろしい病気でした．本例の場合，推測の域を出ませんが，この病巣は多分それだと思いますよ．

レジデント 夥しいアミロイド小体はどういう意味があるのですか？（図23B）

先生 古い病巣にはアミロイド小体がたくさん見えることがあります．また，老人では大脳白質の血管周囲にも多く見られます．

その他，頸髄膨大部がやや前後に扁平化しています．しかし，内部にはそれによる影響は認められませんでした．

IV．神経病理診断

先生 それでは最終的な神経病理学的診断をして下さい．

レジデント

神経病理学的診断
1. 多系統萎縮症
   1）オリーブ橋小脳萎縮
   2）線条体黒質変性
   3）前頭橋路と皮質脊髄路の変性
   4）自律神経系の変性
   5）中心前・後回の変性
2. 副次所見
   1）陳旧性脊髄前角炎（腰髄膨大部）の疑い
   2）頸椎症性脊髄症，軽度

先生 ご苦労さま．当院の過去のCPC記録集をみるとわかりますが，症例毎に〔まとめ〕という欄を設けてあります．ここはその症例を担当した人が自由に書くところです．感想でも良いですし，未解決の問題や今後に託したい事柄などを書くのも一案ですね．症例の観察って不思議なもので，時間が経つと，あの時，なぜあんなに興奮したのかよくわからなくなっていた，という経験はありませんか．折角良いアイデアが浮かんでも忘れてしまっては何もなりません．興奮冷めやらぬうちに文字にしておくことが大切です．

参考文献

1) Graham JG, Oppenheimer DR: Orthostatic hypotension and nicotine sensitivity in a case of multiple system atrophy. J Neurol Neurosurg Psychiatry 32: 28-34, 1969.
2) 水谷俊雄：ブレイン・カッティング，神経病理形態学，新興医学出版，東京，2003，p107
3) 佐藤順一，水谷俊雄，森松義雄：脳幹の形態計測学的試みー橋上部での計測法の開発と応用．脳神経 39：163-168, 1987.
4) Brodal P. The central nervous system, structure and function third edition. New York; Oxford University Press, 2004, p335.
5) 水野 昇，岩堀修明，中村泰尚（訳）図説 中枢神経系．第2版，医学書院，東京，1991．
6) Onari K Spatz H: Anatomische Beiträge zur Lehre von Pickschen umschriebenen Grosshirnrindenatrophie（Picksche Krankheit）. Z Neurol. Psyciat 101: 470-511, 1926.
7) Freeman W: Neuropathology Philadelphia WB Sanders, 1933.
8) Heidary H, Tomasch J: Neuron numbers and perikaryon areas in the human cerebellar nuclei. Acta Anat 74: 290-296, 1969.
9) Takada K, Onoda K, Takahashi K, et al: An adult case of adrenoleukodystrophy with features of olivo-pontocerebellar atrophy. I. Clinical and pathological studies. Jpn J Exp Med 57: 53, 1987.
10) Mizutani T, et al.: Paraneoplastic cortical cerebellar degeneration. A neuropathological study of an autopsy case in comparison with cortical cerebellar degeneration in alcoholics. Acta Neuropathopath 77: 206-212, 1988.
11) Fukutani Y, Nakamura I, Kobayashi K, et al.: Pathology of the cerebellar dentate and interpositus nuclei in Joseph disease: a morphometric investigation. J Neurol Sci 108: 39, 1992.
12) Papp MI, Kahn JE, Lantos PL: Glial cytoplasmic inclusions in the CNS of patients with multiple system atrophy（striatonigral degeneration, ol-

ivopontoverebellar atrophy and Shy-Drager syndrome). J Neurol Sci 1989; 94: 79-100.
13) Nakazato Y, Yamazaki H, Hirato J, Ishida Y, Yamaguchi H: Oligodendroglial microtubular tangles in olivopontocerebellar atrophy of sporadic olivopontocerebellar atrophy. J Neurol Sci 1993; 116: 41-6
14) 水谷俊雄：オリーブ橋小脳萎縮症における線条体黒質変性―疾病分類上の問題点を中心に．Neuropathology 1991；11：145-154.
15) Adams R: Strionigral degenerations. In: Handbook of Clinical Neurology, Amsterdam, 1968, Vol 6, p694
16) Fujita T, Doi M, Ogata T, et al.: Cerebral cortical pathology of sporadic olivopontocerebellar atrophy. J Neurol Sci 116: 41, 1993.
17) Wakabayashi K, Ikeuchi T, Ishikawa A, Takahashi H: Multiple system atrophy with severe involvement of the motor cortical areas and cerebral white matter. J Neurol Sci 1998; 156: 114-117.
18) Su M, Yoshida Y, Hirata Y, et al.: Primary involvement of the motor area in association with the nigrostriatal pathway in multiple system atrophy: neuropathological and morphometric evaluations. Acta Neuropathol 2001; 101: 57-64.
19) Guillery RW, Sherman SM: The thalamus as a monitor of motor outputs. Trans R Soc Lond B. 2002; 357: 1809-1821,
20) Brody H. Organization of the cerebral cortex, III. A study of aging in the human cerebral cortex. J Comp Neurol 1955; 102: 511-556.
21) Mochizuki Y, Mizutani T, Warabi Y, et al.: The somatosensory cortex in multiple system atrophy. J Neurol Sci 2008; 271: 174-179.
22) 水谷俊雄：系統変性症における自律神経障害の神経病理．神経進歩 1989；33：254-268.

症例編

症例Ⅲ　Lewy 小体型認知症

先生　今日は Lewy 小体型認知症（Dementia with Lewy bodies）を取り上げます．Parkinson 病（PD）の基本的な病理を中心にして，皮質型 Lewy 小体と認知症との関係，Alzheimer 型認知症（ATD）との違いなどを勉強したいと思います．また，この機会に老年期についても少しお話しましょう．さて，老人の認知症というと，どういう疾患がありますか？

レジデント　脳血管性認知症（CVD）と ATD です．

先生　そうですね．ATD と CVD は老年期の二大疾患とまで言われていました．老化との関係が密接です．しかも認知症を伴う PD を ATD についで第二の認知症などと言うこともあります．さらに最近，テレビで Pick 病を取り上げていました（症例Ⅵ　脳血管障害 and/or 変性を参照）．今までは，患者さんやその家族と専門の医者くらいしか知らなかった，どちらかと言えば稀な病気とされていた疾患がどんどん一般にもわかりやすく解説される時代になったのですね．

レジデント　先生，加齢と老化という言葉は対語のようになってよく使われますが，どういう関係になっているのですか？

先生　二つとも同じ意味に使われることもしばしばありますが，加齢（ageing）とは受精から死に至る全生涯の時間経過に伴う生体の変化を指しています．それに対して，老化（senescence）は個体を死に近づける方向の変化を指していて，生体機能の低下を伴います[1]．ですから，老化を広義に使えば加齢と同義になりますし，実際，両者を区別することは非常に難しいと思います．ところで老化と言うとよく引き合いに出されるのが Strehler の老化の4原則です[1]．これは，1）全ての生物に普遍的に生じる過程である，2）遺伝的に決定された生体に内在するものである，3）徐々に進行し，その変化は不可逆性である，4）生体にとって有害であり，脆弱化を来す，からなっています．このように Strehler の老化は加齢によく似ていますが，加齢と異なる点は老化が生体にとって有害であるというところでしょう．

レジデント　先生，認知症を伴う PD と Lewy 小体型認知症は同じなのですか，それとも違うのですか？

先生　早速でましたね．当然，そこが問題になります．我が国では汎発性 Lewy 小体病とか Lewy 小体型認知症という名称が一般的ですが，欧米の Greenfield's Neuropathology[2]，O'Brien らの Dementia[3]，Cummings の Dementia[4]．でも Lewy body disease という名称を目次に立てていませんね．その辺がこの病気に対する考え方の違うところでしょうか．本題に入る前に，今日のテーマである Lewy 小体病に関連した名称には多少混乱があるようです．Lewy 小体を伴う認知症（Dementia with Lewy bodies）の略号は DLB ですが，今日はこれを Lewy 小体型認知症と呼んで，DLB という言葉は使わないことにします．なお，話が変わりますが，当院には pallidotomy や DBS（Deep Brain Stimulation）の術後例の剖検例があります．是非この機会に標本をみて下さい．

Ⅰ．臨床歴

先生　症例を呈示して下さい．

レジデント　患者さんは死亡時73歳の女性です．**既往歴**では69歳より高血圧です．**家族歴**には特記すべきことありません．次に**現病歴**ですが，19XX年4月頃より前傾姿勢，小股歩行が出現，次いで8月頃より動作が緩慢となり，表情も乏しく，家事に支障を来すようになりました．左手のふるえも出現し，Ⅰ病院にて加療されましたが改善なく，10月中旬，当科を初診されました．Hypokinesia, Cogwheel like rigidity, 前傾歩行が認められ，抗Parkinson 病剤（抗 PD 剤）投与により，振戦の低下，筋固縮，歩行が改善しました．画像では，SPECT

で両側の頭頂葉，右側頭葉から後頭葉への移行部の血流が低下していましたが，頭部MRIでは異常ありませんでした．

翌年7月頃より，夜間，人の姿が見えると訴えるようになりましたが，10月受診時には消失しました．11月受診時，突進現象，転倒が多く，物忘れも激しくなり，日中もボーっとするようになりました．家の中でもトイレの場所がわからず，迷うこともあると訴えていました．神経心理検査では，HDS-R 13/30，MMSE 9/30．保続があり，時，場所の見当識障害がみられました．全般的な知的機能が低下しており，中等度の認知症と判断されました．とくに前頭・頭頂葉性機能，記憶低下が目立ちました．さらに，構成失行があり，SPECTにて両側頭頂葉の血流が低下していたことから，ATDの合併が疑われました．また，神経耳科的には進行性核上性麻痺（PSP）の所見が得られました．外来で経過観察となりましたが，徐々に症状が進行し，転倒することも多くなり，7月頃からは車椅子を使用するようになりました．認知症の進行も加わり12月頃からは日常生活はほぼ全介助となりました．

発病から3年，食事は摂っていましたが，徐々にるい痩が目立ってきました．同年5月上旬から反応が鈍い事に家人が気付き，外来受診．脱水症の診断にて当院第2回入院となりました．補液にて意識障害は改善し，経口摂取が可能になりましたが，自宅での介護が困難とのことで，6月下旬，退院後はM施設に入所されました．同年12月初め，W施設に入所．家人の話では，その頃より左眼の内転があったようです．食事（経口摂取，むせあり），入浴，移動，すべて全介助が必要でした．具体的な要求に対する返事がやっとできる程度でした．

発病から4年後の9月初め，洋式便座から転倒．K脳神経外科に経過観察のため1泊入院．その後，食事量が徐々に低下してきました．同年10月初旬から体動が少なくなり，ほとんど食事もせず，点滴が開始されました．さらに，反応が鈍く，意識レベルJCS200と低下しました．右への共同偏視もあり，府中病院ER受診し，加療目的に当院第3回入院．

【入院時現症】血圧138/112，体温35.6℃．栄養状態不良，るい痩が著明．胸部聴診上清，四肢の冷感．その他に特記事項なし．【神経学的所見】痛み刺激に対し「痛い」と発語あり．自発語はなく，口頭指示にも応じない．脳神経：瞳孔正円同大，light reflex 両側とも sluggish．追視不能で右眼は水平方向への動きあり．左眼は内転したまま．眼振なし．顔面は開眼，開口の動きを認め，明らかな眼瞼下垂なし．舌萎縮なし，挺舌指示に応じない．単語レベルでは構音障害なし．嚥下障害不明．運動系：drop test では左右差なく，両手を挙上している時もある．上・下肢に病的な筋萎縮なし．fasciculationなし．筋力テストは施行できません．起立・歩行は不能．頸部・四肢（右<左）に筋固縮を認めます．振戦なし．深部腱反射：左右差なく，上下肢とも低下ぎみ．両側 forced grasp．病的反射；左は最初から Babinski 姿位．感覚系・自律神経系：検査不能．認知症あり．脳波；θ波が主体．時に slow α wave を認める．左右差なし．突発波なし．軽度脳室系の拡大を伴う大脳萎縮．

入院直後から血圧が低下し，血清蛋白の低下もみられ，両側の肺野にうっ血像を認められました．さらに，Chyene-Stokes様の呼吸となり，発病から4年後の10月下旬に永眠されました．全経過 4年6ヶ月．

先生 病歴を簡単にまとめるとどうなりますか？
レジデント 69歳時，parkinsonism で発症しました．当初，抗PD薬に反応していたのですが，突進現象，転倒，物忘れが激しくなって，発症後2年半ですでに全介助の状態になりました．その後，低栄養状態，脱水を繰り返して，死亡1ヶ月前の転倒を契機にるい痩，意識障害が進行して死亡されました．

II．マクロ観察

1. 所見をとる

先生 随分ラッシュに進行したようですね．PDのマクロでは，黒質，青斑核など非常に限られた場所にしかみるべき変化はありません．それから，認知症もあるようですから，認知症を伴う Parkinson 病（Parkinson's disease with dementia；PDD）や Lewy 小体型認知症，そうそう，それに ATD も除外しない方が良いですね．それ以外も所見がある場合には，PD に限定せず進行性核上性麻痺（Progressive supranuclear paly PSP），大脳皮質基底核変性症（Corticobasal degeneration；CBD）など類縁疾

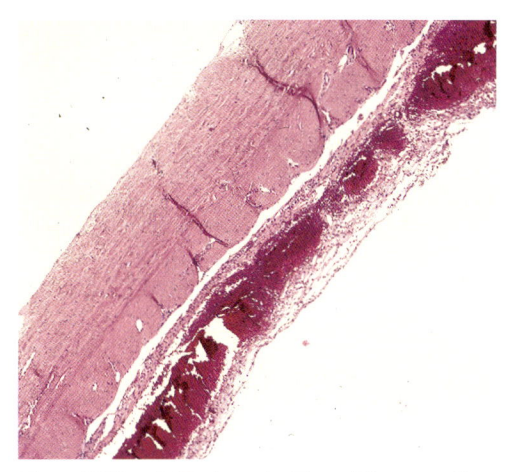

図1 硬膜下血腫（SDH）厚い硬膜の下に薄い偽膜に覆われた血腫がある．HE染色．

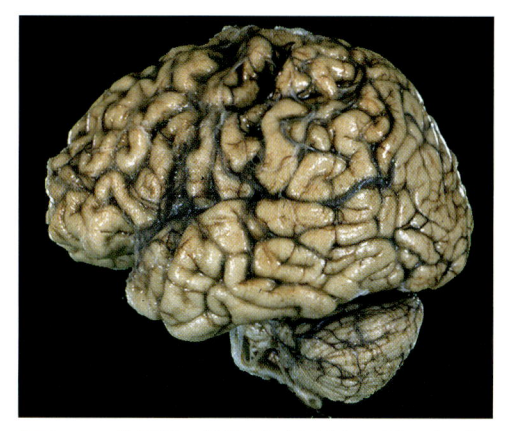

図2 91歳男性，健常例（本例とは別の症例）．脳重1,080 g．前頭葉，側頭葉極では脳溝が目立ち，萎縮が疑われる．認知症があれば，前頭側頭葉の萎縮が責任病巣になりかねない．

患，それに脳血管障害（Cerebrovascular disease；CVD）もどこか頭の隅に置いておいて下さい．

　硬膜をよく調べて下さい．老人では硬膜下血腫（subdural haematoma；SDH）やそれが吸収されて偽膜ができている場合がよくあります（**図1**）．硬膜の内側をピンセットのような硬いもので擦ってみるといいですね．本例にはなさそうですが，60歳以上の連続剖検例を調べてみると，約半数の症例にSDHやその偽膜がみつかります．ところが，転倒の既往は半数くらいの症例にしか記載がないのですよ．転倒などは本人も家族も忘れてしまうほど日常的なことなのかもしれませんね．しかし，それが災いしていることもありますから，必ず調べておきましょう．

レジデント　上矢状静脈洞には血栓ありません．脳底動脈系の動脈硬化は軽度です．

先生　脳重は？

レジデント　1,335 gです．認知症があるにしては重いですね．73歳の方として年齢相応でしょうか？（**図2**）

先生　うーん，老人脳では「年齢相応」という言葉がよく出てきますね．まったく実体がないのになぜか皆納得してしまう不思議な言葉ですね．しかし，君は各年代の脳重のバラツキを知っていますか．高齢ほど脳重は減少するもの，とくに認知症があればなおさら，と思っていない？　もしそうだったら，この機会にそんな考えは捨てて下さい．脳重の減少は50歳代，60歳代というように集団としてみた場合であって，個々人には当てはまらないのです．それに脳重は体重のように定期的に量ることができな

いでしょ．だから，増加して1,335 gになったのか，それとも減少してそうなったのか，簡単には判断できないわけですよ．従って，その脳が認知症かどうかは脳重ではわかりません．認知症という診断はあくまでも"臨床症状"に基づいているわけだから．

レジデント　脳重だけでは無理としても，マクロ所見などを加えれば認知症があったかどうかの推定はできるのではないですか？

先生　Pick病のように特有な脳葉萎縮（lobar atrophy）を示す疾患は別として，ATDについてはマクロの段階である程度推定可能になりましたが，でも，一般論としては無理ですね．とくにPDのようにマクロ所見に乏しい疾患ではなおさらです．それに認知症という言葉は臨床用語ですから．

レジデント　そうかぁー，認知症かどうかは臨床が診断するわけですね．

先生　そうですよ．しかも，血液検査のように100という数値は誰がみても100ですが，認知症や精神症状などは観察者によって微妙に違うことがあります．また，患者さんが置かれている環境や状況によっても違うことがあります．

レジデント　以前に受け持った患者さんで，抗PD剤の副作用が強かった人がいました．

先生　脳のマクロ所見だってそうなのです．今日の症例では，前頭極の脳溝が軽く開いていますね．この方は認知症がありましたから，前頭葉の萎縮が軽くてもそこに原因を求めようとしますし，そのことについてあまり異論は出ないのではないでしょうか．しかし，この人に認知症がなかったらどうでし

ょう．まず間違いなく，加齢に伴う生理的な萎縮だろうという解釈に落ち着くと思いますよ．同じ脳を見ているのですがね．私たちは臨床的に認知症があると，病理所見を過大評価する傾向があるようです．そうかと思うと，臨床と病理が相互に依存している場合もあります．例えば，私が経験したことで，臨床における評価を決めかねていると，その判断を病理に求めようとすることがありましたね．こんな風にして，極端なことを言えば，症例毎に病理所見が臨床症状や臨床診断に左右されているのです．実際，認知症の責任病巣を特定するのは大変難しいことですが，いずれにしても臨床症状のスケールと病理のそれがその時の事情で揺れ動くのには困ったものですね．まあ，この種の話は尽きませんのでこれくらいにして，脳重を量るときの注意は「症例編Ⅱ」を読んで下さい．

レジデント いろいろあったんですね．では，本題に入らせて頂きますが，マクロ観察では何を指標にすればよいのですか？

先生 大きな出血や梗塞があればわかりますね．それ以外にも浮腫が長く続くと軟膜が厚くて白っぽいとか，皮質が萎縮すれば薄くなるとか，脳溝が大きく開いているとか，梗塞があば空洞ができるとか．Pick病のように脳回が鋭く尖っている（knife-blade）とか．でもATDの場合，脳回は細くなりますが，丸みを帯びています．困るのは目でみてそれとわかるような変化がない場合ですね．私はこれまで老化には「個人差」という側面があることを強調してきました．評論家の立花　隆さんに注目されてちょっと有名になりましたが，この個人差のために重さとか長さの比較はあまり信頼できません．ところが，脳のいろいろな場所を比較すると，簡単な比に表せることに気付きました．例えば，皮質と白質の体積比は3：2[5]，黒質の色素神経細胞と非色素神経細胞の数の比は4～5：1[6]，外側膝状体を通る前額断面におけるアンモン角と海馬傍回の断面積比は1：2[7]，といった具合です．ATDでは海馬傍回の萎縮が海馬のそれより高度なので，比率が逆転してしまうこともあります[7～9]．それを頭に入れておくとマクロの段階である程度の推定ができてしまいます．この症例は正常のようです．

レジデント 比率というのはうまい方法ですね．

先生 老化の神経病理学を始めた頃は個人差をどうやったら消すことができるかということばかり考えていました．この比の良いところは個人差がないこと，加齢の影響を受けないこと，などが挙げられます．バランスとかプロポーションと言ったところでしょうか．横道に逸れますけどね，以前，簡単な科学史の本を読んでいたら，古代哲学では自然界は簡単な比で表せるはずだと考えていたようなのですね．脳もそうなのかもしれませんよ．また，癖が出てしまいました．もとに戻りましょう．左右の半球のバランス，前頭葉と側頭葉のバランス，側頭葉と海馬のバランス，みな大きさのバランスですが，こういう点に注目して観察するのです．

レジデント 具体的にはどうすれば良いですか？

先生 そうですね，例えば，brain cuttingのときに乳頭体を通る前額断面をみて，Sylvius溝より上の面積と下の面積がおおよそどのくらいか目測しておくのです．そうすれば，Sylvius溝より上の面積（前頭葉）が大き過ぎるのか，あるいは下の面積（側頭葉）が小さ過ぎるのか，何例か経験を積むとわかるようになります．私は若い頃，脳の形態計測をやっていたのですが[5]，毎日，朝から晩まで，そればっかりやっていました．でもそれが役に立ちました．本例では全体のバランスはよく保たれています．限局性の萎縮もないし．それでは割を入れましょうか．脳の外観を写真に撮りましたね？

レジデント あっ，いっけねー．忘れていました．

先生 脳幹はどうですか？

レジデント 脳幹は小さめで黒質（図3）と青斑核の色は薄いです．

先生 全経過4.5年にしては黒質の退色が強いかもしれません．さて，割面をみて側副溝（collateral sulcus）が開いていたり，海馬傍回が萎縮したりしていませんか．臨床的には構成失行とSPECT所見からATDも疑われたようですが．

レジデント 割面でみても，側副溝は開いていないと思います．ATDでは海馬が萎縮するんですよね？

先生 先ほどもちょっと触れましたが，そういう症例もありますが，必ずしもそうではありません．とくに70歳代以降のATDではアンモン角よりも内嗅領皮質の萎縮が前景にある症例が多いようです[8,9]．その辺のところはミクロ観察のときにお話ししましょう．橋被蓋はどうでしょうね．

レジデント そう言えば，少し小さいかもしれません．確か，橋上部では，正中線での被蓋と底部の長さの比が1：2でしたね[10]．

先生 そのことから何を思い出しますか？

レジデント うーん，PSPですか？

先生 橋被蓋は高齢者ほど小さくなる傾向がありま

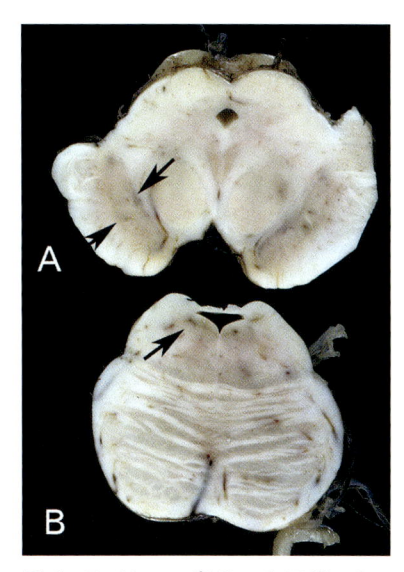

図3 Parkinson病のマクロ像　A：中脳．矢印で挟まれた領域が黒質．左右で黒質の色の濃さが違っているが，若干左右のレベルが違うため．B：橋上部．矢印は青斑核を指しているが，うっ血の可能性もある．橋被蓋が底部に比べて小さい．

す．しかし，本例では黒質も脱色素があるし，橋被蓋が小さいとなるとマクロ的にはPSPも考えておいた方が良いですね．また，ここで余談ですけどね．高齢者の疾病って神経病理学的には完全なものは少ないのでよ．

レジデント　どういう意味ですか？

先生　要するに，PSPにしても，この病気のすべての所見が揃うことはむしろ少なくて，主要所見の一つだけとかというように，PSP的ではあるけどPSPとは断言できない不全型が多いような気がします．ですから，ある病気の一面だけを持っている場合がありうるので気をつけて下さい．

レジデント　左の小脳半球下面と右の小脳外側下面に軟化巣のようなものがみえます．

先生　小脳水平裂付近は上小脳動脈と後下小脳動脈の分水嶺になりますので，小さな梗塞が多発しやすい場所ですね．

レジデント　大脳皮質はどのようにみればよいのですか？

先生　皮質の厚さは場所によって様々ですが，一般的に脳溝壁では薄く，脳回頂では厚くなっています．ですから，場所による違いを考慮しても薄かったり，変色していれば異常です．それから，大脳皮質の表面は滑らかな曲線になっていますが，細かくギザギザしたり，脳溝の壁の部分が開いている場所も皮質か皮質下白質の萎縮が疑われます．また，そういう場所ではしばしば軟膜が肥厚していることがあります．こういう変化の多くは局所的な循環障害によるものです．

レジデント　認知症の原因になるとお考えですか？

先生　例えばshower embolismのようなものが起これば，急速な意識障害が起こるでしょうね．一方，量的には少なくても慢性的であれば，軽い認知症の原因になってもおかしくないのではないかと考えています．

レジデント　Mild cognitive impairment（MCI）という言葉もありますし．

先生　それから，大脳皮質，被殻，視床，小脳歯状核，橋底部，延髄などに直径1〜2mm程度の小さな褐色の点がないか調べて下さい．いわゆるball haemorrhageのことで，組織学的には小さな動脈瘤（入門編図21）です．それから，軟膜血管に血栓（入門編図20）がないかどうかも注意して下さい．

レジデント　それがどうして重要なのですか？

先生　この方は4年前から高血圧があるでしょ．微小動脈瘤は高血圧症でよく見かけます．それから心房細動などがありますと，慢性的に血栓が飛んでいた可能性もあるわけです．ですから，PD単独ということはほとんどないと考えた方が良いと思いますよ．認知症の責任病巣を単純にPDや皮質型Lewy小体へ求めることができない場合がでてきますが，どの程度血管・循環障害性要因が共存しているのか，できるだけ正確に評価しておく必要があるわけです．ですから，組織破壊という観点からみれば，皮質型Lewy小体の存在より血管・循環障害の方が強いですから，臨床経過と病理所見をよく比較検討して下さい．

2. マクロ所見を箇条書きにする

先生　では，これまで観察した事柄を整理して箇条書きにして下さい．

レジデント

1. 黒質，青斑核の退色（全経過4.5年としては病変が強いのではないか）
2. 被殻，淡蒼球，視床下核，橋被蓋，小脳歯状核の萎縮なし

3. アンモン角，海馬傍回の萎縮なし
4. 左小脳半球下面，右小脳外側下面に軟化巣
5. 軽度の脳底動脈硬化
6. 脳重 1,335 g

先生 2番目の項目はどういう意味ですか？
レジデント 臨床的には認知症を伴う PD（PDD）か Lewy 小体型認知症が疑われますが，ATD の他に PSP とかも鑑別診断に挙げられるのではないかと思いました．とくに転倒が目立つことや全経過 4.5 年としては病変が強いとすると PSP はやはり入れておかなければならないと考えました．項目 3 は ATD を否定する意味で入れました．血管・循環障害を疑わせる病巣がありますが，臨床像を左右するほどではなかったのでははないかと思います．ただ，老年性変化の程度は ATD と PSP の関係もあって組織学的に評価する必要があると思います．
先生 大変結構！ まさに優等生的解答．追加することがありませんね．誰が書いたのかな？ N 先生？
レジデント …………？
先生 マクロ診断は？
レジデント PD だと思います．
先生 小脳の小さな梗塞も副次所見として加えておいて下さい．73 歳というと 70 歳代前半ですから，病理学的に全く血管・循環障害がない症例が急速に減りだす年代ではありませんが，PD だけというのもちょっと信じ難いところもありますから．

3．切り出しと染色の選択

先生 多系統萎縮症のところで，染色標本用の切り出しと染色の選び方を勉強しましたが，認知症を考慮した切り出しはどうしたら良いですか？
レジデント PD ですから Lewy 小体の分布も考えに入れて，中脳は少なくとも二つのレベルが必要ですよね．橋も上と下の二つ．延髄も上下の二つ．PSP などを否定する意味でも被殻，視床，視床下核を含む割面．臨床的には左右差はなかったようですから，左から採取することにします．それから小脳の梗塞巣と思われる場所と歯状核が入る割面二つ．それに微小動脈瘤の有無．大脳皮質はどうすれば良いですか？
先生 臨床診断から，認知症に関連した場所として側頭葉の内側部が中心になりますね．ATD もそうですが，Lewy 小体型認知症でも側頭葉尾部ほど病変が強いことがよくあります．本症では扁桃体に強い病変がくることがありますから，扁桃体が現れる割面，線条体，淡蒼球，視床下核をできるだけ一塊に，それと外側膝状体を通る割面の側頭葉．それから左右差がある場合がありますので，少なくともひとつのレベルでは両側の側頭葉が必要です．あとは海馬，海馬傍回との線維連絡を考えて Papez の回路（図 12），つまり乳頭体，視床前核，帯状回など．これらの構造は側頭葉の近くに位置していますから，できるだけ一塊にして切り出すように工夫しましょう．大脳皮質では前頭極，中心溝周囲，頭頂葉，角回を含む割面を追加して下さい．それから線条野を含む後頭葉．どの部位も白質が十分入るように切り出して下さい．
レジデント 染色はすべての標本に HE，KB 染色ですね．老人斑を染める Methenamine-Bodian 染色にはどこを選びましょうか？
先生 スクリーニングとして染色するなら乳頭体を含む割面だけでわかります．つまり，乳頭体に老人斑がみられると，大脳皮質にはその年代の生理的に出現すると考えられる量以上に老人斑がみられるからです．しかし，本例はもっと詳細な検討が必要でしょうから，乳頭体＋側頭葉，扁桃体＋側頭葉，それに大脳皮質を含む標本すべて．
レジデント 抗 ubiquitin 抗体，抗 α-synuclein 抗体，抗 tau 抗体などの免疫染色はどのようにしますか？
先生 すべての標本を染めるわけにいきませんので，ここぞ，と思われる部位にいろいろな染色を施します．つまり，A 部位は X 染色，B 部位は Y 染色，というようにするのではなくて，最適と考えられる A 部位に X 染色と Y 染色の標本を作るのです．こうしておけば，染色による違いを比較できるようになります．場合によっては，二つの染色標本から染色結果をコンピューター上で重ね合わせることもできますね．ですから，通常の染色標本を見おえてから，免疫染色を考えてもよいわけです．
レジデント そうしますと，帯状回，乳頭体を含む側頭葉，中脳などが最適ですね．
先生 Gallyas 染色も追加しておきましょう．それから，Lewy 小体型認知症が疑われるときの標本用組織の切り出し部位，皮質型 Lewy 小体の数え方などの約束事が「Consensus guidelines for the clinical and pathological diagnosis of dementia with Lewy bodies」[11] に詳しく書かれています．

III．顕微鏡観察

先生 始めに Lewy 小体型認知症（DLB）の病理をまとめておきますね．これはワークショップでまとめられたものです[11]．まず LDB の根幹をなす Lewy 小体の存在ですね．これがないと DLB にしても Lewy 小体病にしても存在しないわけですから．次にそれに関連する所見として①変性神経突起，②ATD の病理所見「老人斑（あらゆるタイプ），NFT」，③一定領域の神経細胞脱落—とくに黒質，青斑核，Meynert の基底核，④経内嗅領皮質から側頭葉新皮質の microvacuolation（spongiform change）とシナプスの消失，⑤神経化学的異常と神経伝達物質の欠如，などです．

1．中脳黒質

先生 既に知っていると思いますが，黒質は神経細胞が多くある緻密帯（zona compacta）と有髄線維が豊富な網状帯（zona reticulata）からなっています（図4）．緻密帯は赤核側，網状帯は大脳脚側です．黒質の神経細胞には，神経メラニン色素をもった神経細胞と色素のない神経細胞が4～5：1の割合で分布しています[6]．神経細胞は加齢と共に数が減少しますが，二種類の細胞数の比率は驚くことに一生変化しないのです．それから外側には線条体黒質路の束がみえますね．黒質を侵す疾患は何種類かありますが，主に緻密帯に病変があるのは PD くらいです．ついでに，網様帯が主に侵される疾患としては Huntington 病くらいしか思いつきませんね．その他の疾患では黒質全体が侵される傾向があります
から．

レジデント 先生方の brain cutting の話を聞いていると，黒質の幅が議論になっていることがありますが，それは緻密帯だけか，網状帯もやられているか，ということですか？

先生 結局はそういうことなのでしょうが，注意しなければならないことは，黒質は板状の構造ですから，斜めに割を入れれば厚く見えますね．両方とも病変があるとマクロで割面がざらざらしていることがあります．ですから，厚さよりも割面の状態が重要だと思います．

レジデント 組織に褐色の顆粒が散らばっていますが，何ですか？（図5）

先生 その顆粒は色素神経細胞にある神経メラニン顆粒です．神経細胞が壊れた証拠ですね．

レジデント それじゃ，顆粒がたくさんあればそれだけ神経細胞が壊れたわけですね．

先生 そうですね．顆粒がたくさん組織内にあるということは，病変が急激であったことや神経細胞が壊れてからさして時間が経っていないこと，などが考えられますね．その良い例が虚血性障害です．また，病変がまだ新しくて進行中だということも考えられます．つまり細胞外に放り出された顆粒は最終的にはマクロファージに取り込まれて清掃されるわけですが，その一方で細胞が壊れているということです．変性疾患では夥しいメラニン顆粒が組織内に見られる状況はほとんどないと思います．PD の病巣は概して静かなものです．それから，言い忘れていましたが，Lewy 小体型認知症の黒質病巣が通常

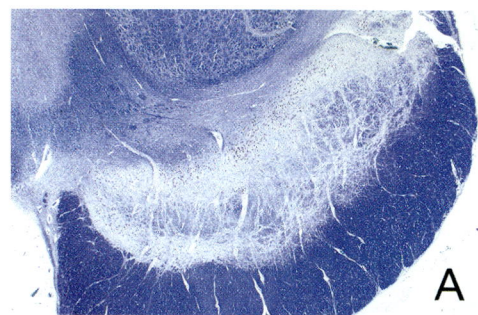

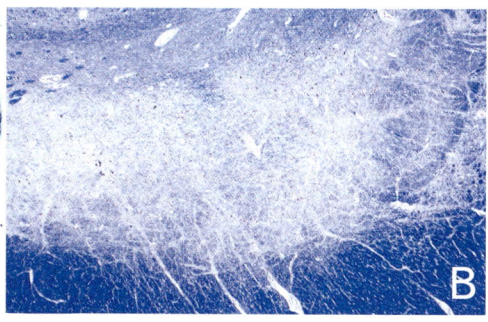

図4 黒質の髄鞘構築 A：正常の黒質．大脳脚寄りに髄鞘の束がたくさん見える．よくみると神経細胞の集団が見える．KB 染色．B：PD の黒質．髄鞘の束が少なく，黒質全体が白っぽく見える．KB 染色．

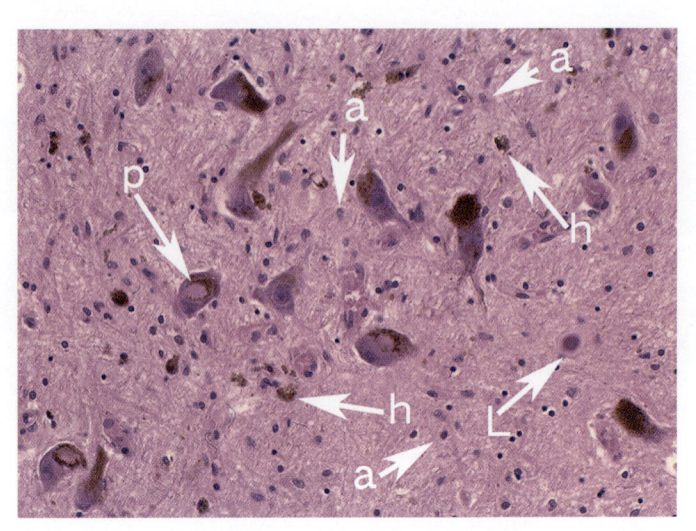

図5 Parkinson病の組織像 神経細胞の脱落は軽度だが，神経メラニン色素と思われる顆粒（h）が方々にみられる．アストログリア（a）が増加し，残っている神経細胞は萎縮気味．そのなかにメラニン色素で丸く縁取りしたpale body（p）やLewy小体（L）も見える．NeuropilにはPSPやSNDでみられる粗鬆化はない．HE染色．

のPDや認知症を伴うPDと質的に異なることはありません．

レジデント 中脳黒質では，教科書的には中央1/3が侵されると書かれていますね．

先生 私はあまりそういうパターンをみたことがありません．それについては緻密帯の腹側部（ventral tier）が最も強く障害されることをHasslerが指摘しています[12]．一方，Damierらは加齢との関係で色素神経細胞の脱落を調べていまして，脱落は尾側から吻側へ，外側から内側へ，そして腹側から背側へ進行すると述べています[13]．私が調べたのも同じような結果です．なお，大脳脚間窩の近くにあるNucleus paranigralisは残ります．

レジデント 先生，脳幹型Lewy小体はたった一個ですよ．もっとたくさんあると思っていましたが．

先生 PDの黒質で見つけられるLewy小体はそんなに多くはありません．いくら探してもないことだってありますからね．有るということを証明するのは楽ですが，無いと断言するのは容易なことではありません．どこかで見落としているかもしれないわけですから．それはともかくとして，脳幹型Lewy小体は黒質より迷走神経背側核とか青斑核の方がたくさんみられるようですね．最近発表されたBraakらのstagingによれば，最初に黒質にLewy小体が出現することは絶対条件ではないようですよね[14]．

レジデント BraakらはAlzheimer病に関連したstagingがありましたけど，今度はPDですね．どんなものなのですか？

先生 まだ読んでないね．もっとも私も隅々まで読みこなしたわけじゃないのですが．要するにLewy小体の出現を脳幹から大脳皮質まで6つのステージに分けているのです．彼によれば，まず延髄から始まるそうですが，これがstage 1．ということは，迷走神経背側核とか縫線核群はLewy小体がよく見つかる場所ですね．このあとは上行性にstage 2は青斑核，stage 3は中脳，stage 4は扁桃体やMeynert基底核，stage 5は連合野，そしてstage 6は一次運動野，となるのです．

レジデント 認知症を伴う場合も当てはまるのですか？

先生 認知症の無い症例を前提としているように思います．皮質型Lewy小体の分布まで入れて考えると収拾がつかなくなってしまうかもしれませんね．

レジデント 封入体ができるということは神経細胞にとって少なくとも有害なのですよね．

先生 一般病理の先生方は悪性腫瘍に関連して，細胞核の形態には敏感ですね．その点，神経病理は甘いかもしれません．そこで厳しい目でみると，脳幹型にせよ，Lewy小体を持っている神経細胞の核は

概してよく保たれています．私はそこが不思議に思うのです．だってそうでしょ，お腹が痛いのにいつまでも笑っていられますか．だから，仮に有害であるとしても，その作用は軽く，ゆっくりしているのでしょう．でも，最近ではLewy小体が実は善玉ではないか，という説が出ていますよ[15]．Lewy小体は細胞障害に作用する物質を無害化するのではないか，というのです．

レジデント 先生，膨らんでいる神経細胞が2，3混じっています．その胞体のなかにメラニン色素が輪を作っているものがみえます．

先生 これがpale bodyと呼ばれるもので（図5），Lewy小体の形成と密接な関係があると考えられています[16]．このpale bodyの周辺にLewy小体があること，PD初期例ではpale bodyが多いこと，などからそのように考えられているわけです．また，電顕的にも，pale bodyのフィラメントとLewy小体を構成するフィラメントは区別しにくい，ということも両者を関連づける根拠になっています[17]．しかし，似た細胞が多系統萎縮症の黒質にもありましたね．その他，PSP，CBDなどでも．つまり，黒質の神経細胞が膨化する変化は次のステップに進む途中の変化なのではないか．このプロセスを経てLewy小体が形成される方向に進む場合や脱落に向かうものもある．そんな風に私は考えているのですが．

レジデント Lewy小体は消失してしまうわけですね．

先生 多分そうでしょう．細胞質がほとんどなくてLewy小体だけと思われる構造をneuronopahgia様の変化が取り囲んでいることもあります．

レジデント アストログリアの増殖は神経細胞の塊りというか集団が脱落した場所に比較的強くみられますが，その他のところでも軽度の増殖が認められると思いますが，どうでしょうか．

先生 20年も経過したPDでは黒質全体が線維性グリオーシスで置換されていることがありますが．うん，君が言うように，神経細胞の集団以外の場所のアストログリアの増殖は全経過4.5年にしては強いように思います．PD例の多くではneuropilの乱れも軽く，アストログリアの増殖も色素神経細胞のあった場所以外では非常に軽いか無い場合さえあります．黒質を侵す疾患のなかではPDの組織変化が最も軽いかもしれません．

レジデント 青斑核では神経細胞の脱落があって，Lewy小体はこちらの方が多くみられます．神経突

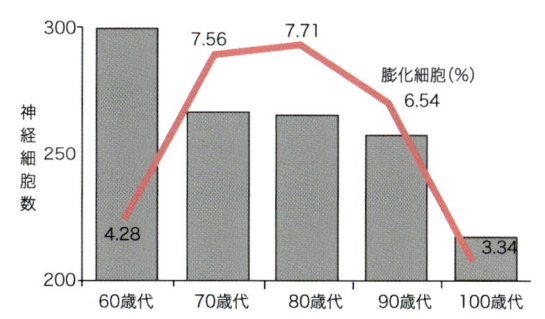

図6 高齢者の青斑核 棒グラフは青斑核神経細胞の数（上下，左右の4カ所の合計）．年代が高くなるに従って減少している．折れ線グラフは膨化細胞の割合．80歳代までは増加するが，それ以降は減少．従って，70～80歳代では，肉眼的な退色の程度に比して神経細胞数は保たれるという印象を持ちやすい．

起の中にもあります．

先生 青斑核では，先ほど触れた膨化した細胞が多く観察される場所です．老人ではマクロで青斑核の色が薄くなっていることが多いのですが，そのような青斑核の標本をみると膨化した細胞が多いわけです．神経細胞の数はそれほど減少していないのに，メラニン色素が少ないからでしょうね（図6）．このようなことから，膨化は神経細胞一般が変性していく過程で生じる共通の変化ではないかと考えられるのです．つまり膨化というプロセスを経て次の段階に進むのかもしれません．

レジデント 迷走神経背側核の神経細胞が脱落していて，アストログリアが増殖していました．Lewy小体もあります．しかも大きな，多分神経突起の中にあるのだと思いますが，突起が腫大して，Lewy小体が辺縁に押しやられたような格好になっています．

先生 ここも青斑核ほどではありませんが，健常例ではLewy小体がみつかることが多い場所ですね．また，ここは神経細胞体のなかではなくて，突起の中にLewy小体がみえることが多い所でもあります．Neuritic Lewy bodiesなどと呼ばれています．余談になりますが，健常例にみられるLewy小体を偶発的Lewy小体（incidental Lewy body）と呼ぶことがあります．これはPDに進展するということではなく，まったく偶然できたものという意味なのですが，Braakのstagingでは偶発的Lewy小体というものは存在しないことになりますね．すべてPDを指しているようです．

レジデント それから，交感神経節にもありまし

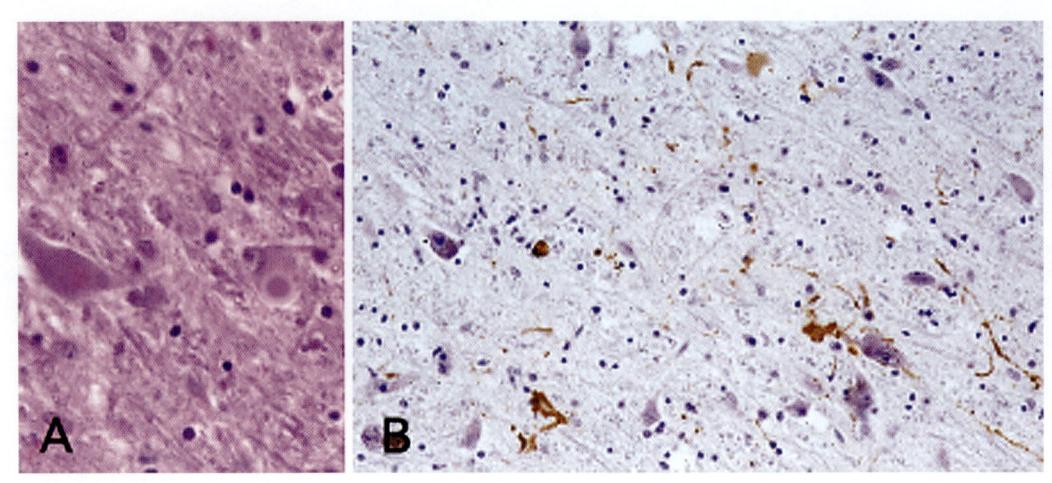

図7 脚橋被蓋核　A：脳幹型 Lewy 小体，B：抗 ubiquitin 抗体でそまった神経突起．

た．
先生　交感神経節ではヘビがとぐろを巻いたような Lewy 小体がみられることが多いですね．その他，副交感神経節，副腎，腸管の Auerbach 神経節などでもみられます．
レジデント　一応切り出して標本を見ましたが，見つかりませんでした．
先生　消化管などは長いですから発見するのは大変ですね．食道は比較的見つけやすい気もしますが．
レジデント　抗 α-synuclein 抗体で免疫染色した標本をみると Lewy 小体もありますが，細長い構造も染まっています．
先生　軸索か樹状突起でしょう．場所は，えー……と，そう上小脳脚交叉のすぐ外側にある脚橋被蓋核（nucleus pedunculopontinus）ですね（図7）[18]．ここは生理学的に中脳歩行中枢，または中脳歩行誘発野（mesencephalic locomotor region）にほぼ一致する場所です．淡蒼球，無名質吻側部，視床下核，黒質網様部などから投射があります．PD 例では，このような抗 α-synuclein 抗体陽性の神経突起はいろいろな場所でみつかります．これがどういう意味をもつのかまだわかりませんが，axonopathy という捉え方もあります．
レジデント　その他，脳幹型 Lewy 小体は中脳中心灰白質，楔状核，Edinger-Westphal 核，延髄縫線核，外側網様核にありました．
先生　脊髄はどうですか？
レジデント　臨床的には起立性低血圧はないようですが，第3胸髄中間外側核に膨化した神経細胞があって，そのなかに Lewy 小体が見つかりました．
先生　大脳ではどこにありましたか？

レジデント　乳頭体内側核と外側核，視床下部，扁桃体の皮質核で脳幹型 Lewy 小体をみつけました．
先生　NFT はありませんか？
レジデント　Edinger-Westphal 核，黒質，赤核，青斑核などはとくに注意して観察しましたがありませんでした．

2．側頭葉内側部

先生　それでは大脳皮質に行きましょうか．顕微鏡で観察する前に，KB 染色標本でまず場所の同定から．
レジデント　側頭葉の内側で，側副溝の近くです．どうしてそこが重要なのですか？
先生　側副溝は発生学的に古い内嗅領皮質（entorhinal cortex）が新しい側頭葉皮質に移行する場所に当たっています（図8&9）．それでここを trans-entorhinal cortex と呼びます．なぜここを注目するかと言いますと，私はここだけに ATD や Lewy 小体を伴う認知症の病変をみたことが何例かあるものですから，病変の起点ではないかと考えているのです．
レジデント　小さな丸い孔がたくさんみえます．神経細胞の周囲が開いているわけではないし，この孔は神経細胞が落ちた跡なのでしょうか？（入門編**図18**）
先生　その可能性は否定できませんが，それにしては孔が小さいですね．しかも，大きさが比較的揃っている．確かに神経細胞の数も減少しているようですが，この海綿状態（spongy change, microvacuolation）は neuropil にできたものではないかと思い

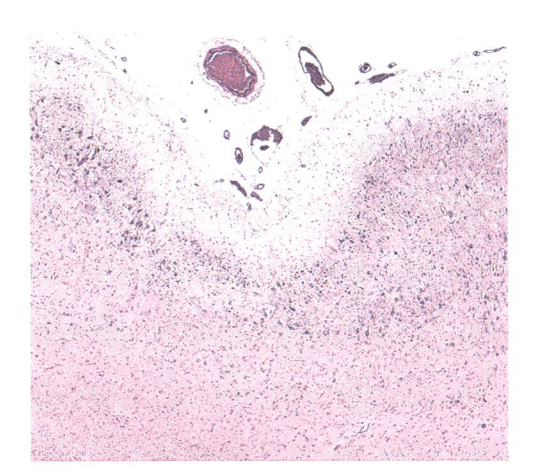

図8　内嗅領皮質と側頭葉新皮質との移行部
Gallyas 染色で黒く染まっている NFT をもった神経細胞に注目すると，左側では皮質表層に一層並んでいるが，右側では表層と中間層（新皮質の第3層）に分かれつつあることがわかる．左半分が内嗅領（entorhinal）皮質，右半分が経内嗅領（transentorhinal）皮質．

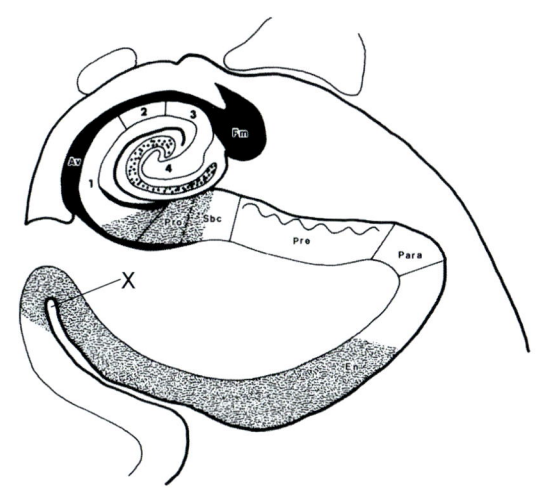

図9　いわゆる海馬の模式図　ATD の初期では側副溝の最も奥からアンモン角の方向に病変が進む（ただし，皮質変性が進行した高度な症例では側頭葉新皮質にも進展する）．それに対して，PD では側副溝（X）の最も奥から外側（側頭葉新皮質）に向かって病変が進むらしい．略号　av：白板，1〜4：アンモン角，Fm：海馬釆，SBC：海馬支脚，Pro：Prosubiculum（内嗅領皮質からアンモン角への入力線維はここを通過すると考えられる），Pre：Presubiculum，Para：Parasubiculum．

ます．どの孔も潰れていませんね．皮質の厚さも結構保たれていますし，虚血によって組織が破壊されたものとも違うようです．そこで何に一番似ているかといいますと，Creutzfeldt-Jakob 病（CJD）です（図10，入門編図17A）．

レジデント　えっ，CJD ですか？　でも，孔が小

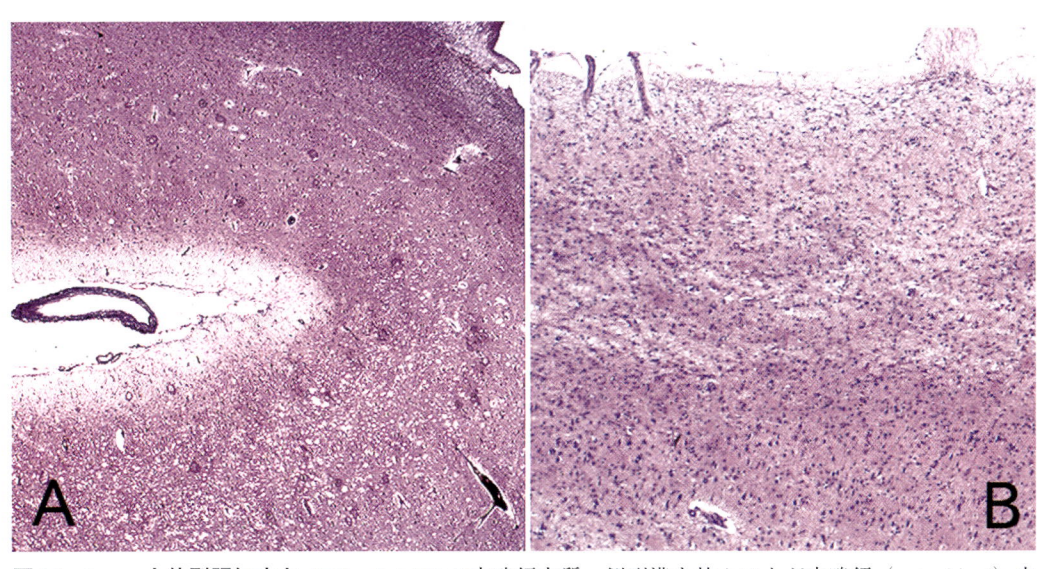

図10　Lewy 小体型認知症と ATD　A：PD の内嗅領皮質．側副溝を挟んで上が内嗅領（entorhinal）皮質，下が経内嗅領（transentorhinal）皮質．海綿状態が経内嗅領に出現しているが，内嗅領皮質にはない．海綿状態は側頭葉新皮質に向かって広がる．HE 染色．B：Alzheimer 型認知症　内嗅領皮質から経内嗅領（transentorhinal）皮質　pre-α neuron の集団がある皮質表層を含むほぼ全層が変性し，神経細胞の脱落，Neuropil の変性が高度．しかし，海綿状態とは違う．

さすぎはしませんか？　それに肥胖グリアもないし．

先生　良いところに気づきましたね，そうなのです，肥胖グリアが本例にはみられませんね．もっとも，皮質深層には突起を出したアストログリアは増えていますが．肥胖グリアがない点を除けば，この程度の孔はCJDでもみられます．実際，この海綿状態とCJDのそれについて論文がありました[19]．しかし，抗prion抗体で染色しても染まらないのです．そのようなわけで，CJDとの関連はないと思います．

レジデント　この海綿状態はtrans-entorhinal cortexから新皮質の外側後頭側頭回まで広がっています．ところが内嗅領皮質や海馬支脚にはないんです．

先生　そうなのです．ATDとPDの海綿状態は分布の上で，重なり合いがないことに注目して下さい（図9＆10）．

レジデント　皮質の深層に，膨らんだ小型神経細胞がたくさんみえます．細胞質にエオシンに濃く染まる丸い構造があります．境界は不明瞭ですが．これが皮質型Lewy小体ですね？（入門編図7A）

先生　そうです．抗α-synuclein抗体と抗ubiquitin抗体で陽性になっていますね．

レジデント　陽性の細胞は深層に多いですが，第Ⅲ層の錐体細胞には出現しないのですか？

先生　見られますが，やはり深層の小型，中型の神経細胞に多いですね．これは面白いことに，例えばPick球もそうです．NFTはそうとは言えませんが．

レジデント　Lewy小体型認知症とPick病が似ているということですか？

先生　そうではありません．Pick球にせよLewy小体にせよ，出現する場所が帯状回，島回，海馬傍回など辺縁系皮質の深層という点で共通していることに注目して下さい．これらの皮質深層の神経細胞は細胞質内封入体を作りやすい何かをもっているかもしれないのです．Pick球になるか，皮質型Lewy小体になるかは，疾患特異性との関係ではないかと思いますが．

次にATDの標本と見比べてみて下さい．

レジデント　ATDの海馬傍回には丸い孔はみえません．皮質の表層が細かく崩れているというか．

先生　そうですね．こういう組織の状態も海綿状態と表現していることもありますが（図10B），Lewy小体型認知症とは形態がまったく違いますね．もっとも，こういう組織像も粗鬆化と言うことがありますから，気をつけて下さい．

レジデント　それに分布が違うようです．Lewy小体型認知症では側副溝の谷の部分から側頭葉新皮質に広がっています．ところがATDでは反対にアンモン角に向かっています（図9）．

先生　その通り！　先ほども話しましたが，分布が違うのです．それからもう一つ，組織の壊れ方が随分違うでしょ．ATDでは本当に壊れていますね．Lewy小体型認知症では海綿状態があったり皮質型Lewy小体が出現したり，賑やかですが，皮質の基本的な構造が壊れているわけではない．病変分布の差に加えて，こういう違いも臨床に反映しているのではないかと思います．

レジデント　この海綿状態はLewy小体型認知症では必発なのですか？

先生　ところが残念ながらそうではないのです．認知症がある人にも，ない人にも出現します．私が調べたところでは，皮質型Lewy小体と皮質の海綿状態，それに老人斑の三者は非常に相関が強いのですが，これらと認知症とは非常に弱いのです．ただ，この海綿状態と皮質型Lewy小体を機能的な視点からみると，海綿状態の方がシナプスの崩壊が強いのではないかと思うのですが，どうでしょう．

レジデント　認知症の原因はこの海綿状態にあるということですか？

先生　うーん，それはまだわかりません．皮質型Lewy小体かもしれないし，それら以外の病変かもしれません．でも，Lewy小体型認知症の臨床的解析が進めば，何かわかるかもしれませんね．

レジデント　抗ubiquitin抗体で染色した標本の内嗅領皮質に細かい顆粒状の陽性構造がたくさんありますが，何ですか？

先生　まだ，固有名詞は付いていないと思いますが（ubiquitin-immunoreactive granules）（図11），この領域に出現する構造です．今のところ疾患とは無関係なようで，高齢ほど増加するようです．電子顕微鏡でみると，neurofilament様構造や電子密度の高い顆粒などが濃縮されたようにみえますので，神経細胞の樹状突起の変性かもしれません．これと海綿状態の孔の大きさがあまり違わないようですし，これが消失すると海綿状態になるのかな，と考えたこともあるのですが，まだ証明はできていません．次はアンモン角です．

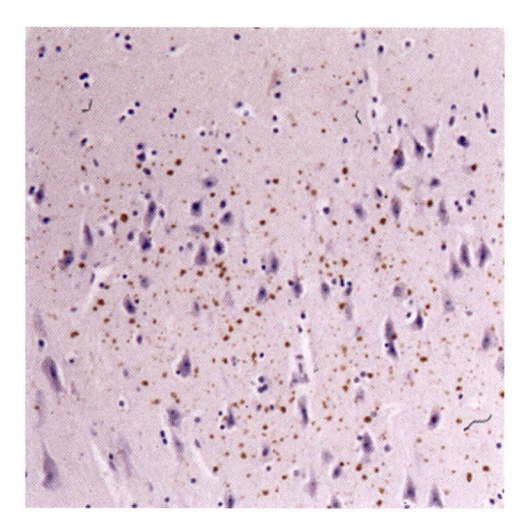

図11 Ubiquitin-immunoreactive granules　内嗅領皮質にみられる小さな顆粒．疾患特異性はないらしい．

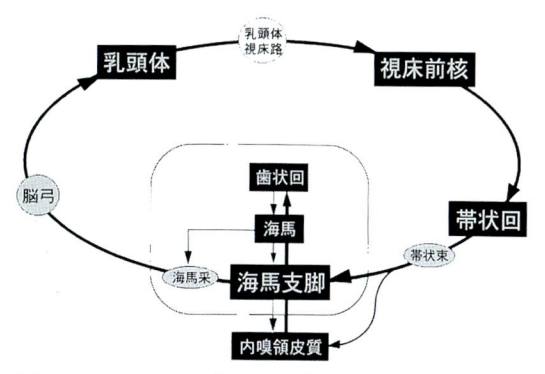

図12 Papezの回路　海馬支脚の出力線維は乳頭体を介さずに視床前核に入る線維も知られている．なお，扁桃体基底外側核群は内嗅領皮質と海馬に連絡している．

3. アンモン角

レジデント　アンモン角と海馬は同じ意味ですか？

先生　いろいろな名称がありますね．広義の海馬あるいは海馬体（hippcampus，hippcampal formation）は解剖学的には歯状回（dentate gyrus），アンモン角（Ammon's horn）あるいは狭義の海馬，海馬支脚（subiculum）を総称しているようです．そのため，アンモン角を固有海馬（hippocampus proper）と名付けて区別している本もあります．海馬というと教科書にもよく載っている渦巻き構造を思い浮かべるでしょうが，大脳を前額断で切った場合にこのようにみえるは外側膝状体の割面だけで，それよりも前方では渦巻きではなくて，波状にみえますから気をつけて下さい．それについてはDuvernoy HM著「The Human Hippocampus」第3版（Springer）[20] が参考になると思います．

レジデント　アンモン角はCA1，CA2などと呼ばれますが，どのように区別するんですか？

先生　CAはCornu Ammonisの頭文字です．外側膝状体を通る海馬のKB前額断染色標本を低倍率でみると，青紫色に染まる顆粒状構造，Cの字に似ていますが，それが歯状回の顆粒細胞層です．その外側に低倍率でも神経細胞を識別できる渦巻き状の帯がアンモン角です．Cの字に囲まれた部分がアンモン角のCA4という場所で，そこから渦巻きを遡ってCA3，CA2，CA1と名付けます．アンモン角と内嗅領皮質の間に海馬支脚があります．アンモン角の腹側にあります．ここが内嗅領皮質からアンモン角と歯状回に向かう貫通路線維が通る場所です．この海馬支脚からアンモン角のCA4まで帯状に神経細胞が並んでいますが，CA2から帯の幅が急に狭くなり，神経細胞密度が高くなります．このようにCA2とCA1の幅や密度が違いますので境目ははっきりしていますが，CA2とCA3の境目はよくわかりません．CA3は丁度CA4に入る前にカーブする場所なのですが．

レジデント　Papezの回路は記憶に関係すると言われていますが（図12），海馬はどのように関わってくるんですか？

先生　アンモン角からのoutputは海馬采を通っていくわけですが，以前はCA1の線維が脳弓を経て乳頭体に入ると考えられていました．しかし，その後の研究で乳頭体に行く線維は海馬支脚に由来するものが多いことがわかってきました[18,20]．実際，海馬支脚が壊れると乳頭体に二次変性が現れます．ですから，この回路ではアンモン角よりも海馬支脚の関与が大きいと言えますね．それにしても，Papezという人はすごいですね．彼は解剖学者ですが，この論文を読むと生理学，病理学と非常に知識の幅が広くて，しかも造詣が深い[21]．彼はこれを情動の回路と考えたのですが，今日では記憶に関係するシステムとされています．

レジデント　神経細胞のなかにヘマトキシリンで青紫色を帯びた細長い構造がNFTですね？

先生　そうです．神経細胞の細胞質にあります．これは嗜銀性がありますので，Bodian染色，Gallyas染色で染め出されます．もちろん抗tau抗体でも陽性になります．それから，エオシンの色をとって赤

みを帯びている NFT がみえますか？ これは神経細胞が死滅して NFT が取り残されたものです．ghost tangle といいます（入門編図 24B）．

レジデント これは GFAP 染色で染まるのですか？

先生 tangle が陽性になっているわけではないのです．これは ghost tangle に向かってアストログリアが突起を伸ばしているのです（入門編図 28D）．電子顕微鏡で観察すると，ghost tangle とアストログリアの突起が交互に並んでいる像をみることができます．

レジデント NFT は CA1 から CA4 までのうち，どこが一番出現するんですか？

先生 私は NFT を持っている神経細胞の割合をみているのですが，NFT は老人斑に比べて年齢との相関が強い構造で，アンモン角のそれが一番明瞭だと思います．最も多く出現する場所は海馬支脚に続く CA1 です．CA3 と CA4 は量的には少ないですが，年齢と相関します．しかし，CA2 は 90 歳までは年齢と相関しません[22]．ところが，90 歳以降になりますと急に出現量も増加するというこれもまた不思議な場所です．ですから，90 歳以上の脳では正常でも海馬支脚，CA1，CA2 と夥しい NFT がみられることがあります．CA2 は何か特殊な場所かもしれませんね．

レジデント それを ATD の特殊型とした論文があります[23,24]．

先生 私も初めは異常かなと思っていましたが，100 歳脳の研究[25]を進めるうちにこれは生理的な状態なのだと理解できるようになりました．

レジデント CA3 は抵抗帯と呼ばれて，虚血に対して強いと言われていますね．

先生 その話が出たので，ちょっと横道に逸れますが，若い頃，CA3 は本当に抵抗帯かどうか，無酸素／虚血性脳症の大脳を 5 mm 間隔で調べたことがあるのですが，場所によってかなり違っていました．多分局所的な要因も大きいのだと思います．

レジデント CA2 も抵抗帯ではないのですか？

先生 私も正確なところはわかりません．ただ，アンモン角の区分けに関して Spatz（1936），Spielmeyer（1927）・内村（1928）の区分と今日使われている CA1～4 が若干ずれているようです[26]．とくに抵抗帯と呼ばれる場所は，彼らの区分では，終板から Sommer 扇形部へ移行する部分を指しているのですが，CA 区分で言うと，CA3 と CA2 の一部を含んでいるのではないかと思います．

レジデント PD ではどんな変化が CA2 にみられるのですか？

先生 アンモン角の CA2 にみられる抗 ubiquitin 抗体で陽性に染まる棍棒状や数珠状の構造です．変性した神経突起と考えられます（図 13）．

レジデント CA2 にある神経細胞の軸索や樹状突起が変化したものですか？

先生 その可能性は第一に考えられることですね．しかし，アンモン角のアトラスを見て下さい．錐体細胞層の内側に有髄神経線維の層がありますね．網状層と放射状層に分けますが，ここは中隔核や交連線維，内嗅領皮質からの入力線維などが通っているし，その他に CA3 から発する Schaffer's collaterals も入るので，抗 ubiquitin 抗体で染まる構造の同定

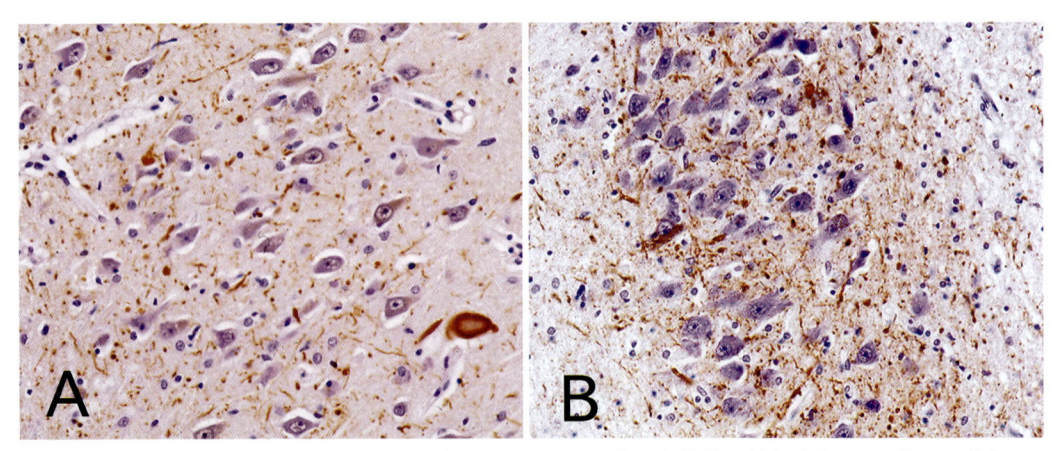

図 13 アンモン角 CA2 A：抗 ubiquitin 抗体に染まる数珠状，棍棒状の神経突起．B：抗リン酸化 tau 抗体陽性の数珠状，棍棒状の神経突起．なお，A と B は同一症例ではなく，B の症例が抗 ubiquitin 抗体と抗リン酸化 tau 抗体に染まった．

は至難の業かもしれません．また，なぜ，CA2なのか，ということもはっきりしませんが，先ほども話しましたように，ここは他の場所とちょっと違っているようです．

レジデント 抗 ubiquitin 抗体で陽性に染まる棍棒状，糸状あるいは数珠状の構造（**図 13A**）と側副溝から新皮質にかけての海綿状態（**図 10A**）が皮質型 Lewy 小体を伴う認知症の病理学的特徴なのですか？

先生 私の経験ではとくに CA2 にこの構造が無い症例も比較的多いように思います．病理学的特徴と言えるかどうか．一方，PD 例の CA2 にもこの構造が抗 tau 抗体に染まることもあります（**図 13B**）．抗 ubiquitin 抗体で染まる構造が同時に抗 tau 抗体陽性かどうかの確認はまだしていませんが．

レジデント 先生は ATD では CA2 に限局して NFT が出現することがある，という論文を発表されていますが[22]，抗 ubiquitin 抗体と抗 tau 抗体に陽性ということは PD に ATD が合併しているのではないでしょうか．

先生 そうではないと思います．なぜなら，抗 ubiquitin 抗体でも抗 tau 抗体でも，染まっているものは CA2 の錐体細胞体そのものではありません．もっともその突起という可能性は残りますが，それに対して，ATD の CA2 にみられる NFT は錐体細胞のなかにあるものです．なお，ちょっと横道に逸れますが，ここで覚えておいてもらいたいことは，ATD ではアンモン角に大量の NFT が出現するとは限らない，ということです．とくに 70 歳代以降に発症する ATD のアンモン角では，正常対照例と差がないことが多いのです[8]．

レジデント 本例では海馬傍回でわずかに NFT がみられる程度ですね．

4. 大脳新皮質

先生 大脳新皮質をみましょう．見方は「入門編」にありますのでもう一度読んでおいて下さい．そこで何かありましたか？

レジデント うまく表現できないのですが，大脳皮質の HE 染色標本をみると，均質に染まっていないと言いますか，色ムラがあるように見えるのです（**図 14**）．

先生 色ムラね，うーん，確かにそう見えますね．とくに老人で大脳皮質にムラがある場合には気をつけなければいけません．それでは Methenamine-

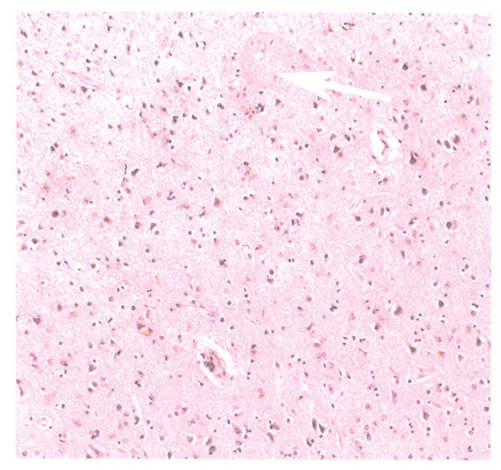

図 14　Alzheimer 型認知症の頭頂葉皮質
neuropil が均質に染まっておらず，よく見ると濃淡があることがわかる．そのなかでも矢印のように定形斑らしい構造は比較的わかり易い．HE 染色．

Bodian 染色標本をみて下さい．

レジデント 茶褐色の丸い構造がたくさんみえます．しかも，その構造の中心にヘソみたいな塊があります．そうじゃないものもたくさんありますが．

先生 では倍率を上げてヘソのある構造をみて下さい．そう，これが老人斑（senile plaques）です．ヘソの部分はアミロイドです．芯（core）と言います．そして，その周りにある冠のような部分は変性した神経突起（degenerated neurites）です．それで，このような形態をもつ老人斑を定形老人斑（typical plaques）と呼びます（入門編**図 29A & B**）．

レジデント アミロイドのない老人斑は何と言うのですか？

先生 二つの場合がありますね．定形斑の立体構造を思い浮かべて考えて下さい．

レジデント 中心に核みたいなものがあって，その周りをマントルが取り囲んでいる，丁度，地球みたいな構造ですか？

先生 そうですよね．それでは，どういうふうに切れれば核がみえなくなりますか？

レジデント あっ，そうか．外側の部分が切れればそうなりますね．これも定形斑ということですね．

先生 二次元の世界から三次元構造を構築する，形態学を勉強するには必要なことです．しかし，たった一枚の標本ではそのように切れたかどうかわからないのではないでしょうか．例えば連続切片を作って調べるとか，特殊な顕微鏡を使ってみるとかしな

いと．

レジデント 核のない老人斑にはもう一つあるとおっしゃいましたね．

先生 そう，びまん性老人斑（diffuse senile plaque）と呼ばれるものです（入門編図29D）．この Methenamine-Bodian 染色標本でも，形が不整形で，大小さまざま，シミのようにもみえる構造がそれです．

レジデント 色ムラというのは，定形斑やびまん性老人斑が作り出したものなのですか？ しかし，HE 染色標本ではびまん性老人斑がわかりません．

先生 そうです．ですから，色ムラのほとんどは定形斑が作っているのです．しかも，多少なりともニューロピルが壊れているのではないかと考えています．

レジデント 先生，びまん性老人斑と定形斑はどういう関係になっているのですか？

先生 一応，原始斑→定形斑→核斑という順序が考えられていますが，原始斑の前にβアミロイド蛋白が沈着する段階があると言われています．

レジデント それにしてもびまん性斑の位置づけがはっきりしないのですね．

先生 60歳から106歳まで，1,800例近くを調べてみました．まず，誰もが言うように老人斑は高齢者ほど多くみられます．しかし，アンモン角などのNFTほど年齢との相関は強くありません．そこで出現している老人斑の内訳をみますと，若い年代ほどびまん性斑が多くて，100歳代ではほんの僅かです．その反対に定形斑は高齢ほど増えていきます．しかし，だからといって，びまん性斑から定形斑へ変化すると考えてよいかどうか，まだわかりません．それから，ATD では年齢とあまり関係なく定形斑がたくさん出現します．

レジデント 本例では定形斑は 1 mm² 当たり 20 個以上ありますから統計学的には病的ということになりますが[27]，trans-entorhinal cortex から側頭葉新皮質にみられる海綿状態は ATD とは違うというわけですね．

先生 そうです．ATD の病理と Lewy 小体型認知症の病理が住み分けていることに注意して下さい．

レジデント Lewy 小体型認知症では老人斑がたくさん出現するのですか？

先生 私のデータでは PD と老人斑の間には統計学的な相関はありません．しかし，皮質型 Lewy 小体と老人斑は NFT よりもよく相関するのです．これは幾つかの研究がありますが，結果は一致しています[28]．それに最近の知見によると，家族性 Alzheimer 病の原因遺伝子の一つとされている presenilin-1 の変異が家族性の Lewy 小体を伴う認知症で報告されています[29]．それによれば，α-synuclein と β-amyloid が相互に関連し合った蛋白質であるということなのです．また，α-synuclein と tau との関係も指摘されています[30]．

レジデント α-synuclein を介していろいろな物質と連絡しているように思えますが，PD，ATD，それに Lewy 小体型認知症は同じ仲間なのでしょうか？

先生 それは極端ですが，生成過程のどこかに共通したプロセスがあるのかもしれません．

レジデント 先生，側頭葉の他の皮質をみたのですが，NFT はほとんど見つかりませんでした．NFT と老人斑は比例して増えるものではないのですか？

先生 それはご苦労さまでした．ATD だけみているとそう思うかもしれませんね．でも違うのです．両者は比例関係にはないのです．本例の場合，あんなに老人斑がたくさん出現しているのに，NFT はアンモン角の CA1 や海馬傍回の pre-α neuron に限られていますね．ですから，本例のように老人斑だけが突出している場合がありうるのです．

レジデント NFT だけ増加している場合はないのですか？

先生 前に話したと思いますが，超高齢者でアンモン角にほぼ限局して無数の NFT が出現する場合があります．

レジデント 抗リン酸化 tau 抗体による免疫染色標本があるのですが，神経細胞のなかに顆粒状の陽性物質がみえます．これは何ですか？

先生 面白いものを見つけましたね．pretangle と呼ばれています（図15）[31]．君がこれまでみたものは線維を形成した NFT なのですが，これはそうではありません．まだ，定説はないようですが，NFT の前駆段階と考えられています．随分たくさんあるでしょ．まだ，十分に検討していませんが，私が調べた限りでは pretangle の出現は NFT より 10歳位若い年代のようです．

レジデント それから，Congo red 染色標本を偏光顕微鏡でみたところ，軟膜の血管に淡く青リンゴ色の光がみえました（図16）．小脳の小さな梗塞や前頭葉の一部にアストログリアが増加している場所がありましたが，これは amyloid angiopathy（AA）による梗塞のためでしょうか？ それから，本例の SPECT では両側の頭頂葉と右側頭葉から後頭葉へ

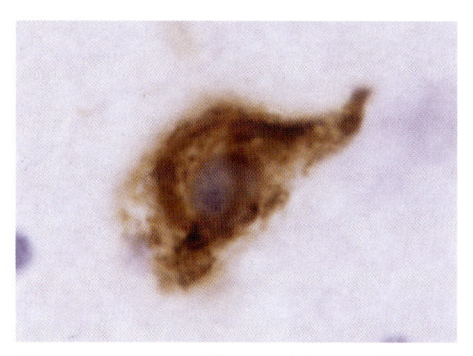

図15 pretangle 抗リン酸化 tau 抗体で神経細胞の細胞質が無構造あるいは細顆粒状に染まっているが，明瞭な線維構造は認められない．

移行する部分の血流が低下していたようです．これは Lewy 小体型認知症の画像上の特徴だそうですが，それで定形斑は頭頂葉，後頭葉に多くて（図19），AA もあります．そうすると，血流が低下していた原因を AA に求めることができませんか？
先生 難しいところですね．その可能性は否定できませんが，本例の AA はごく軽度ですから，積極的にこれに求めることができないようです．ご存知のように，AA が進行すると血管壁が変性して，あたかも血管壁が二重になったように見えますね（入門編図22B）．その程度になれば，虚血性変化を起こしうると思いますが，本例のような程度ですとどうでしょうね．私は AA だけで虚血や出血を起こすことは比較的少なく，多くは動脈硬化が合併している場合ではないかと考えています．

5. その他の構造

先生 扁桃体をみて下さい．これは海馬の吻側にある大きな神経核で，これを含む側頭葉を切除すると Klüver-Bucy 症候群が起こることでも有名です．現在は，認知機能の一つとして注目されていますね．扁桃体は視床と違って有髄線維が少ないために，亜核の同定が簡単ではありません．細かい亜核分類はともかくとして，発生学的に古い皮質内側核群，新しい基底外側核群，それに中心核に分けておくのが便利かと思います．皮質内側核群は嗅球や無名質，視床下部などと密接な関係があります．基底外側核群は側頭葉新皮質，海馬，島回などの大脳辺縁系と連絡があります．また，青斑核や縫線核から中心核に投射があります．なお，扁桃体のなかでは基底外側核群がしばしば虚血性障害を受けることがあります．扁桃体はまた皮質内側核群と基底外側核群に老人斑，NFT，皮質型 Lewy 小体がよく出現します（図17）．本例でも皮質内側核群に定形斑がみられます．
レジデント 先生，基底外側核群に海馬傍回によく似た海綿状態があります（図18A）．
先生 そうですね．PD 例ではここにアストログリアの増殖をみることがあります（図18B）．本例にはありませんが．そのため，本症の精神症状の責任病巣をここに求める人もいます．扁桃体のなかでも基底外側核群はいろいろな病気で変化する場所のようですね．
レジデント 先生は扁桃体，お好きですね．

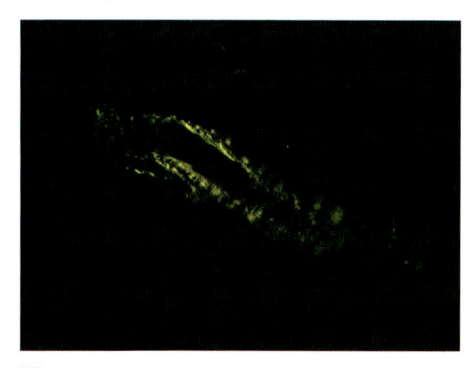

図16 Amyloid angiopathy Congo red で染色した標本を偏光顕微鏡で観察したもの．血管壁が青リンゴ色に光っている．

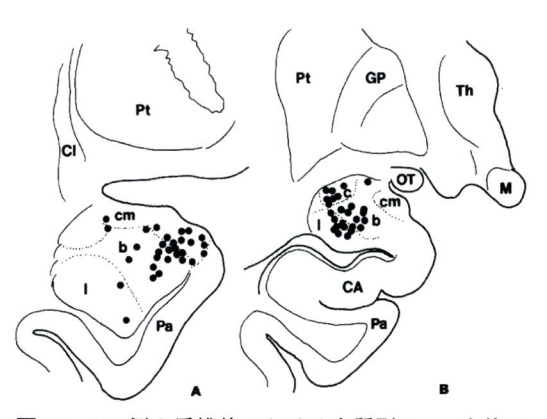

図17 PD 例の**扁桃体における皮質型 Lewy 小体の分布** Pt：被殻，GP：淡蒼球，Cl：前障，OT：視索，M：乳頭体，CA：アンモン角，Pa：海馬傍回，cm：扁桃体皮質内側核群，b：扁桃体基底核，l：扁桃体外側核

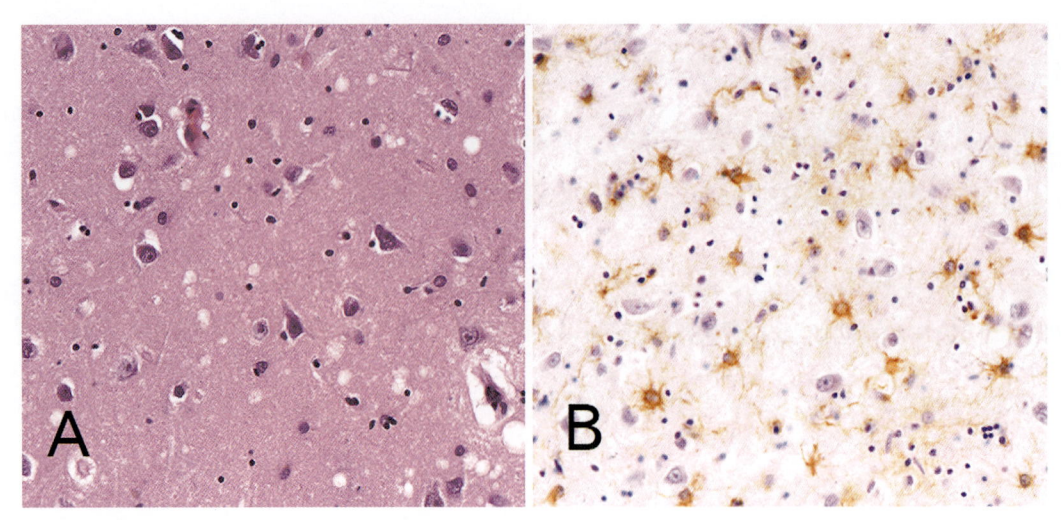

図18 扁桃体 A：基底核にみられた海綿状態．PD例．HE染色．B：基底外側核群のアストログリアの増殖　PD例．GFAP．

先生　好きというのとは違うのですが，よくわからない構造なのでね．ATDの病理をみていますとね，扁桃体に比べて海馬の変化が上回っている症例では精神症状より認知症が強くて，扁桃体が上回っている症例では精神症状が前景に出やすいのではないかと思うことがあります．それで，さっきも言った通り，PD例ではしばしば扁桃体基底外側核群にastrocytosisがみられることから，ここが問題だろうと思っているわけです．本例の場合，アンモン角CA2の変性突起と扁桃体の海綿状変性はどちらが圧倒的に強いというものではないと思いますので，臨床症状の形成にはこの二つの部位における病変が大いに関与しているのかもしれません．

レジデント　無名質には脳幹型Lewy小体はありません．

先生　もう少しよくみて下さい．ほら，軸索か樹状突起かわかりませんが，そのなかに脳幹型Lewy小体があるでしょ．その他，本例では前脳基底部に含まれる対角回核や側坐核などにも著変ないようです．しかし，ここにアストログリアの増殖が目立つ場合もあるので注意して下さい．その他，NFTはなかったですね．

レジデント　PSPではNFTが小脳歯状核，下オリーブ核，橋核，黒質，淡蒼球，視床下核などに分布すると思いますが，本例では認められませんでした．

先生　この分布は正常加齢に伴うNFTの分布と違いますね．NFTが1個でも出現する場所となりますと，ほとんどの神経核や皮質が挙げられます．でも，頻度の高い場所ということになりますと，生理的に出現する場所とはあまり重なり合わないのです．こんなところからも，生理的老化のNFTとPSPではメカニズムが違うことが推定できますね．

IV．所見をまとめる

先生　それではこれまでみてきた所見をまとめて箇条書きにしてみましょう．

レジデント
1. 黒質，青斑核，迷走神経背側核などの神経細胞脱落．
2. 脳幹型Lewy小体がPDの好発部位に分布．
3. 広範な皮質型Lewy小体の出現（Lewy小体型認知症の病理診断基準を満たす）．
4. Trans-entorhinal cortex，側頭葉および前頭葉皮質，扁桃体に海綿状態．
5. アンモン角CA2に抗ubiquitin抗体陽性の神経突起．
6. 老人斑の広範な出現，NFTは分布および数とも生理的範囲．
7. 内嗅領皮質の層状変性なし．
8. 軽度のamyloid angiopathy，それによる虚血性

病変なし．
9. 小脳の小梗塞巣散在，中小動脈の硬化性変化なし．

先生 良いでしょう．ご苦労さまでした．

コーヒーブレイク

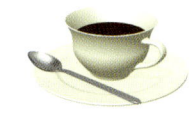

《Lewy 小体型認知症と Alzheimer 病》

先生 いゃー，疲れましたね．これで今日の勉強を終わりにしたいところですが，君は不用意にも（？）冒頭で，認知症を伴う PD と Lewy 小体型認知症は同じなのですか，それとも違うのですか，という質問をしてくれましたね．満足な解答はできませんが，お茶でも飲みながら雑談として聴いて下さい．

レジデント 折角ですから，コーヒー入れ直しましょう．

先生 そりゃ有り難い．喉が渇いちゃって．うむ，美味しいね．さて……，今日，顕微鏡で見た皮質型 Lewy 小体は Lewy 小体型認知症の主要病理所見ですが，初めて記載されたのは，1961 年，Okazaki らの "parkinsonism を伴う進行性の非典型的な痴呆例"でした[32]．その後，1978 年に Kosaka らが汎発性 Lewy 小体病（Diffuse Lewy body disease；DLBD）を報告して[33]，それ以後，PD の認知症との関連で注目されてきたわけです．1980 年代に入って，多数例の解析が英国の Perry ら[34]や Byrne ら[35]を中心に行われて，それぞれが診断基準を提案しました．因に Lewy 小体型老年認知症（Senile dementia of Lewy body type；DLB）という名称は Perry らによるものです[34]．1996 年，本症に関するワークショップが開かれて，それまでさまざまな名称で呼ばれてきたものを「Lewy 小体を伴う認知症（Dementia with Lewy body）」と称することが提案されました．同時に英国学派の基準をもとに新たな診断基準も作成されました[11]．従来，Lewy 小体病は PD の延長線上で理解されてきたのですが，この診断基準では Lewy 小体病というスペクトルのなかにその脳幹型として PD が位置付けられています．

レジデント しかし，ワークショップの分類では，小坂らが言う Lewy 小体病のうち，認知症を伴うものだけを抜き出してありますよね．ここが非常に違う点ではないでしょうか．

先生 そうですね．それを Dementia with Lewy body と呼ぼうということになったわけです．その主な病理所見については，前にお話しましたね．しかし，我が国では本症は臨床病理学的にまとまりのある疾患単位として受け入れられていますが，外国では必ずしもそうではないようです．例えば，臨床的にみても認知症を伴う PD と Lewy 小体型認知症の間は非常に小さいという指摘もあるのです．

レジデント 診断基準の 3 版目では[36]，Lewy 小体型認知症は認知症が早期に現れることを重視しているみたいですね．

先生 そうですね．私ね，実はね，小坂先生が投稿前の論文を白木先生のところに持ってこられた時から側で時々拝見していたのです．

レジデント それが Lewy 小体型認知症なのですか？

先生 後にそう命名されることになるわけです．もう 30 年も前のことで，私はまだ大学院生でしたし，先生方のお話が難しくて十分理解できないところがたくさんありましたので，確信をもって言えないのですが，この病気の研究が病理から出発しているように，当時，私にはみえました．私はまず初めに臨床的なまとまりがあって，次にそれに対する責任病巣の探求が普通のやり方だと思っていたものですから，それ以来，それが Lewy 小体型認知症の概念が今一つすっきりしない理由なのではないかと思う時があります．でも，また脱線しそうなので止めときまして，もうひとつは，Lewy 小体型認知症に共存する病理学的変化です．これには大きく分けて三つのパターンがあります．その一つは広範な皮質型 Lewy 小体の分布に定型型老人斑の出現があります．しかし，NFT は非常に少量です．二つ目は皮質型 Lewy 小体の出現＋ATD の病変です．そして三番目は純粋型と言われるタイプで，皮質型 Lewy 小体だけです．ATD の病変はありません．

レジデント 認知症の原因は皮質型 Lewy 小体ではないのですか．もっとも ATD の病変がある場合には認知症の原因をそちらに求めたくなりますよね．

先生 皮質型 Lewy 小体に原因を求める立場の人達

は Lewy 小体型認知症の純粋型を挙げています．これは ATD の病理を欠いているタイプなので，認知症は皮質の Lewy 小体にしか求められないというわけです．しかし，前にも触れましたが，皮質型 Lewy 小体が本当に神経細胞を変性・脱落させるか，という問題です．いわんや，これが善玉であるとすると，純粋型の責任病巣をどこに求めるのか，まさに迷走してしまいそうです．

レジデント そうなりますと，純粋型の臨床は本当に認知症と言えるのかどうか，という疑問も出てくるかもしれませんね．よくわかりませんが，皮質型 Lewy 小体と ATD の病変では組織に与えるダメージが全然違うような気がします．

先生 これは私の経験によるまったくの独断と偏見ですが，臨床的に認知症と診断されるような場合は形態学的な変化を捉えやすいのですが，軽い精神症状ですと，その責任病変を求めることは非常に難しいように思っています．例えば，こういう研究があります．ATD や ATD の病理を伴う Lewy 小体型認知症では認知症と synaptophysin は相関するのですが，ATD の病理を伴わない Lewy 小体型認知症では相関しないのだそうです[37]．あるいは純粋型には未知の要因があるのかもしれませんね．

レジデント でも，私たちがよく遭遇する Lewy 小体型認知症の実際的な問題は ATD の病理を伴っているかどうか，という点ですね．

先生 そうです．そこで Lewy 小体型認知症で指摘されている ATD の病理とは何かということです．Perry は ATD に比べてアミロイド芯をもつ定形斑が多いが，NFT は非常に少ないことを指摘しています[34]．私も同感です．本例もそうですしね．

レジデント α-synuclein は in vitro で β-amyloid の凝集を促進させるという研究がありますから[38]，Lewy 小体型認知症に定形斑がたくさん出現しても不思議ではないのかもしれませんね．

先生 しかし，α-synuclein と tau は互いに線維形成を促進するとも言われていますので[39]，ならばなぜ Lewy 小体型認知症では NFT が少ないのか，という話になってしまいます．分子レベルで起こっている出来事と臨床症状や病変との間にはまだ埋められていない部分がありますので，取りあえず分子レベルの話と臨床病理学は切り離して考えたらどうでしょうか．私は Lewy 小体型認知症で指摘されている ATD の病理とは「定形斑あるいはアミロイド斑の病的出現」であって，内嗅領皮質の層状変性を欠いている点で私が主張している ATD とは違うと思います[8,9]．少なくとも Lewy 小体型認知症に ATD が合併しているとか共存しているのではないと思いますね．前にも話したと思いますが，私のデータでは老人斑だけが突出して出現している状態が現実に

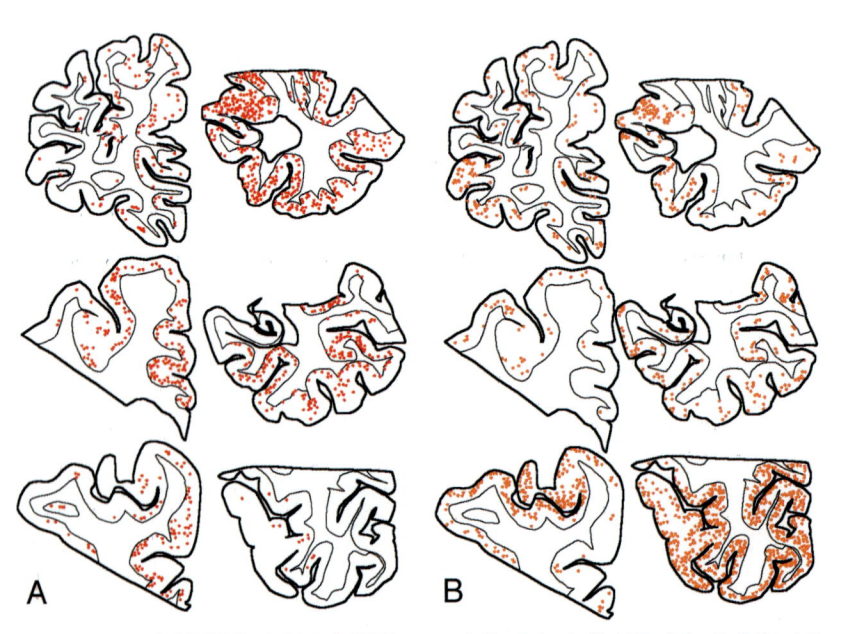

図 19 Lewy 小体型認知症例の皮質型 Lewy 小体（A）と老人斑（B）の分布（志知隆雄ら：Parkinson 病に Alzheimer 型痴呆の合併が疑われた Lewy 小体型痴呆の 1 例．脳神経 2004；56：1058-1068，図 3）．

あるわけで，その半数の症例は臨床的に認知症が認められていません．

レジデント　それに関連するのだと思うのですが，Lewy 小体型老年認知症（senile dementia of Lewy body type）というものはどういう疾患なのですか？　Alzheimer 型老年認知症をもじったような．

先生　それは Perry ら提唱したもので[34]，1）臨床的には ATD としても，また PD としても典型的ではない，2）病理学的には PD の病理所見に加えて皮質型 Lewy 小体が出現しているが，びまん性 Lewy 小体病ほどではない，3）大脳皮質には無数の定形老人斑が出現しているが，NFT は非常に少ない，4）黒質病変は PD として中等度である，に要約できると思います．この考え方はあまり普及しなかったようです．しかし，今日の症例もそうですが，私は Lewy 小体型老年認知症という言葉が現実をよく捉えていると思います（図 19）．最近，また ATD の病変が復活してきたようですね．

レジデント　いままでの先生の話をお聞きしますと，Lewy 小体病という実体が今一つはっきりしていないように思いました．とくに純粋型というものがあるにしても，皮質型 Lewy 小体が認知症の責任病変かどうかという点がはっきりしません．

先生　そうですね，"Dementia with Lewy body" の邦訳としての "Lewy 小体病" という言葉は必ずしも適切ではないように思われます．それはワークショップでも検討されているように，皮質型 Lewy 小体が認知症の形態学的責任病変であるという確たるデータがいまだないことが挙げられます．第二に，小阪らは "Lewy 小体病" とは Lewy 小体を伴う疾患すべてを指し，そのなかで認知症を伴うものが "Dementia with Lewy bodies" であると述べておられますが，ちょっとわかりにくいですね．小阪らの思いとは別に，"Lewy 小体病" という言葉には皮質型 Lewy 小体に認知症の原因を求めようというニュアンスがあり，実際，"Lewy 小体病" が認知症を伴う PD に使われることが多いのではないでしょうか．まあ，診断基準も改良が加えられていますし．そのうち，きちんと整理されるでしょう．しかし，認知症の出現が 1 年以内か，という問題はありますが[11]，一定の症状が経過とともに順番に出現しているかどうか，という観点から検討しておいた方がよいように思います．抗 PD 剤の副作用という問題がありますので，臨床的な解析は大変でしょうが．それから，認知症の原因もさることながら，本当に認知症かどうか，という点も重要ではないでしょうか．さて，コーヒーも冷めてしまったし，この辺で今日はお開きにしましょうか．

レジデント　入れ直しましょう．

先生　そりゃ有り難い．

参考文献

1) 長寿科学事典　祖父江逸朗　監修，医学書院，東京，2003，p186．
2) Greenfield's Neuropathology, 8th ed, Love S, Louis DW, Ellison DW, eds, Hodder Arnold, London, 2008.
3) Dementia, 2nd ed, O'Brien J, Ames D, Burns A eds, Arnold, London, 2000.
4) Dementia A Clinical Approach, 3rd ed, Mendez MF, Cummings JL, Butterworth Heinemann, Philadelphia, 2003.
5) 水谷俊雄，藤澤浩四郎：脳肉眼所見検索に際して有用且つ簡便な形態計測法について．神経病理学 1980；1：133-144．
6) 大野大二，水谷俊雄，嶋田裕之，勝沼英宇：黒質の色素神経細胞と非色素神経細胞の比率─正常加齢と錐体外路系疾患における検討．日老医誌（Jpn Geriat）1991；28：351-357．
7) Mizutani T, Kasahara M: Hippocampal atrophy secondary to entorhinal cortical degeneration in Alzheimer-type dementia. Neurosci Lett 1997; 222: 119-122.
8) Mizutani T: Pathological diagnosis of Alzheimer-type dementia for old-old and oldest-old patients. Pathology International 1996; 46: 842.
9) 水谷俊雄，天野直二，向井雅美，他：Alzheimer 型痴呆の病理診断学的研究─新たな病理診断基準の設定─．神経進歩 1997；41：141-153．
10) 佐藤順一，水谷俊雄，森松義雄：脳幹の形態計測学的試み─橋上部での計測法の開発と応用．脳神経 1987；39：163-168．
11) McKeith IG, Galasko D, Kosaka K et al.: Consensus guidelines for the clinical and pathologic diagnosis of dementia with Lewy bodies (DLB): report of the consortium on DLB international workshop. Neurology 1996; 47: 1113-1124.
12) Hassler R: Zur Pathologie der Paralysis Agitans und des postenzephalitischen Parkinsonismus. J Psychol Neurol 1938; 48: 387-476.
13) Damier P, Hirsch EC, Agid Y, et al.: The substantia nigra of the human brain II. Patterns of loss of dopamine-containing neurons in Parkinson's di-

sease. Brain 1999; 122: 1437-1448.
14) Braak H, Del Tredici K, Rub U, et al.: Staging of brain pathology related to sporadic Parkinson disease. Neurobiol Aging 2003; 24: 197-211.
15) Terry RD: Do neuronal inckusions kill the cell? Neural Transm 2000; 59 (Suppl): 91-93.
16) Gibb WR, Scott T, Lees AJ: Neuronal inclusions of Parkinson's disease. Mov Disord 1991; 6: 2-11.
17) 若林孝一：シヌクレイノパチーにおける神経細胞とグリア細胞の病理．脳神経 2005；57：667-682.
18) 水野　昇，岩堀修明，中村泰尚（訳）図説　中枢神経系．第2版，医学書院，東京，1991.
19) Hansen LA, Masliah E, Terry RD, Mirra SS: A neuropathological subset of Alzheimer's disease concomitant Lewy body disease and spongiform change. Acta Neuropathol 1989; 78: 194-201.
20) Duvernoy HM: The human hippocampus 3rd ed. Springer, Berlin, 2004.
21) Papez JW: A proposed mechanism of emotion. Arch Neurol Psychiat 1937; 38: 725-743.
22) Mizutani T, Shimada H: Quantitative study of neurofibrillary tangles in subdivisions of the hippocampus: CA2 as a special area in normal aging and senile dementia of the Alzheimer type. Acta Pathol Jpn 1991; 41: 597-603.
23) Yamada M, Itoh Y, Otomo E, et al.: Dementia of the Alzheimer type and related dementias in the aged: DAT subgroup and senile dementia of the neurofibrillary tangle type. Neuropathology 1996; 16: 89-98.
24) Bancher C, Jellinger KA: Neurofibrillary predominant form of senile dementia of Alzheimer type: A rare subtype in very old subjects. Acta Neuropathol 1994; 88: 565-570.
25) Mizutani T, Shimada H: Neuropathological background of the 27 centenarian brains. J Neurol Sci 1992; 108: 168-177.
26) 武谷止孝：神経病理組織学入門　医学書院，東京，1970 より引用
27) 水谷俊雄，笠原麻里，山田滋雄，他：アルツハイマー型老年痴呆の神経病理学的診断に関する研究．脳神経 1993；5：333-342.
28) Hurtig HI, Trojanowski JQ, Galvin J, et al.: Alpha-synuclein cortical Lewy bodies correlate with dementia in Parkinson's disease. Neurology 2000; 54: 1916-1921.
29) Ishikawa A, Piao YS, Miyashita K, et al.: A mutant PSEN1 causes dementia with Lewy bodies and variant Alzheimer's disease. Ann Neurol 2005; 57: 429-434.
30) Giasson BI, Forman MS, Higuchi M, et al.: Initiation and synergistic fibrillization of tau and alpha-synuclein. Science 2003; 300: 636-640.
31) Tolnay M, Probst A: Review: tau protein pathology in Alzheimer's disease and related disorders. Neuropathol Appl Neurol 1999; 25: 171-187
32) Okazaki H, Lipkin LE, Aronson SM: Diffuse intra-cytoplasmic ganglionic inclusions (diffuse type) associated with progressive dementia and quadriparesis in flexion. J Neuropath Exp Neurol 1961; 20: 237-244.
33) Kosaka K: Lewy bodies in cerebral cortex. Report of three cases. Acta Neuropathol 1978; 42: 127-134.
34) Perry RH, Irving D, Blessed G, et al.; Senile dementia of Lewy body type. A clinically and neuropathologically distinct form of Lewy body dementia in the elderly. J Neurol Sci 1990; 95: 119-139.
35) Byrne EJ, Lennox G, Godwin-Austen RB: Dementia associated with cortical Lewy bodies. Proposed diagnostic criteria. Dementia 1991; 2: 283-284.
36) McKeith IG, Dickson DW, Love J, et al.: Diagnosis and management of dementia with Lewy bodies: third report of the DLB Consortium. Neurology 2005; 65: 1863-1872.
37) Hansen LA, Daniel SE, Wilcock, GK, Love S: Frontal cortical synaptophysin in Lewy body disease: relation to Alzheimer's disease and dementia. J Neurol Neurosurg Psychiatry 1998; 64: 653-656.
38) Yoshimoto M, Iwai A, Kang D, et al.: NACP, the precursor protein of the non-amyloid β/A4 protein ($A\beta$) component of Alzheimer disease amyloid, binds $A\beta$ and stimulates $A\beta$ aggregation. Proc Natl Acad Sci USA 1995; 92: 914-915.
39) Giasson BI, Forman MS, Higuchi M, et al.: Initiation and synergistic fibrillization of tau and alpha-synuclein. Science 2003; 300: 636-640.

症例編

症例IV　脳血管障害 and/or 変性

先生「神経病理標本の見方・考え方」も最終回にきてしまいました．1, 2回でダウンかな，と高を括っていましたが，皆さん頑張りましたね．将来が楽しみです．臨床症状の形態学的背景がわかってくると……，どう言ったらいいでしょうね，今までと違って症状がより具体的なものになるというか，症状を実感できるというか，あるいは症状の成り立ちを考えるようになってきたかもしれませんね．いずれにしても，君達も標本の見方ではなくて，患者さんの症状の見方が少しずつ変わっていくのではないかと思います．

　少しわかって来たのではないかと思いますが，どんな症例でも，血管・循環障害による病巣が含まれていると言っても過言ではありません．変性と血管・循環障害はいつも背中合わせです．しかし，その病変が臨床像全体を支配するほどなのか，あるいは副次所見なのか，その判断に悩むような症例は幸いにしてそんなに多くありません．ところが，今日の症例は本当に悩んでしまいそうです．変性疾患か，はたまた血管・循環障害か．

　きちんとした結論は出ないかもしれませんが，早速始めることにしましょう．

I．臨床歴

先生　症例を呈示して下さい．
レジデント　症例は死亡時88歳の女性です．**既往歴**では70歳から高血圧があります．**家族歴**は，両親がいとこ同士ですが，それ以外に特記すべきことはありません．

　現病歴に進みます．19X3年2月頃（79歳）より次第に声がかすれるようになりました．その年の7月下旬，一過性の左片麻痺がありましたが，1日で回復したため，一過性脳虚血発作（transient ischemic attack：TIA）と診断されました．その後，次第に呂律が回りにくくなり，飲み込みにくさも徐々に悪化しました．感情失禁が見られるようになり，動きも全体的に鈍くなりました．10月頃はまだ発声がありましたが，会話が困難になり，その後まったく発語できなくなりました．嚥下障害も徐々に悪くなり，食事は口の横からこぼしながら1時間かけて食べるようになりました．

　翌年3月，当科第1回入院．意識清明で協力的でしたが，強制泣き・笑いが認められました．発語ができないため，コミュニケーションはすべて書字で行なわれましたが，自発書字では脱字と誤字が頻繁に認められました．平仮名，カタカナ，漢字すべてに脱字があり，誤字は漢字にみられました．脱字が激しい場合はあとでそれを解読できないほどでした．しかし，写字は正常でした．換語も脱字以外は正常です．半側空間無視はありません．明らかな失行もありません．暗算はできませんが，筆算は可能です．見当識は正常です．改訂長谷川式痴呆スケールは19点です（暗算，逆唱，記銘力低下．ただし野菜想起は10個可能）．脳神経領域では，瞳孔は正円同大で，対光反射は正常です．眼球運動はやや saccadic で，垂直方向に軽い制限があります．顔面の感覚は正常で，咬筋の筋力も保たれていました．口は2横指程度開くことができます．眼輪筋と口輪筋の筋力は4程度です．軟口蓋は随意的にはほとんど動きません．軟口蓋反射と咽頭反射は亢進しています．挺舌は偏位していません．舌萎縮，fasciculation ともにありません．嚥下障害があります．胸鎖乳突筋と僧帽筋は正常です．運動系では，四肢に明らかな筋萎縮はありませんし，fasciculation もありません．上肢の筋力は正常，下肢は4〜5です．筋緊張はほぼ正常です．反射では，口尖らし反射は（＋/＋），下顎反射は正常です．Head retractor は陰性．深部腱反射（DTR）は上肢と PTR は軽度亢進（右＜左），ATR は（±/±）です．病的反射では，Palmomental reflex（＋/＋），強制把握反射（−），Hoffman 反射（−/＋），両側 Wartenberg 反射陽性です．下肢の病的反射は陰性です．明らかな運動失調はありません．姿勢変換は全体に緩慢で，介助が必要ですが，歩幅は正常で自立していま

す．感覚系は正常です．膀胱直腸障害もありません．

頭部CTでは，びまん性脳萎縮と軽度のperiventricular lucency (PVL) がありますが，梗塞巣は認められません．頭部MRIではT2強調画像で橋底部の左側に高信号域があります．運動皮質，内包，大脳脚の錐体路には異常ありません．T2強調画像で大脳白質，基底核に多数の点状高信号域がありますが，いずれも非特異的所見とされています．脳血流シンチでは，両側の前頭葉ではびまん性に血流が低下しており，それは両側の頭頂葉にまで及んでいます．脳波ではbackground activity (BGA) は8〜9Hzのslow αでした．

臨床症状の中心は進行性仮性球麻痺と進行性純粋失書で，運動ニューロン疾患やPick病が鑑別に挙げられましたが，診断には至りませんでした．嚥下障害の進行により翌年7月から経管栄養を導入しました（第2回入院）．

19X5年に入り，歩行困難，起立困難で，座位は保持できますが首下がりがみられるようになり，同年5月から第3回入院となりました．強制泣き・笑いが顕著で，コミュニケーションが取れず，指示には従えない状態でした．DTRは四肢で亢進していました．

頭部MRIでは，右側の海馬がやや小さい印象はありましたが，その他は著変ありませんでした．脳血流シンチでは，左側の側頭葉と頭頂葉の血流が低下し，さらに両側の前頭葉内側部でも低下してきました．

その後，在宅診療を導入し退院されました．しかし，四肢筋力の低下は進行して，ほぼ寝たきり状態となりました．

19X6年の9月，第4回入院時は呼びかけに開眼して視線を向ける動作がありましたが，指示にはまったく従えませんでした．褥瘡が治癒して退院．その後は徐々に四肢の屈曲拘縮が進行しました．

19X8年4月の第5回入院時には，すでにakinetic mutismの状態で，経過や筋電図検査所見などからALSは否定的でした．頭部MRIでは，脳萎縮に加えて，深部白質や基底核にT2強調画像で点状の高信号域があり，加齢性変化＋虚血性変化と考えられました．脳血流シンチでは，前頭葉の血流が低下していました．脳波では，BGAは9Hzのα波で，β波の混入はあるものの徐波はほとんどありませんでした．前頭側頭葉型認知症（Fronto-temporal dementia ; FTD）やPick病の範疇にある疾患として経過観察をしていくことになりました．

発病から7年後の19Y0年9月，痛み刺激に「うー」という発声のみとなりました．しかし，舌の萎縮はありません．四肢は屈曲拘縮し，両側の手指筋は萎縮していますが，fasciculationはありません．四肢の随意運動は認められません．口尖らし反射は強陽性，下顎反射は正常です．DTRでは上肢亢進，下肢は低下傾向（ATRは消失）で，下肢の病的反射はありません．頭部MRIでは，前頭葉，側頭葉，頭頂葉に両側性の萎縮がみられますが，頭頂葉のそれは前二者に比べて軽度でした．脳室の拡大，深部白質や基底核にT2強調像で点状の高信号域が認められました．脳血流シンチでは，前頭葉，側頭葉，頭頂葉の血流が低下していました．FTDの範疇で考えられる患者さんとして退院されました．

その後，状態に大きな変化はありませんでしたが，褥瘡の悪化，経管投与後の嘔吐が時々見られました．

19Y2年の10月初旬，うっ血性心不全が出現してきました．利尿と水分量の減量で全身状態は一旦改善しましたが，11月初旬に永眠されました．最終臨床診断はFTDです（全経過約9年）．

マクロ観察の前に

先生 マクロ観察の前に，臨床の問題点や疑問点などを検討しておきましょうか．

レジデント この症例はエピソードを時系列的に並べてみるような経過ではないみたいですね．20年近い高血圧の既往があります．今回の病気は198X年の声のかすれ，一過性脳虚血発作を経て，呂律不良，嚥下障害，強制泣き・笑いなどが現れて，1年足らずで仮性球麻痺が揃ってしまっています．しかし，変性疾患としてはあまり定型的ではない始まり方のように思いますが．

先生 そうですねぇ．脳血管障害を思わせる症状が突然出現して病気が始まるCreutzfeldt-Jakob病（CJD）の例はありますけどね．ではAmyotrophic lateral sclerosis（ALS）としてはどうでしょう？

レジデント 四肢の筋力は徐々に落ちていますね．それはいいんですが，DTRは初期から上下肢とも

亢進していて，末期でも上肢は亢進です．下肢は低下して，ATR は消失していますが，仮性球麻痺はありますが，舌は末期まで萎縮していませんし，fasciculation もありません．全体として上位運動ニューロンの症状が主体ですよね．ALS の経過とはちょっと違うのではないでしょうか．それより，当院に第1回の入院をされた時に"失書"がみつかっています．失書って何ですか？

先生 私も専門ではないので受け売りですが，2，3の書物を開いてみますと，手指の運動や知能に問題ないのに，後天的な脳病変に基づいて生じる書字障害をそう言うようです[1]．その特徴は疾患の性質や病変部位によりさまざまなようですが，あるいは，症例が少ないために病変部位については確かなことを言えないのかもしれませんね．典型的には左（言語）半球の後方病巣と関連するらしいですが[2]．

レジデント 失語性失書というのが出てきますが．

先生 失語者の失書，それに失読失書のことだそうですが，自発書字と書き取りが高度に障害されるのに写字はほぼ正常であることが最大の特徴だそうです[1]．しかし，研究者によって失書の特徴に微妙な相違があって，恐らくそれは分類に影響するのでしょうが，最も難しい研究分野の一つだそうです．本例が当院に入院されていた頃，神経研におられた神経心理学がご専門の T 先生によりますと，「脱字，錯字は失書と言える．失読はあっても軽い．失語の有無は不明だが，少なくとも聴覚の理解は良い．現段階では純粋失書と言える．痴呆はあっても軽い．」と書き残しています．

レジデント 失書は FTD や Pick 病と関係があるのでしょうか．

先生 FTD では次第に発語が減少して行きますが，それとは直接的な関係はないのではないでしょうか．しかし，発語の減少は無動無言状態に繋がるかもしれませんね．

レジデント 病巣があまり広がらず，別の病巣があまりない症例ならば良いですが，本例のように少しづつ病巣が広がっていると考えられる症例で失書の部位を特定するのは難しそうですね．

先生 いつ頃から無動無言状態になったのかな？

レジデント 発病から2年後の 19X5 年5月の段階では，ほぼ"寝たきり状態"だったようです．その3年後の 19X8 年4月には akinetic mutism と記載されていますから，発病から4，5年位で無言無動状態になったのではないでしょうか．経過の長いCJD でしょうか？

先生 罹病期間が何年にもなる長い CJD というと，例えば Gersmann-Sträussler-Scheinker（GSS）症候群がありますけど[3]，akinetic mutism そのものの完成にはそんなに長くかからないものだと思います．それに GSS 症候群としては脊髄小脳変性症（SCD）を疑わせる運動失調症状がないようですね．ですから，ちょっと GSS 的な CJD とは違うような気がします．一方，この経過を脳血管障害と考えると，典型的な段階的な（step-wise）悪化ではありませんね．私が不思議に思うのは9年間という長い罹病期間のうち，はっきりした運動麻痺は病初期の TIA くらいしかないのではないでしょうか．他にあります？ あとは無言無動状態，四肢の拘縮などで，局在性のある症状が少ないというか，無いというべきか．これもこの症例の特徴の一つでしょうね．だから，余計担当医は脳血管障害を考えなかったのでしょう．ところで，画像所見はどうなっていますか？

レジデント 第1回入院時の頭部 CT では，軽度のびまん性脳萎縮だけで，梗塞巣はなかったようです．頭部 MRI では，T2 で左側の橋底部に高信号域があります．しかし，運動皮質，内包，大脳脚の錐体路には異常なしと書かれています．でもこの時，DTR が軽度亢進しているとありますから，橋底部に梗塞があるのではないでしょうか．

先生 橋底部に梗塞があればもっとはっきりした症状があっても良いはずですね？

レジデント その他，T2 強調画像で大脳白質や基底核に点状の高信号域がたくさんあると書かれています．

先生 それ何ですか？

レジデント 非特異的所見だそうです．

先生 非特異的所見って何でしょ．どういう意味でしょうね．脳血流シンチの所見はどうですか？

レジデント 前頭葉は両側ともにびまん性に血流が低下しているようです．しかも，それは両側の頭頂葉にも及んでいるそうです．

先生 画像所見はその後変化したのですか？

レジデント 第3回入院時の所見でも，左側の橋底部に病巣がありそうですが，不思議なことに DTR が第1回入院時より亢進しているんです．左側が少し強いようですが．DTR が徐々に亢進していく病巣って何でしょう？

先生 血管・循環障害にせよ変性にせよ，病巣が広がっていったのでしょうね．

レジデント いずれにしても，橋底部の画像所見は

病初期からかなり長い間にわたって認められていることになります．進行する病気なんですよね，きっと．

先生 進行というと変性が頭に浮かびますが，そういう病変の進展もあると思いますが，小さな梗塞のような病巣が増えていることも考えられますね．ところで反射のことですが，橋底部は左側にやや強いと言っても両側性ですね．第3回入院時では上肢，下肢ともに亢進していますね．この病巣で無動状態に似た状況ができますかね？

レジデント 橋底部だけでしたら，locked-in も考えられますが．

先生 Akinetic mutism には幾つかの解剖学的部位が挙げられていますね．Cairns らの論文に端を発する比較的限局した病巣（視床，視床下部，脳幹賦活系など）[4]，それに対して，Kretschmer の考え方[5]に立った広い病巣（広汎な大脳皮質または白質，大脳基底核，主に淡蒼球），というように分けられそうです[6]．そのことで今思い出したのですが．

レジデント 先生お得意の余談ですね．

先生 「神経研究の進歩」という雑誌がありましたね．2007年に「脳と神経」という雑誌と合併しましたけど．出版界も冬の時代なんですかね．それで，1976年に『失外套症候群より無動性無言まで』と題した特集があったのですが，その号は実によく売れたそうです．私も持っていますが，当時の私には難しすぎました………．さて，本例の場合，本当に akinetic mutism であったかどうかと言う問題がありますが，単純に考えれば大脳皮質と白質，とくに前頭葉ということになります．しかも帯状回もひどい萎縮ですし，akinetic mutism の候補には困らないような感じがしますね．

レジデント 担当医は FTD[7] を最も疑っています．FTD というのはその原型に Pick 病があるわけでしょう？

先生 もちろん，事の発端はそうなのでしょうが，FTD という言葉が使われだしたのは 1980～1990 年代に免疫細胞化学の発達が大いに関係していると思います．私の理解するところでは，というほどたいしたものではないのですが，それ以前から，前頭葉と側頭葉のいわゆる葉性萎縮を示す症例のうち，Pick 球や Pick 細胞が見られるのは全体の 1/2 から 1/3 くらいなのです．そもそも，Pick 自身は大脳の萎縮パターンと失語症の関係に関心を持っていたようで，細胞・組織学にはあまり興味がなかったのでしょうか．実際，Pick が調べた症例が Pick 球を持っていたかどうかわからないわけです．それが記載されたのは Pick の論文から 20 年も後のことで，Alzheimer が発見しています．そんな訳で，Pick 病の病理診断は葉性萎縮によっていたわけです．従って，Pick 球をもつ典型的な Pick 病の他に，Pick 球を持たない Pick 病やその類縁疾患と思われる症例が報告されてきました．例えば，Newman らの論文なんかも典型的 Pick 病の周辺にある症例だったと思われます．結局，臨床症状と葉性萎縮だけで Pick 病を病理診断していると，何が Pick 病の本質か，がなかなかわかりにくくなってしまいます．一時期，Pick's disease with Pick body とか Pick's disease without Pick cell などという言い方がありましたが，それでは問題の解決にはならなかったわけですね．その辺が整理されて，Pick 球をもった典型的な Pick 病を FTLD（Frontotemporal lobar degeneration）に含めると同時に，Pick 球のない症例，つまり前頭葉，側頭葉の葉性萎縮を示す症例を Pick 病より広い概念である FTLD で括ったのだと思います．なにせ，Alzheimer 型認知症，DLB について第三の認知症だそうですから．

レジデント FTD と FTLD はどこが違うのですか．もっと違う言葉にすればいいのに．

先生 確かにね．Love らによれば[8]，FTLD とは前頭葉，側頭葉，それに皮質下諸核を好んで巻きこむ非 Alzheimer 病の包括的な名称で，これには臨床的，病理学的に雑多な疾患が含まれているようです．執筆者によって微妙に違っているので，私もわからないところが多いのですが，FTD（Frontotemporal dementia）は 1994 年，Sweden の Lund 大学グループと Manchester グループが提案したもので[9]，どちらかと言えば臨床的な名称で，1996 年に出てくる FTLD の中心的疾患に位置づけられるのではないでしょうか．FTLD は FTD より後から出てきた名称で，Manchester のグループが単独で提案したものです[10]．モノグラフを出版していますから[11]，大変な意気込みですよね．

レジデント まるで Lund 大学グループと競い合っているようですね．

先生 FTLD は FTD より上位というか広い臨床・病理学的概念のように思います．歴史的には，臨床的に FTD の患者さんはみな Pick 病と考えていた時代があったのですが，病理学的には Pick 病だけでなく，非常に多岐にわたる病変がみられたわけです．それも FTLD という概念を生み出す理由のよ

うです．また，別の考えもあって，FTDでは側頭葉が強く侵されるPick病が含まれなくなるのでFTLDという概念を作ったというんですね．何れにしても，これは従来の臨床病理学的疾患単位という考え方ではないんですよ．

レジデント　どういうことですか？

先生　臨床病理学的疾患単位（clinicopathological disease entity）って何ですか？

レジデント　えっ！……．わかりません．

先生　うん，今の時代，ちょっと聞き慣れない言葉ですね．従来の疾患単位というのは，原因不明の場合，まとまりのある臨床症状と臨床経過，それに対応する病理学的変化を示す症例の集まり，あるいは後に疾患名がついたものが多いわけですが，それを臨床病理学的疾患単位と言うのです．ですから，従来の疾患単位は臨床的，病理学的にできるだけ均質な症例を集めて，疾病分類をするとかそれについて原因を究明していたわけです．Parkinson病だって今のところ原因不明ですし，臨床病理学的疾患単位なのです．

レジデント　そうすると，変性疾患なんてみんな臨床病理学的疾患単位じゃないですか．

先生　そうですよ．でも，そうやって先人達が疾病分類という地道な仕事をやってきたわけです．そのおかげで，すこしずつ病気のメカニズムや原因がわかってきているじゃないですか．では，話を元に戻しますよ．FTLDというのは臨床的，病理学的にAlzheimer型認知症（ATD）ではないこと，つまり非ATDで，主に前頭葉，側頭葉が萎縮すること，それに最近急速に進歩した免疫細胞化学的所見を取り入れてまとめられたものなのです．もちろん，その念頭にはPick病がありますけど．

レジデント　そうすると，FTLDに含まれる疾患は互いによく似た症例の集まりというよりも，前頭葉と側頭葉の萎縮と免疫細胞化学的特徴だけが共通する雑多な集まりなんですね．

先生　まあ，FTLDの定義そのものが今後に含みを持たせているようなところがありますからね．将来，疾病分類が変わるかもしれません．

レジデント　頭部MRI画像で検査の度に出てくる非特異的所見とか加齢性変化と言っているものは一体何なのでしょうか？

先生　多分，白質に出現する境界不明瞭で不定形の高信号域のことでしょう．しかも，それが検査の度に増えているような気がするのですが，それに脳血流シンチで血流が低下している範囲が広がっていま

すね．こういう非特異的変化とか加齢性変化と言ってしまうと議論にはなりにくくなりますが，非特異的変化は無症候性，無害であるという確証もないわけですから，量的に多くなれば，意味を持ってくることだってあるわけでしょ．老年性変化などは多分にそういう性格のものではないでしょうか．その辺のところは成人期の知識や経験だけで判断するのは危険ですね．それでですね，本例の発語がどんどん減少して，ついにはakinetic mutismと同じような状態になるかもしれませんね．しかし，量的にも多い白質の非特異的変化だってakinetic mutismの候補者になりうるのですよ．ここが病理学的に明らかにしなければならない本例のポイントだと思いますよ．

レジデント　FTDの臨床診断基準を幾つか調べたのですが[9,10]．そうしますと，この患者さんは知らぬ間に発症して（insidious onset）進行するという経過ではないように思います．もちろん急速ではありませんが，比較的はっきりした仮性球麻痺が出現していますし，TIAもあります．それにFTDとしては発病年齢も高齢ですし．

先生　本例がFTDの診断基準に合わないというのはTIAや仮性球麻痺があるからでしょ．しかも，そういう症状で病気がスタートしている．だから，それらに左右されてしまいますが，その後の臨床経過は血管・循環障害というよりも変性のようじゃないですか．

レジデント　そうすると，二つの疾患がこの方にはあると考えることもできるわけですね．最初は血管障害，その後の大半は変性といった具合に．

先生　FTDは臨床的にはpersonality changeが第一に挙げられますが[7]，臨床記録からは残念ながら判断できませんね．そこで，一つの可能性として前頭葉と側頭葉の関係が臨床を左右することがある，ということを私の恩師白木博次教授の論文[12]から引用してみたいと思います．『Pick病には，側頭葉優位型，前頭葉優位型，合併型の3主型がある．……渋滞言語（stehende Ausreden）が末期まで続いた場合の脳は，側頭葉優位型であり，前頭葉の本質病変は，これを欠くか，軽度にすぎない．一方，渋滞言語が臨床経過中に消退するか，非典型的となり，不関，寡動などの人格解体に発展した場合には，前頭葉にも，側頭葉ほどでないにしても，かなり強烈病変が見出される．一方，最初から最後まで，渋滞言語を欠くか，きわめて不明瞭であった症例では，Pick病の本質病変は，前頭葉・側頭両葉

に，ほぼ同一である．従って，個体発生学的にみて，側頭葉よりも，さらに高次の精神機能を担う前頭葉損傷による症状自体によって，側頭葉損傷による症状が抑圧され，消去されるという連合野同士のヒエラルキーの存在の可能性が，少なくとも筆者に関する限り，抵抗なく受け入れられる．……』（原著の……部分は筆者による省略部分を示す）．これには若干の注釈が必要かもしれませんね．この文章は，MSAにおいて錐体外路系の症状が出現すると小脳系の症状が消退する，という平山惠造先生の研究[13]を引用した話だろうと思います．白木先生は平山先生のこの研究を大変高く評価しておられましたから．ところで本例の場合，病変は側頭葉よりも前頭葉の方が強いようですが，それが全体としてあまり定型的な症状を現さなかったと考えることもできそうです．それで君にはピンとくるものがなかったのかもしれませんよ．

レジデント　そうですね．ではこの辺でマクロ観察を始めませんか？

II．マクロ観察

レジデント　固定後の脳重は783 gです（図1）．大脳が672 g，小脳・脳幹が111 g．こちらは若干軽めですが，大脳の重量は軽すぎますね．でも，大きな梗塞とか，小梗塞がたくさんあって脳重が減少しているわけではないんですよね．

先生　そうですね．明らかに脳が小さいですから，容積の減少があることは確かなのですが，何が減ったのでしょう．

レジデント　ageingでこんなに軽くなることがあるんですか？

先生　脳重の軽い人は高齢ほどその割合が増えていきます．100歳代では20％強の人達が1000 g以下ですね[14]．だからと言ってこの人達がみな認知症というわけではないんですよ．また，大脳の減少の方が小脳・脳幹のそれより大きいことも生理的な加齢の特徴かもしれません．生命維持に必要な部分は加齢による萎縮から逃れているのではないかと思います．しかし800 g弱というのはageingでは考えられませんね．

レジデント　そうすると，本例は生理的な加齢に伴う萎縮とは違うということですね．

先生　数字だけみていると，そんなにバランスも崩れていませんし，生理的な萎縮という考えも浮かぶかもしれませんが，実際に脳を見て下さい．どうですか？

レジデント　そうですね．脳回が細くて，脳溝が開いています．でもPick病のような鋭さはないと思います．CJDのpanencephalopathy型[15]の方が似ているかもしれません．前頭葉の穹隆面が最もひどくて，次いで頭頂葉．そして側頭葉，後頭葉の順ではないでしょうか．いや，側頭葉と頭頂葉の脳溝の萎縮は同じくらいかもしれません．それよりも側頭葉は脳葉全体が小さいような気がします．外観よりも割面の方がわかりやすいように思います．Sylvius溝が開いているせいかもしれませんが，それで他の脳葉と同列にしてよいものかどうか迷いました．順番は一応頭頂葉，側頭葉かな，と思ったのですが．

先生　大脳を側面からみるとどうですか？

レジデント　ああ，前頭葉弁蓋部の脳溝の開大が目立ちますね（図1B）．中心前回も細いのですが，左

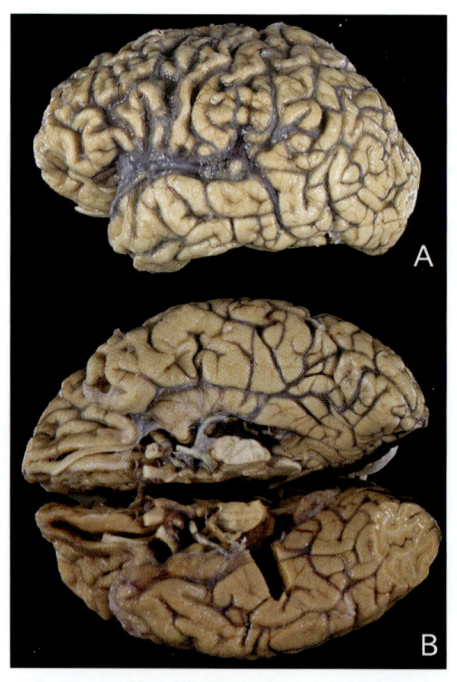

図1　A：左大脳半球側面像　中心前回を含む前頭葉の脳溝の開大が著しい．B：脳底面像　前頭葉眼窩面の脳溝開大が目立つが，側頭葉内側部の萎縮はほとんどない．

右違いますよね．先ほどから気になっているのですが．

先生　ああ，これはね，右半球を緩衝フォルマリン溶液で固定して，左半球は通常のフォルマリン固定液に入れて，とくに KB 染色などの染まり具合を比較している時期の症例なのです．

レジデント　で，どうなったのですか？

先生　きちんと固定日数を守って，固定液を頻繁に取り替えれば，差はありませんでした．でも，こういう重要な症例を使うべきではなかったですね．左半球の方が少し小さいようですが，それが本来の姿なのか，それとも固定液の違いのせいなのか，わかりませんものね．反省しています．

レジデント　しかし，固定液の違いよるものではなくて，左の前頭葉の方が小さいのかもしれませんよね．Pick 病とか FTLD では左半球の方が小さいそうですね．

先生　左半球というより，優位半球ですね．

レジデント　では，次に脳底面を見てみます（**図1B**）．前頭葉眼窩面も脳溝の開大があります．帯状回を含む前頭葉の内側面の萎縮もひどいようですが穹隆面ほどではないようです．ところが，側頭葉の内側部はよく保たれていて，側副溝は開いていません．Alzheimer 病とはまったく違うパターンですね．

先生　典型的な Pick 病では海馬は萎縮しないと言いますが，他の皮質に比べて非常に軽いということではないかと思っています．それから，尾状核が萎縮していることがありますね．必発ではありませんが．Willis 輪はどうですか？

レジデント　両側 IC-PC 型です．動脈瘤はありませんが，動脈硬化が強くて，脳底部の動脈には厚いアテローム斑があります．両側の内頸動脈は 90％ の狭窄です．右中大脳動脈は 50％ 狭窄，脳底動脈は後大脳動脈分岐直前と椎骨動脈との合流部にそれぞれ 25％ 狭窄があります．また前・中・後大脳動脈穿通枝，皮質枝にもアテローム斑が散在しています．

先生　太い動脈ほど内腔の狭窄がひどいのですか？

レジデント　いえ，そうではなさそうです．脳表面を廻る大脳動脈の分岐にも 50％ 程度の狭窄が時々見つかります．しかも，脳実質内の動脈でも硝子化した血管や拡張した血管などが細動脈レベルまでみられますので，動脈の変化はかなり広範囲に広がっていると思います．でも ball haemorrhage は見つかりません．

先生　どうでしょうね．こういう血管の病変分布で，このようなパターンの脳萎縮になるでしょうか？　それに脳表面がいわゆる顆粒状ではありませんね．もっとも今時，顆粒状萎縮（granular atrophy）にお目にかかる機会なんか滅多にありませんけど．あっ，それから両側に硬膜下血腫（SDH）（右＞左）がありますが，いつ頃のものでしょうね．

レジデント　病初期ではなくて，病歴の後半のどこかではないでしょうか．偽膜ができていますから，昨日，今日のことではないと思いますが，まだ血腫が吸収されきっていませんから．

先生　SDH による影響はなかったのでしょうか？

レジデント　よくわかりませんが，脳萎縮が進んでいて，脳と頭蓋骨の間にかなりスペースがあったのではないでしょうか．それで SDH が空間占拠性病変にはなりえなかった，というのはどうでしょう．

先生　その可能性は十分ありますね．また，仮に akinetic mutism になってから SDH が起こったとすると，臨床的に変化してもそれをキャッチできなかったかもしれません．さぁ，それでは脳に割を入れましょう．CT や MRI がない時代では，脳に割を入れる時，見ている人達は固唾をのんで見守っていたものですよ．内部はどうなっているんだろうって．誰の予測が当たっているのだろうか，と言った具合に．今はそういうこと考えなくなったのじゃないかな．

レジデント　割面は外観でみた通り，前頭葉と頭頂葉の脳溝の開大が目立っています（**図2**）．それから，肉眼でわかる程度の梗塞は少しある程度です．少なくとも多発性脳梗塞ではないようです．また，皮質は薄くなっていますが，皮質内梗塞や ball haemorrhages などは今のところ見つかりません．大脳白質は萎縮していますが，比較的硬い感じがします．それから側脳室が拡張しています．側副溝は軽く開いていますが，扁桃体，海馬の萎縮や色調の変化はなさそうです．固有海馬と海馬傍回の大きさのバランスも保たれています．乳頭体は外表面からは小さく見えましたが，冠状断面ではよく保たれています．

先生　大きさのバランスは他の構造にも言えそうですよ．つまり，皮質下諸核はもちろん健常対照例に比べれば小さいわけですが，形や他の構造とのバランスなどは比較的保たれている方だと思いますね．大脳の重量があんなに減少しているのに，大きな梗塞がないからでしょうかねぇ．では，小脳，脳幹に行きましょう．

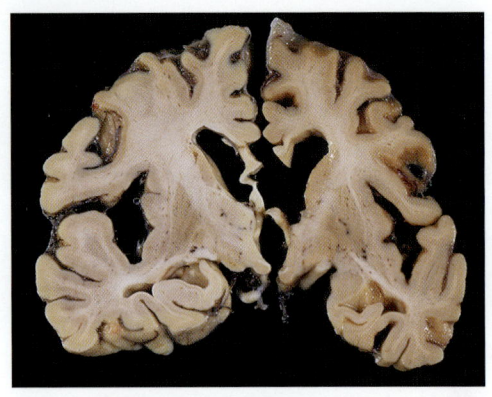

図2 乳頭体を通る大脳割面 左右のレベルが違っている．側脳室の拡大，Sylvius 溝の開大，前頭葉の脳溝の開大．側頭葉は全体として小さいが，脳溝の開大はむしろ軽度．

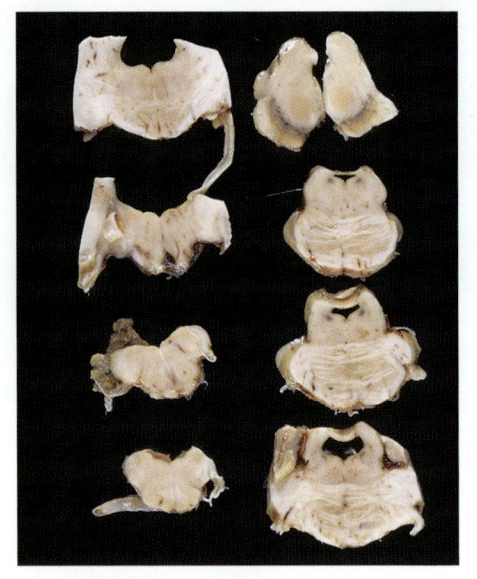

図3 脳幹部の水平断割面 大脳の萎縮に比べて脳幹の萎縮は軽く，肉眼的には粗大な梗塞は認められない．中脳大脳脚が左右とも小さい．黒質の色は薄いがパーキンソン病を疑うほどではない．延髄錐体が扁平化して，周囲の構造と区別をつけ難い．

レジデント 右水平裂の下部に比較的新しい梗塞巣がありますが，その他の小脳白質，歯状核には著変ありません．

先生 脳幹部はどうでしょう．

レジデント 脳幹は小さいと思います（図3）．でも，黒質，青斑核の色調は保たれています．それから，中脳の大きさに比べて大脳脚が両側とも小さいようです．ここは，MRI の T2 強調画像で左側の橋底部に高信号域が第1回目の入院時以来，ずーっと続いている場所ですよね．

先生 大脳脚間窩が開いていて，大脳脚が両側とも細いですね．しかし，肉眼的には今活発に壊れている像ではありませんし，原発巣ではなさそうですよ．近くに両側の皮質脊髄路を変性させるような病巣がありませんねぇ．ミクロで少しわかるようになると良いのですが．一応，この辺でマクロ観察の所見をまとめて下さい．

レジデント マクロ所見のまとめ

1) 前頭葉穹隆面と内側部，とくに中心前回と弁蓋部，頭頂葉の萎縮．
2) 側頭葉の萎縮（内側部を除く）．
3) 高度の動脈硬化．少数の梗塞巣（左側脳室外側角近傍の白質，頭頂葉白質，小脳水平裂付近など）．
4) 大脳白質が萎縮し，硬い．
5) 脳梗塞はほとんどない

6) SDH

先生 私はね，このマクロのまとめにちょっとだけ書き加えたいんだ．私だったら君の所見の前に「1) 高度のびまん性脳萎縮」という項目を置くね[16, 17]．本当のことを言うと，これは私が言ったことではなくて，Pick 自身が述べていることなんだ．大先輩の藤澤先生がこのことを取り上げて論じておられます[17]．

レジデント そうですね．確かに．前頭葉と側頭葉の限局的な萎縮に目を奪われていますが，脳全体が小さいんですものね．

先生 この件はまた後で議論しよう．鑑別すべき疾患としてどんなものがありますか？

レジデント FTLD（Pick 病を含む），ATD，進行性核上性麻痺（PSP），Binswanger 病[18, 19, 20]，多発性脳梗塞などでしょうか．

先生 その他にもあるかもしれませんが，取りあえずこのような疾患を頭に置いて顕微鏡をみてみましょう．

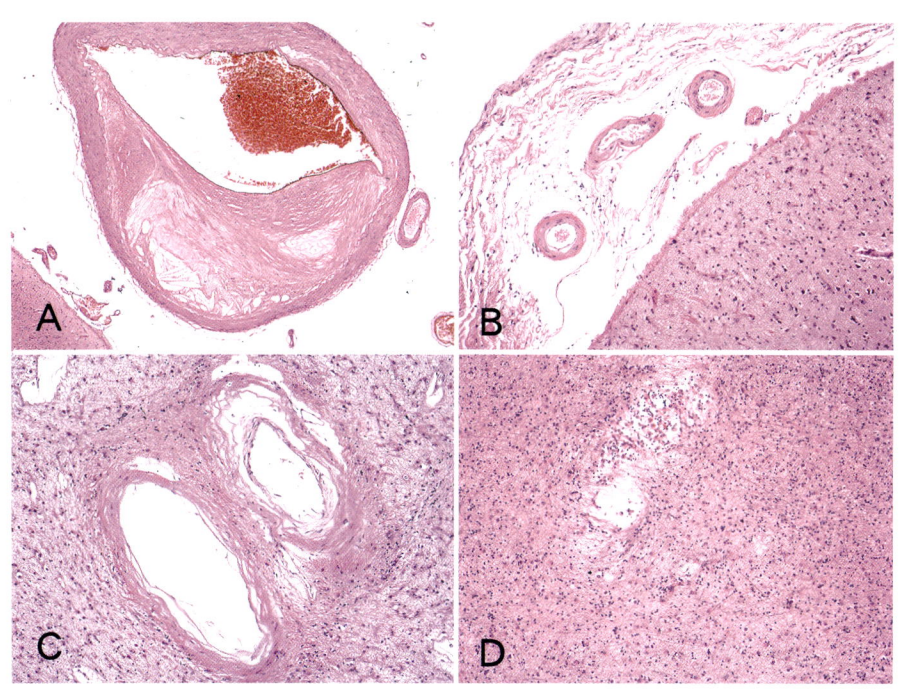

図4 動脈の変化 A：脳溝にみられた後大脳動脈の枝．内膜の肥厚，脂肪の沈着などが見える．B：大脳表面を廻る大脳動脈の枝．血管壁が硝子化している．C：左中心前回皮質下白質 血管壁が硝子化し，同時に内腔が拡張している．D：左中心前回皮質下白質 この標本でははっきりしないところもあるが，恐らく皮質下白質の小さな梗塞と思われる．すべて HE 染色．

Ⅲ．顕微鏡をみる

先生 Willis 輪の状態は先ほど話してくれましたので，その他の血管の変化について所見を話して下さい．

レジデント Willis 輪も狭窄が結構あったわけですが，脳表面を走る大脳動脈の枝でも，内膜の肥厚が所々に見られます（**図4**）．さらに脳実質の血管ですが，これも血管壁の硝子化が被殻，被殻に接する内包などにわりと集中的に見られます（**図6A**）．もちろん，大脳白質にも散在していますが，硝子化とともに血管の拡張が目立ちます．髄質動脈がとくに変化が激しいということはありません．拡張が主体です．しかも，lipohyalinosis や microaneurysm などもまったくと言っても良いほど見つかりません．高血圧の既往が長いですけど，それを裏付けるほどの所見はなさそうです．それから，大脳白質では血管周囲腔が開いていますが，浮腫が長かった，ということでしょうか？

先生 浮腫も考える必要があると思いますが，現在の状況は白質の萎縮によって血管周囲腔が広がってしまったのではないでしょう．

レジデント 先生，これは Binswanger 病ですか？

先生 動脈の狭窄という観点からみると，ほとんどそういう血管は Willis 輪と脳表を廻る大脳動脈の枝などに限られていますね．脳実質内では細動脈レベルの硝子化や拡張，毛細血管前後のレベルの外膜の肥厚などが多いですね．それに血栓がほとんど見つかりません．Binswanger 病の白質は不全壊死（incomplete necrosis）という言葉で表現されることがあります．これは病理学総論にはない術語ですが，神経病理学ではよく使われます．完全な壊死ではなくて，比較的健常な成分も残っている状態です．

レジデント 浮腫性壊死（Ödemnekrose）にも似ているみたいだ．梗塞とは違って，境界が不明瞭なんですね．

先生 不全壊死や浮腫性壊死の領域では神経線維がまばらで，アストログリアの活動も不活発，という病巣ですね．ところが本例の大脳白質には神経線維

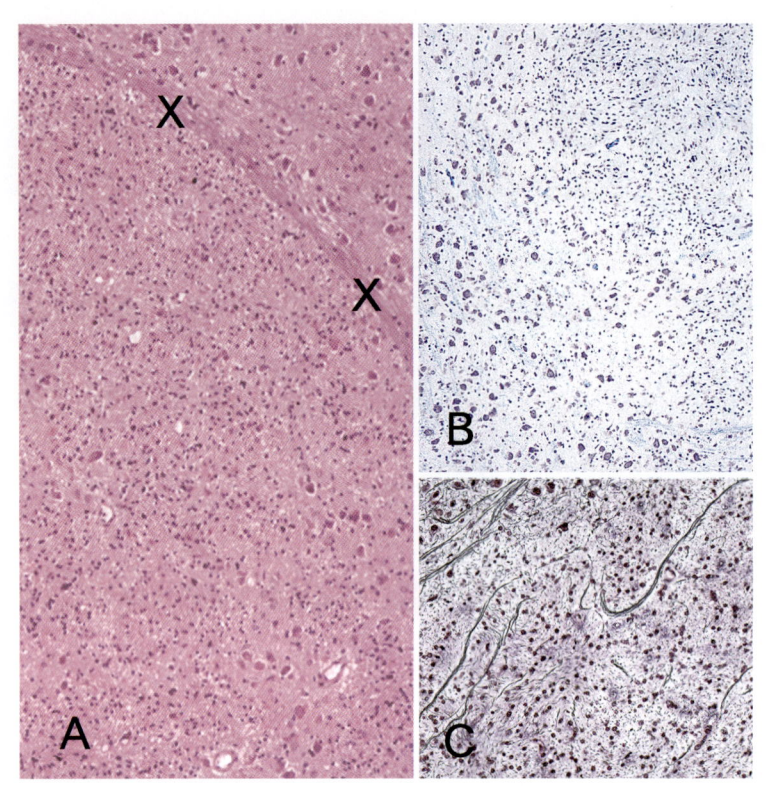

図5 橋底部 **A**：変性した縦束に接している橋核神経細胞．萎縮している．X印の下側が二次変性をきたした縦束．HE 染色．**B**：写真の右上半分では神経細胞が小さく，有髄線維が少ない．KB 染色．**C**：同部位の軸索．太い有髄線維がほとんど消失している．Bodian 染色．

の密度に差もありますが，わずかな差でしかありません（図7B）．しかも触ってみると白質が硬いですね．アストログリアの増殖がかなり活発なのでしょう（図7A＆D）．Binswanger 病としたら，こういう所見はないでしょう．それにマクロファージも動員されているようです（図7C）．

レジデント 神経線維が変性・消失している場所に健全にみえる有髄線維束が混在するのは Binswanger 病の特徴のように言う人もいるようですが．

先生 私も以前はそう考えた時期がありました．しかし，これは変性線維とは別の場所からきた健常な有髄線維束がたまたま病巣に混じっただけだと考えられます．ですから，Binswanger 病の特徴ではないと思います．しかも，最近は Binswanger 病という言葉はほとんど見られなくなりました．それに代わって small vessel disease という名称が使われています[18,19,20]．small vessel というのは 40〜900 μm の穿通枝動脈を指すそうで，軟膜から脳実質に入ります．

レジデント 原因はわかりませんが，大脳白質はびまん性に神経線維が減少したからではないかと思ったんですが？

先生 そう！　君，それは大きいと思いますよ．容積を減少させ，脳を軽くした大きな要因の一つは大脳白質の減少でしょうから，君は時々冴えるね．

レジデント 冴えっぱなしじゃ疲れます．

先生 確かに．大脳皮質というのはね，皮質神経細胞の巨大な数に比べてその投射線維が少ないところなんですよ．

レジデント どういう意味ですか？

先生 皮質から出力する神経線維の大半は隣の皮質や対側の皮質などに行くものばかりで，被殻とか視床，あるいは脊髄に向かうものの割合はとっても少ないということです．

レジデント そうか！　小脳の出力線維と入力線維の量的な関係と似ていますよね．つまり，投射線維が減少しても大脳の容積は大して減らないということでしょ．

先生 まあ，そういうことですね．だから，被殻か

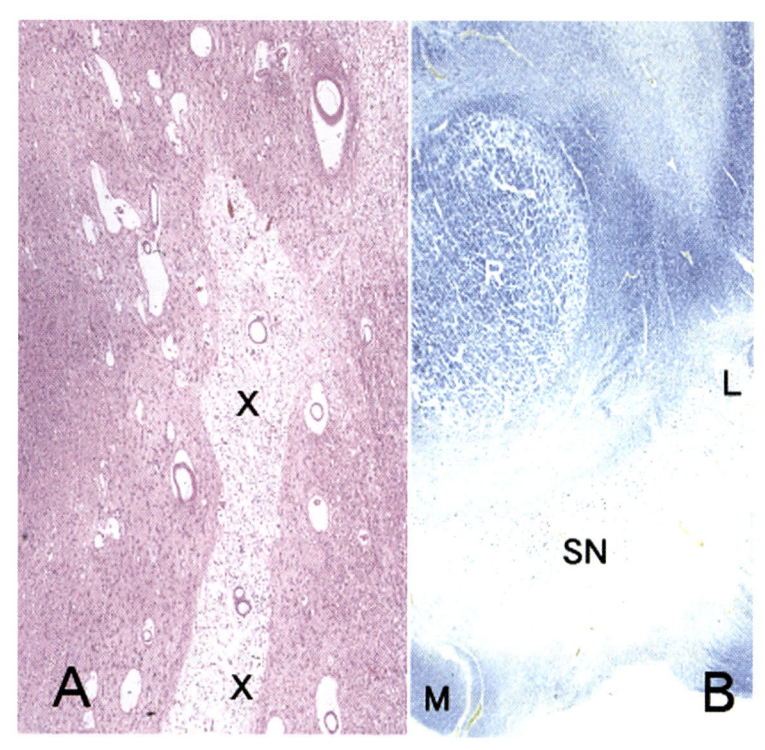

図6 A：被殻と内包　両者の境が明瞭ではない．血管はほとんどが硝子様変性をきたし，小さな梗塞，血管周囲腔の拡大などが混在している．内包に縦長の著しい基質の粗鬆化がみえる（X印）．B：左中脳　大脳脚のほぼ中央部が萎縮している．黒質（SN）の髄鞘の淡明化が著しい．M：内側，L：外側，R：赤核．KB染色．

ら内包に点在する病巣は投射線維を減らしているでしょうけど，量的には連合線維，交連線維の減少の方が遥かに大きいわけです．ついでにもう一つ．本例では皮質第Ⅱ層の神経細胞が脱落していましたね（図8A）．大雑把に言うと，表層の神経細胞は隣の皮質や対側の皮質に行くのですが，深層の神経細胞は被殻や視床あるいは脳幹や脊髄に投射しています．ですから，想像を逞しくすれば，FTLDでは各脳葉間の連絡が絶たれる病気かもしれませんね．

レジデント　しかし，形態学的には証明しにくいですね．

先生　そうですね．さて，次に無酸素／虚血性脳症のような変化はありませんか？

レジデント　それはないと思います．右の側頭極に海綿状態を呈した皮質がありますが，それくらいです．

先生　ということは，皮質の神経細胞はどうなっているのですか？

レジデント　まったく層構造を辿れない所からある程度層構造が残っている場所まで様々ですが，皮質第Ⅱ層が一番ひどく脱落しているように思います．それから皮質上層に海綿状態がみられる場所は所々ありますけど．

先生　第Ⅱ層の神経細胞がほぼ完全に脱落する疾患と言うとPick病くらいしか思いつきません．ATDにしろCJDにしろ，第Ⅱ層の顆粒細胞層は脱落しますが，ほとんど無くなってしまうことはまずありません．

レジデント　先生，第Ⅱ層がある所はほんのわずかですよ．もちろん程度の差はありますが．虚血の時とは違うようです．

先生　皮質の神経細胞脱落がすべて虚血のせいなのかどうか，それともFTLDとしての病巣なのか，あるいは虚血とFTLDの両方が関与しているのか，難しいですね．実際にはFTLD的な病変と虚血性病変が混在しているのでしょうけど．その他にはどんな所見がありましたか？

レジデント　別の質問をしてもいいですか？　先ほど大脳脚の萎縮を説明できる病巣が見当たらない，と仰っていましたが．

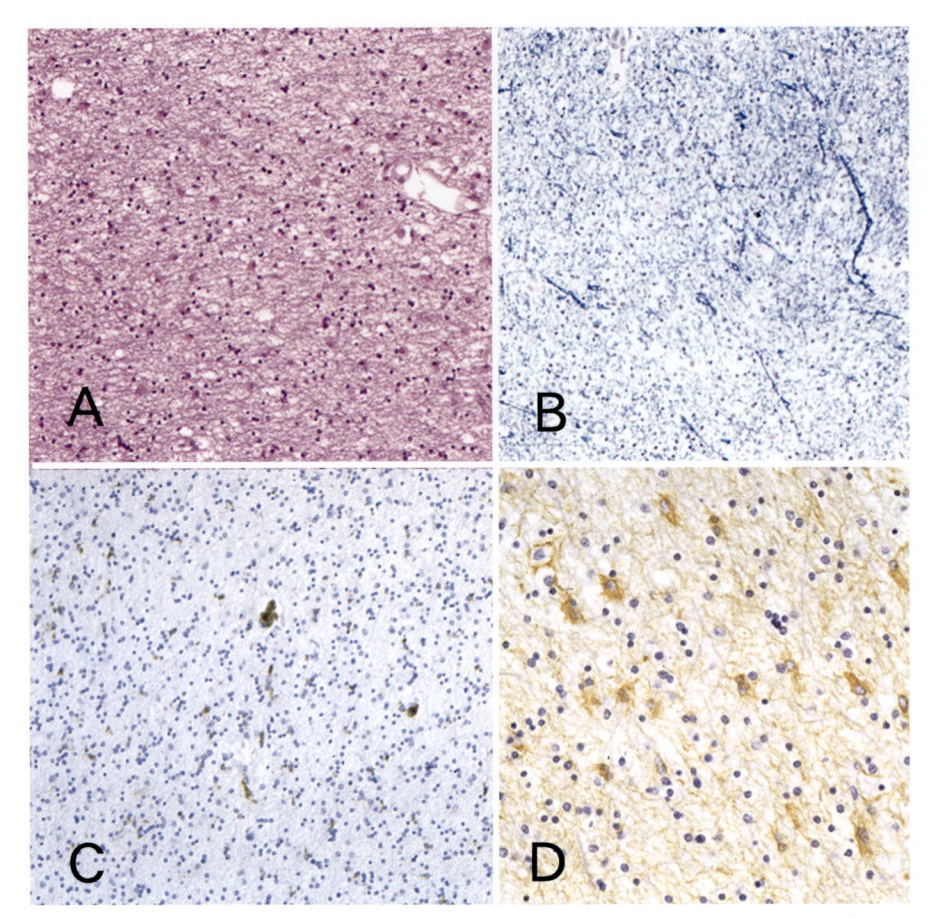

図7 大脳白質 A：肥胖グリアがびまん性に増殖している．HE 染色．B：髄鞘染色では染色にムラがある．KB 染色．C：CD68 による免疫染色．この種の白質としては CD68 に染まる細胞が多い．D：肥胖グリアの増殖．細胞体に空胞があったり，グリアの突起が断裂したものはほとんど見られない．GFAP．

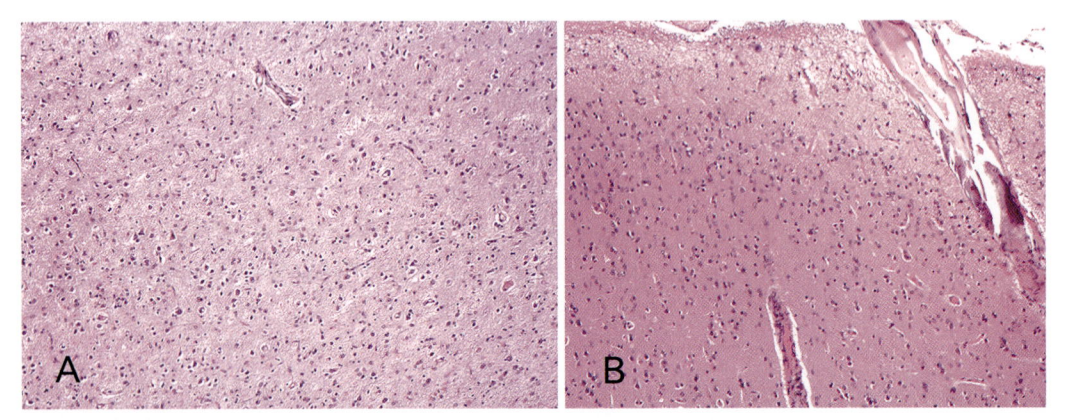

図8 大脳皮質 A：左中心前回皮質 神経細胞が萎縮して層による神経細胞の大きさの違いが明瞭でない．B：右側頭葉極皮質 辛うじて第Ⅱ層がわかる．写真の右上に内腔が不規則に肥厚した血管が見える．HE 染色．

先生 橋底部の左側の病巣は第1回入院時から見つかっていますから，病歴は長いです．しかし，中脳の標本を見ても，空洞があるわけではなし，基本的な橋底部の構造は保たれています．縦束は明らかに

減少していますが（図3&5C）．これが primary focus ではないと考える理由です．病巣内の橋核神経細胞が他の場所に比べて萎縮しているのは trans-synaptic degeneration かもしれません（図5B）．それに，アストログリアは増殖していますが，欠損部位の補填でしょう．ですから，どこかに primary focus があるのですよ．被殻から内包にかけて血管の硝子化と空洞が多発してますね（図6A），一つ一つは小さな病巣ですが，これらが内包のなかで3次元的に展開しているとすると，塵も積もれば何とかの喩えのように，大きな梗塞巣と同じように作用するかもしれませんよ．

レジデント そうすると，橋底部には primary focus がないのですから，内包が一番考えやすいということですか？

先生 そうです．被殻から内包にできた病巣群です．この病巣群は一気にできたのではなくて，少しずつ増えていったのではないでしょうか．だから，臨床的には step-wise ではなくてゆっくり進行性だったのですよ，きっと．それから，いつも話しているように，延髄の錐体がぺちゃんこになるような萎縮はすぐ近くに原因になる病巣があるのが普通です．皮質脊髄路に限った話ですからね．誤解のないように．さて，ここでもう一度本例の全体像をみて，最終的な病理診断を考えましょう．

レジデント いろいろな免疫染色をしましたが，少なくとも Pick 球は見つかりませんでした．

先生 そうすると，FTLD の "lacking distinctive histology" グループか[21]，それとも脳血管障害か，ということですか．あるいは前者に後者が加わったか．

レジデント それですと病初期からずっと二つの病気が進行したようにみえますね．

先生 そうですね．それもちょっと不思議ですね．

レジデント 先生，まだ問題があるんです．海馬傍回だけのようですが，抗 ubiquitin 抗体で陽性になる皮質型 Lewy 小体が出現しています[7,22]．1，2個ではなくて，簡単に見つけられる程度の数です．でも不思議なことに海馬傍回以外にはありません．それから脳幹型 Lewy 小体もありません．

先生 それは気がつきませんでした．ATD に比べると，Pick 病は系統変性的な病変を伴うことがあります．例えば，motor neuron disease とか線条体や黒質など[7]．黒質はどうでしたか？

レジデント 少し色素神経細胞が少ないことと，神経細胞が萎縮しているのか小さいですね．でも，それが黒質自身の変化というよりも，両側の大脳脚が変性しているためではないかと思うんですが（図6B）．

先生 多分そうでしょう．

レジデント 先生，偶発的ならば青斑核が多いんじゃありませんか？

先生 普通は青斑核に脳幹型があって，大脳皮質をよく探すと皮質型も見つかる，というのがよくあるパターンですね．しかし，必ず青斑核になくてはならないというものでもないでしょう．私は60歳から106歳までの健常人61例について皮質型 Lewy 小体を調べたことがあるのですが，その時は29.5%の人に見つかりました[23]．まだ，きちんとした論文にはしていないのですが，高齢ほど出現しているように思います．これだけのデータで言うのもなんですが，本例はこういう偶発的というような皮質型 Lewy 小体を見ているのかもしれないですね．

レジデント でも，はっきりした理由はないのですが，何か皮質型は偶発的には出現しないような気がするのですが．

先生 そうかもしれません．偶発的な脳幹型 Lewy 小体が幾つもの神経核に出現することはないように思います．逆に，幾つかの神経核に出現しているので，偶発的ではなくて，Parkinson 病かなと思うわけです．ところが，本例は内嗅領皮質に現れている．意味ありげですね．もう少し詳しく調べて下さい．それで思い出したのですが，Braak 先生の stageing はわかりやすいところもありますが[24]，ageing や老化と疾病はイコールと考えているようにみえます．それで私は ATD の彼の stageing には大反対なのです．彼は ageing の究極像が ATD だと考えているようですが，私はそうは思いません．

レジデント また，先生の余談が始まりそうですから，話題を代えていいですか？ 先生，Progressive subcortical gliosis[25] ってどういう病気なんですか？

先生 どうして，その病気が突然出てくるのかなぁ？

レジデント 大脳白質にグリオーシスが強いと言っても，やはり皮質下白質が最もはっきりしていると思うんです．それで．

先生 なるほど，そうですね．しかし，現在でもその位置づけは曖昧になっています．大分前に，prion 蛋白が陽性になった症例が我が国にありましたけど，その後どうなったか，私もわかりません．も

ちろん，現在の FTD のなかにも含まれていないようです．病理学的には大脳皮質下の白質に広範な線維性グリオーシスが生じるもので，皮質病変は軽いのに皮質下白質の線維性グリオーシスが不相応に強い，ということでしょうか．大脳皮質の萎縮はびまん性で，限局性の萎縮ではありません．また，神経細胞の病変は軽く，Pick 球や Pick 細胞などは見られません．むしろ萎縮・硬化像が多いようです．確か，Neuman が Pick 病 II 型と名付けたのだと記憶しています．症例数が少ないのですが，Seitelberger が報告した presenile glial dystrophy (1968)[26] はほぼ Neuman のそれにあたると言われています[27]．しかし，皮質下白質のグリオーシスはいろいろな疾患でみられるとも言えます．かくいう私も ATD の一型としてこういう特徴を持った一群を発表していますしね[28]．大脳皮質の解剖学的な特徴と関係があるのかもしれません．

IV. まとめ

先生 だらだらと議論してきましたから，ここでマクロ，ミクロ所見を合わせてまとめることにしましょう．まとめてくれますか？
レジデント まだ，変性か血管障害か，わからないのですが，どちらかと言えば，変性 with 血管・循環障害ではないかな，と思っているところです．
先生 そう思うでしょ．もっとも私が気づいたことではありませんが．しかし，最近の神経病理学ではこういう基本的なところに疑問を持つ人が少なくなりましたね．
レジデント

1. 高度の局所的大脳萎縮（大脳？≫小脳・脳幹，前頭葉＞頭頂葉≧側頭葉＞後頭葉）
2. 高度のびまん性大脳萎縮
3. 大脳皮質とくに顆粒上層における高度の神経細胞脱落
4. 大脳白質の減少と肥胖グリアのびまん性増殖
5. 血管性病変（大脳動脈の本幹と脳表の太い分岐の狭窄，細動脈の硝子化，毛細血管前後の外膜の肥厚）
6. 被殻，内包に比較的集中した多発性小梗塞および両側皮質脊髄路の変性
7. その他
   1) 皮質型 Lewy 小体の海馬傍回への出現
   2) 慢性硬膜下血腫（両側）
8. 脳重 783 g（大脳 672 g，小脳・脳幹 111 g）

レジデント 先生，技師さんが TDP-43 で染めてくれたので標本を見たんですが，封入体が大脳皮質の神経細胞にありましたよ（図9）．
先生 そうなると，FTD に血管・循環障害がかぶった症例ということなのでしょうかね．

レジデント 先生，それもそうですが，ALS では歯状回の顆粒細胞が陽性です．（症例篇 I ALS，図25C）[29]．先生がいつも仰っていることですが，TDP-43 でこの細胞の封入体が ALS と FTD に見られるわけですから，両者に何か共通するものがあるのでしょうね．
先生 そうでしょうね．それが疾患の原因と結びつくと良いのですが．それに FTLD with motor neuron disease というものがありますから．ところで，本例は当院歴代の先生方がずーっと『変性』として診てきているわけです．臨床だけを追いますと，病初期に血管・循環障害を疑わせる仮性球麻痺や TIA がありましたが，その後はあまり血管・循環障害を示唆するような出来事はなかったようですから，本例を変性とすることに抵抗はなかったのではないかと思います．一方，神経病理学的には無視できない血管・循環障害がありました．ただ，たくさん梗塞を作るようなことはなかったために，臨床的にはそういう意見は出なかったのだと思います．

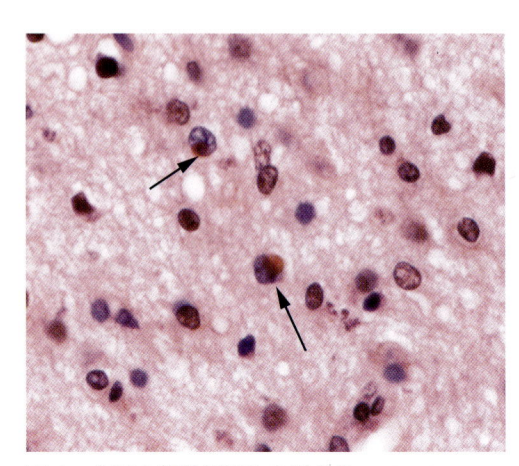

図9 大脳皮質神経細胞の封入体 TDP-43

私は最初，血管障害だろうと思っていました．しかし，確かに動脈硬化や狭窄などありましたが，それだけでは大脳皮質の神経細胞脱落や白質の萎縮などを説明できないとも考えました．一つの現象がまったく異なる複数の原因で説明可能なんておかしな話です．それが頭の中だけで考えているのならまだしも，形態学的所見がそこにあるのですから．しかし，脳の病気ではこのような事態に立ち入ってしまうことがあります．それをなんとか正しい方向に導いてくれるものが臨床症状と臨床経過なのです．いろいろな検査方法が開発されたお陰で，以前とは比較にならない程に病態がよくわかるようになりましたが，脳の病気では臨床症状や臨床経過に勝るものはないとつくづく思います．本例は脳のマクロ所見とかTDP-43で陽性になっていますからFTLDの範疇に入るのでしょう．でもPick球がないですね．それがPick病と言えないところです．それから皮質表層を中心にした神経細胞の脱落と海綿状変性はDLDH（dementia lacking distinctive histology）でもよさそうです．でも，どこに入るのかとなると難しいですね．

レジデント そうーか，先生が前にFTLDの定義には今後に含みを持たせてあるようだ，とおっしゃったことが今理解できたように思います．今日の症例を分類するには定義を拡大するか改訂が必要かもしれませんものね．

先生 はっきりわからないときは細かい分類に当てはめない方が良いですよ．最初から特定の疾患にしてしまうと，その後の検討がそれに引き摺られてしまうことがあるからです．今日のところは君と同じ変性＋血管・循環障害ということにしましょう．そしてもう一度，臨床から検討してみましょう．

先生 今日はコーヒータイムをとらなかったね．

レジデント コーヒーを入れましょうか．

先生 どうです．久方ぶりにちょっと飲みに行きますか．

レジデント やった！　みんなを呼んできます．

先生 えっ，……．

参考文献

1) 医学大辞典　医学書院，東京，2003．
2) 相馬芳明，本田仁視（監訳）：認知神経心理学（McCarthy RA & Warrington EK: Cognitive Neuropsychology），医学書院，東京，1996，p205．
3) 水谷俊雄：Creutzfeldt-Jakob病の神経病理―失調症状とアミロイド斑を伴う海綿状脳症を中心にして．神経進歩 1987；31：53-64．
4) Cairns H, Oldfield RC, Pennybacker JG, Whitteridge D: Akinetic mutism with an epidermoid cyst of the 3rd ventricle. Brain 64: 273-290, 1940.
5) Kretschmer E: Das apallische Syndrom. Z Neurol 1940; 169: 576-579.
6) 柳沢信夫：Akinetic mutism（無動性無言）の定義とその病態．神経進歩 1976；20：793-805．
7) Mendez M, Cummings JL: Frontotemporal dementia In: Dementia A Clinical Approach, 3rd ed, Butterworth Heinemann, Philadelphia, 2003, pp180-233.
8) Love J, Mirra S, Hyman BT, Dickson DW: Ageing and dementia. In Greenfield's Neuropathology, 8th ed, Love S, Louis DN, Ellison DW eds, Hodder Arnold, London, 2008, pp1031-1152.
9) Clinical and neuropathological criteria for frontotemporal dementia. The Lund and Manchester Groups. J Neurol Neurosurg Psychiatry 1994; 57: 416-418.
10) Neary D, Snowden JS, Schut LJ, et al.: Frontotemporal degeneration: a consensus on clinical diagnostic criteria. Neurology 1998; 51: 1546-1554.
11) Snowden JS, Neary D, Mann DMA: Frontotemporal lobar degeneration; fronto-temporal dementia, progressive aphasia, semantic dementia. New York, Churchill Livingstone, 1996.
12) 白木博次：痴呆の神経病理学（失外套症候群）―脳の個体発生学と関連して―　神経進歩 1985；21：655-673．
13) 平山惠造，斉藤光典，千田富義，他：小脳変性症における錐体外路障害―オリーブ・橋・小脳萎縮症を中心に―　神経進歩 1977；21：37-54．
14) 水谷俊雄：老化の形態学．水谷俊雄（著）神経病理形態学，新興医学出版，東京，2003，p62．
15) Mizutani T, Okumura A, Oda M, Shiraki H: Panencephalopathic type of Creutzfeldt-Jakob disease: primary involvement of the cerebral white matter. J Neurol Neurosurg Psychiatry 1981; 44: 103-115.
16) Pick A: Über die Beziehungen der senilen Hirnatrophie zur Aphasie. Prager Med Wochenschr 1892; 17: 165-167.
17) 藤澤浩四郎：痴呆　飯島宗一，他　編，現代病理学大系　23B　神経疾患Ⅱ，中山書店，東京，1993，pp249-284．
18) 桶田理喜：血管障害　朝長正徳，桶田理喜（編）神経病理学―基礎と臨床―　朝倉書店，東京，1992，p78-101．
19) Kalimo H, Kaste M, Haltia M: Vascular diseases. In: Greenfield's Neuropathology, 7th ed, Graham DI, & Lantos PL eds, Vol. 1., Arnold, London, 2002,

pp281-355.
20) Garcia JH, Anderson ML: Circulatory disorders and their effects on the brain. In: Textbook of Neuropathology, Davis RL & Robertson DM eds, 3rd ed, Williams & Wilkins, Baltimore, 1997, pp715-822.
21) Knopman DS, Christensen KJ, Schut LJ, et al.: The spectrum of imaging and neuropsychological findings in Pick's disease. Neurology 1989; 39: 362-368.
22) Schmitt HP, Yang Y, Forstl H: Frontal lobe degeneration of non-Alzheimer type and Pick's atrophy: lumping or splitting? Eur Arch Psychiatry Clin Neurosci 1995; 245: 299-305.
23) 水谷俊雄：未発表
24) Braak H, Braak E: Neuropathological staging of Alzheimer-related changes. Acta Neuropathol 1991; 82: 239-259.
25) Newman MA, Cohn R: Progressive subcortical gliosis, a rare form of presenile dementia. Brain 1967; 90: 405-418.
26) Seitelberger F: Präsenile gliale Dystrophie. Acta Neuropathol Suppl. iV, 109, 1968.
27) 三好功峰，松岡龍典（著）：神経疾患と精神症状 医学書院，東京，1980，pp71-75.
28) 水谷俊雄：特異な病変を示すアルツハイマー型痴呆．松下正明（総編集）「臨床精神医学講座」S9 アルツハイマー病，中山書店，東京，2000，pp69-77.
29) Neumann S, Sampathu DM, Kwong LK, et al.: Ubiquitinated TDP-43 in frontotemporal lobar degeneration and amyotrophic lateral sclerosis. Science 2006; 314: 130-133.

和文索引

あ
亜急性海綿状脳症 …………………19
アストログリア ……………………15
アストロサイト ……………………15
アミロイド・アンギオパチー
 ………………………………23, 75
アミロイド小体 …………13, 18, 85
アンモン角 ………………28, 99, 100
アンモン角の区分け ……………100

い
異物型巨細胞 ………………………9

う
運動神経細胞 ………………………7
運動ニューロン疾患 ………………51
運動野 ………………………………58

え
延髄 …………………………………55

お
オリゴデンドログリア ……………15
オリゴデンドログリアの急性腫脹
 …………………………………15, 16
オリゴデンドロサイト ……………15

か
海綿状態 …19, 61, 62, 79, 96, 98, 103
核小体 ………………………………8
顆粒下層 ……………………………27
顆粒上層 ……………………………27
加齢 …………………………………87
加齢現象 ……………………………13
感覚神経細胞 ………………………7

き
機能円柱 ……………………………28
逆行変性 ……………………………10
急性脊髄前角炎 ……………………85
橋 ……………………………………54
胸髄側角 ……………………………83
切り出し ……………………………92
筋萎縮性側索硬化症 ………………41

く
偶発的 Lewy 小体 …………………95
グリオーシス ………………………17

け
頸髄 …………………………………45
血管周囲腔 …………………………22
血管・循環障害 …………………109
血栓 …………………………………22

こ
硬膜 …………………………………89
硬膜下血腫 …………………………89
黒質 …………………………54, 68, 93
個人差 ………………………………90
孤束 …………………………………84
コンピューター画像解析 …………14

さ
細胞構築 ……………………………25

し
色素性萎縮 …………………………8
軸索腫大 ………………………12, 23, 48
視床 ……………………………31, 82
失語性失書 ………………………111
脂肪硝子様変性 ……………………22
粥状動脈硬化 ………………………23
小動脈瘤 ……………………………22
小脳白質 ………………………70, 71, 78
神経回路図 …………………………36
神経細胞 ……………………………7
神経細胞の移動異常 ………………25
神経細胞の膨化 ……………………11
神経食作用 …………………………9
神経突起 …………………………101
神経病理学 …………………………5

す
髄鞘構築 ……………………………29
髄鞘の淡明化 ………………………31
錐体路 …………………………56, 57, 60
錐体路変性 …………………………58
スフェロイド ………………………12

せ
静的清掃 ……………………………32
脊髄のレベル ………………………42
線維性グリオーシス ………17, 24, 95
線条体黒質変性 ……………………30
染色の選択 …………………………92

そ
層構造 ………………………………25
粗鬆化 ………………………………20

た
大脳皮質基底核変性症 ……………11
大脳皮質の厚さと表面積 …………28
多系統萎縮症 ………………………65
脱髄 …………………………31, 34, 35
断血性変化 …………………………8

ち
致死性家族性不眠症 ………………31
中間外側柱 …………………………83
中心溝 …………………………58, 81
中心染色質溶解 …………………10, 11
中脳 …………………………………52

て
定形老人斑 ………………………101
抵抗帯 ……………………………100

と
動的清掃 ……………………………32
トルペード …………………………12

な
内嗅領皮質 ……………………20, 28, 96

に
ニューロピル ……………………19, 46

ね
年齢相応……………………………89

の
脳重……………………………89, 114
脳重量………………………………66

は
白質ジストロフィー …………72, 79

ひ
ヒエラルキー ……………………114
被殻 ……………………29, 36, 72, 79
皮質型 Lewy 小体 …………11, 103
肥胖グリア………………15, 16, 98
びまん性老人斑 …………………102
病巣の分布…………………………35
病変分布……………………………77
標本の厚さ…………………………74
比率…………………………………90

ふ
風船のように膨らんだ神経細胞…10
封入体 ……35, 50, 62, 77, 94, 98, 122
浮腫性壊死……………………33, 117
ブニナ小体…………………………9

へ
変性 ………………………13, 34, 109
扁桃体 ……………………………103

ほ
膨化 ……………………………69, 95
放射状線維…………………………27
ポリオ………………………………85

ま
マクロファージ ……9, 10, 32, 46, 59

み
ミエリンパターン…………………29
ミクログリア………………………15

む
無酸素（虚血性）脳症 ………26, 31

め
免疫染色……………………………6

ら
ラクネ …………………………22, 23
ラングハンス型巨細胞 ……………9

り
リポフスチン………………………8
臨床病理学的疾患単位 …………113

れ
レヴィ小体…………………………12

ろ
老化…………………………………87
老人斑……………27, 101, 103, 106
ローゼンタール線維………………18

わ
ワーラー変性………………………33

欧文索引

A
Akinetic mutism ······································112
Alzheimer Ⅰ型 glia ·····························33
Alzheimer Ⅱ型 glia ·····················17, 32
Alzheimer 神経原線維変化（NFT）
  ··6, 27
Alzheimer 病に関連した staging
  ···94
amyloid angiopathy（AA） ·······102
amyloid bodies ······································18
Amyotrophic lateral sclerosis; ALS
  ···41
anisomorphic gliosis ······················17
Anmon's horn ···28
anoxic/ischemic encephalopathy
  ···26
astrocyte ···15
astroglia ···15
axonal swellings ··································12

B
ballooned neurons ····························10
Braak ···94
Bunina 小体 ·······························9, 45, 49

C
Central chromatolysis ·················10
clinicopathological disease entity
  ···113
Corpora amylacea ·····························18

D
degenerated neurites ··············101
demyelination ···31

E
edema necrosis ···································33
entorhinal cortex ······························96

F
Fatal familial insomnia; FFI ······31
fibrillary gliosis ······································17

foreign body giant cells ·············9
frontotemporal dementia; FTD
  ···112
FTLD（Frontotemporal lobar degeneration） ···112

G
gemistocytic astrocyte ················15
Gersmann-Sträussler-Scheinker
  （GSS）症候群 ···111
Glial Cytoplasmic Inclusions; GCI
  ···11, 15, 30, 78

H
Hematoxylin-Eosin（HE）染色 ···5
hypertrophic astrocytes ············15

I
incidental Lewy body ··················95
inflation ··69
infragranular layer ·····························27
isomorphic gliosis ·································17

L
Langhans giant cells ························9
Lewy 小体
  ·······················12, 49, 50, 94, 98, 105, 121
Lewy 小体型認知症 ·······························87
Lewy 小体型老年認知症 ···105, 107
Lewy 小体病 ···107
lipofuscin ···8
Lipohyalinosis ································22, 23

M
macrophages ···9
microglia ···15
microvacuolation ······························96
migration disorders ······················25
motor neuron disease（MND）
  ···51
Multiple System Atrophy; MSA
  ···65

N
neuronophagia ···9
neuropil ···19, 46
NFT ··28, 99, 103, 104
nucleolus ···8

O
Ödemnekrose ···································33, 117
oligodendrocyte ···································15
oligodendroglia ····································15

P
Pale bodies ·································11, 95
Papez の回路 ···99
Parkinson 病 ···20
Pick 球 ···12
Pick 病 ·································19, 89, 113, 115
pretangle ···102
Progressive subcortical gliosis
  ···121
Purkinje 細胞 ···················71, 74, 79
putamen ···29

R
radiating fibers ···································27
retrograde degeneration ·········10
Rosenthal's fibers ····························18

S
Senile dementia of Lewy body
  type ···105, 107
senile plaques ···101
small vessel disease ····················118
spheroid ···12, 48
spongy change ···············19, 96
spongy degeneration ···············19
spongy state ···19
status bullosus ·······································75
Strehler の老化の4原則···············87
Subacute Spongiform Encephalopathy; SSE ···19
subdural haematoma; SDH ······89

supragranular layer ……………27
synucleinopathy ………………79

T

tauopathy …………………………79
torpedo ……………………………12

toxic glia ………………………75
typical plaques ………………101

U

Ubiquitin-immunoreactive granules
　………………………………………99

W

Willisの動脈輪 ………………20

©2010　　　　　　　　　　　　　第1版発行　2010年2月16日

神経病理標本の見方・考え方

（定価はカバーに表示してあります）

検印省略		水　谷　俊　雄	共著
		望　月　葉　子	

発行者　　　　服　部　治　夫
発行所　　株式会社　新興医学出版社
〒113-0033　東京都文京区本郷6丁目26番8号
電話　03(3816)2853　　FAX　03(3816)2895

印刷　大日本法令印刷株式会社　　ISBN 978-4-88002-699-2　　郵便振替　00120-8-191625

- 本書の複製権・上映権・譲渡権・公衆送信権（送信可能化権を含む）は株式会社新興医学出版社が保有します。
- [JCOPY]〈(社) 出版者著作権管理機構　委託出版物〉
  本書の無断複写は著作権法上での例外を除き禁じられています。複写される場合は、そのつど事前に、(社) 出版者著作権管理機構（電話 03-3513-6969、FAX 03-3513-6979、e-mail：info@jcopy.or.jp）の許諾を得てください。